Rosamund M. Bryar
Theorie und Hebammenpraxis

D1718808

Verlag Hans Huber
Programmbereich Gesundheitsberufe

Bücher aus verwandten Sachgebieten Hebammenliteratur

Cluett/Bluff
Forschung und
Hebammenpraxis
2002. ISBN 3-456-83684-8

Dittrich
Freie Hebamme
Ein Wegweiser in die
Selbständigkeit
2001. ISBN 3-456-83301-6

Enkin/Keirse/Renfrew/Neilson
Effektive Betreuung während
Schwangerschaft und Geburt
Handbuch für Hebammen
und Geburtshelfer
1998. ISBN 3-456-83273-7

Groß
Gebären als Prozess
Empirische Befunde für eine
wissenschaftlche
Neuorientierung
2001. ISBN 3-456-83619-8

Nolan
Professionelle
Geburtsvorbereitung
Geburtsvorbereitungskurse
erfolgreich planen, durchführen und bewerten
2001. ISBN 3-456-83401-2

Simkin
Schwierige Geburten – leicht
gemacht
Dystokien erfolgreich meistern
2001. ISBN 3-456-83529-9

Pflegetheorie

Benner/Wrubel
Pflege, Stress und
Bewältigung
1997. ISBN 3-456-82772-5

Dennis
Dorothea Orem
Selbstpflege- und
Selbstpflegedefizit-Theorie
2001. ISBN 3-456-83300-8

Fawcett
Konzeptuelle Modelle der
Pflege im Überblick
2., überarb. Auflage
1998. ISBN 3-456-83109-9

Fawcett
Spezifische Theorien der
Pflege im Überblick
1999. ISBN 3-456-82882-9

Friedemann
Familien- und
umweltbezogene Pflege
1996. ISBN 3-456-82716-4

Hunink
Pflegetheorien – Elemente
und Evaluation
1997. ISBN 3-456-83069-6

Kirkevold
Pflegewissenschaft als
Praxisdisziplin
2002. ISBN 3-456-83622-8

Meleis
Pflegetheorie
1999. ISBN 3-456-82964-7

Miers
Sexus und Pflege
Geschlechterfragen und
Pflegepraxis
2001. ISBN 3-456-83652-X

Miller/Babcock
Kritisches Denken in der
Pflege
2000. ISBN 3-456-83264-8

Orem
Strukturkonzepte der
Pflegepraxis
1997. ISBN 3-456-83275-3

Orlando
Die lebendige Beziehung
zwischen Pflegenden und
Patienten
1996. ISBN 3-456-82715-6

Paterson/Zderad
Humanistische Pflege
1999. ISBN 3-456-82950-7

Peplau
Zwischenmenschliche
Beziehungen in der Pflege
1997. ISBN 3-456-82711-3

Piechotta
Weiblich oder kompetent?
2000. ISBN 3-456-83504-3

Roper/Logan/Tierney
Das Roper-Logan-
Tierney-Modell
2002. ISBN 3-456-83597-3

Schaeffer/Moers/Steppe/
Meleis (Hrsg.)
Pflegetheorien
Beispiele aus den USA
1997. ISBN 3-456-82744-X

Schnell (Hrsg.)
Pflege und Philosophie
2002. ISBN 3-456-83676-7

Watson
Pflege: Wissenschaft und
menschliche Zuwendung
1996. ISBN 3-456-82713-X

Weitere Informationen über unsere Neuerscheinungen finden Sie im Internet unter:
http://verlag.hanshuber.com oder per E-Mail an: verlag@hanshuber.com.

Rosamund M. Bryar

Theorie und Hebammenpraxis

Aus dem Englischen von Elisabeth Brock

Deutschsprachige Ausgabe herausgegeben von
Simone Kirchner

Verlag Hans Huber
Bern · Göttingen · Toronto · Seattle

Rosamund M. Bryar. Dozentin an der Abteilung für Pflege und Geburtshilfe an der Universität von Wales, Swansea

Simone Kirchner. Lehrerin für Hebammenwesen, Dipl. Psychologin, Berlin

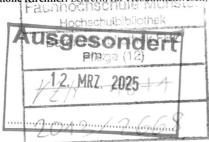

Lektorat: Jürgen Georg, Elke Steudter
Bearbeitung: Marina Schnabel
Herstellung: Daniel Berger
Titelillustration: Harald Schröder,
Wiesbaden
Satz: Sbicca & Raach sagl, Lugano
Druck und buchbinderische Verarbeitung:
Druckhaus Beltz, Hemsbach
Printed in Germany

Bibliografische Information der Deutschen Bibliothek
Die Deutsche Bibliothek verzeichnet diese Publikation in der Deutschen Nationalbibliografie; detaillierte bibliografische Daten sind im Internet über http://dnb.ddb.de abrufbar.

Anregungen und Zuschriften an:
Verlag Hans Huber
Lektorat: Pflege und Gesundheitsberufe
z. Hd.: Jürgen Georg
Länggass-Strasse 76
CH-3000 Bern 9
Tel: 0041 (0)31 300 45 00
Fax: 0041 (0)31 300 45 93
E-Mail: georg@hanshuber.com

Das vorliegende Buch ist eine Übersetzung aus dem Englischen.
Der Originaltitel lautet «Theory for Midwifery Practice» von Rosamund M. Bryar.

© Palgrave, Houndmills Basingstoke, UK/GB

1. Auflage 2003
© der deutschsprachigen Ausgabe 2003
by Verlag Hans Huber, Bern
ISBN 3-456-83848-4

Inhaltsverzeichnis

Geleitwort

Mit dem Buch von Rosamund M. Bryars wird erstmals im deutschsprachigen Raum ein Überblick über den derzeitigen Stand der Theoriebildung in den Wissensbereichen der Hebammenarbeit veröffentlicht. *Theorie und Hebammenpraxis* verdeutlicht die beschleunigte Zunahme der Komplexität und den Anstieg der Erkenntnisse dieser in Großbritannien bereits etablierten Wissenschaft.

Im deutschsprachigen Raum ist die Hebammenlehre und das theoretische Hebammenwissen weitgehend im Bereich des mechanistischen Denkens der Medizin verortet. Andere Bezugswissenschaften haben nur wenig Einfluss auf die Gestaltung der Lehre und der praktischen Ausbildung in diesem Beruf. Aufgrund der Vormachtstellung der Medizin und mangels einer eigenen Wissenschaft besteht die Gefahr des Verlustes wichtiger spezifischer Kenntnisse.

In der Praxis betreuen Hebammen Frauen in dem Prozess des Mutterwerdens und Kinder in ihren ersten Entwicklungsphasen. Ihre Aufgabe besteht vordringlich in der Förderung der Entwicklungs-, Reifungs- oder Heilungspotenziale, welche die Betreuten in sich besitzen. Neben dem Augenmerk auf das körperliche Wohlergehen richtet sich das Hebammenhandeln auf die Förderung einer heilen Mutter-Kind-Bindung. Zusätzlich stellen Hebammen ein breites Erfahrungswissen und komplexe Fertigkeiten zur Verfügung. Diese Unterstützung dient dazu, die Prozesse um Schwangerschaft, Geburt und erste Familiengründungsphase so reibungslos wie möglich zu gestalten. Die hierbei erworbenen Erkenntnisse fließen aufgrund einer fehlenden Hebammenwissenschaft nur sehr unzureichend in Theorie und Lehre zurück, und müssen so von jeder Hebamme individuell erst im Laufe ihrer Berufstätigkeit durch die Erfahrungen der Praxis erarbeitet werden.

Um aber ihrer essentiellen Aufgabe auch in Zukunft gerecht zu werden, müssen Hebammen über ein umfassendes Wissen um die Vorgänge der menschlichen Entwicklung und des Mutterwerdens, einschließlich ihrer Wechselwirkungen zur umgebenden Umwelt, verfügen.

Die rasante Wissenszunahme in den grundlegenden Bezugswissenschaften verlangt geradezu danach, dass Hebammen auch im deutschsprachigen Raum der

Zugang zu den Orten geöffnet wird, die der Schaffung von Wissen dienen. Darüber hinaus ist die Bildung und Entwicklung eines hebammenspezifischen Theoriefundamentes eine weitere Voraussetzung zum Erhalt und zum Wachstum der spezifischen Fachkompetenz. Stünde ein struktureller Ort zur Verfügung, ließe sich die Spezifität des Feldes um die Betreuung von Mutterwerden und Kindsentwicklung von innen heraus beschreiben, erklären und weiterentwickeln. Zu diesem bislang unbeschriebenen Fachwissen der Hebammen gehören beispielsweise die Wissensgebiete um die charakteristischen taktil-kinästhetischen Erkenntnismöglichkeiten und körpertherapeutischen und handwerklichen Fertigkeiten der Hebammendiagnostik und -behandlung.

Mit *Theorie und Hebammenpraxis* leistet Rosamund M. Bryar hier einen bedeutungsvollen Beitrag. Die Autorin geht einen großen Schritt auf der Suche nach der Erkenntnis, welche Bedürfnisse die werdenden Mütter in die Betreuungssituation hineintragen und welche Rollen die Hebammen mit ihrer Arbeit übernehmen. Die Autorin zeigt die bereits analysierten Philosophien, Theorien und Modelle, aus denen heraus Hebammen ihre Arbeit gestalten und sie stellt dar, welche Modelle und Theorien der Bezugswissenschaften für die Anwendung im Hebammenbereich bereits modifiziert wurden. An Beispielen wird verdeutlicht, welche Rückwirkungen die einmal entwickelten theoretischen Erkenntnisse ihrerseits auf die Praxis ausüben. Die Wirksamkeit von Theoriebildung und die Relevanz ihrer Anwendung in der Praxis wird so allgemein sichtbar.

Damit ist das vorliegende Werk eine Inspiration für das Wirken aller zukünftig Wissen Schaffenden, denn gleichzeitig offenbart *Theorie und Hebammenpraxis* auch, dass wir erst am Beginn der Entwicklung stehen, welche die komplexen Vorgänge der reproduktiven Gesundheit und das Wirken von Hebammenarbeit hier erklären hilft. Als Einführung in das wissenschaftliche Denken und Schaffen stellt Rosamund M. Bryar die grundlegenden, theoriebildenden, wissenschaftlichen Methoden vor, die auch einer zukünftigen Hebammenwissenschaft im deutschsprachigen Raum den Weg weisen können. Damit wird ein Rahmen beschrieben, der nun durch aktive wissenschaftliche Tätigkeiten gefüllt werden muss.

Berlin, im August 2002
Simone Kirchner

Vorwort

Das Verfassen dieses Buchs glich einer Reise, wobei ich den Eindruck habe, inzwischen selbst zu einem Teil der Wegstrecke geworden zu sein. Diese Reise wurde von meinen eigenen Fragen beeinflusst, von den Fragen Anderer, von allem, was ich bisher gelesen hatte sowie meinem Wissen und meiner Auffassung von Hebammenarbeit. Es ist notwendig, dass alle Hebammen ihre Überzeugungen und Vorstellungen von Hebammenarbeit klären und versuchen, sie zu formulieren. Dieser Gedanke durchzieht das ganze Buch. Ich möchte nun einige Fragen erläutern, die sich mir während der Arbeit an diesem Buch gestellt haben, aber auch einige Einflüsse nennen, die meine Überzeugungen und mein Bild von Hebammenarbeit geprägt haben. Wenn Sie das Buch auf Ihre eigene Reise des Nachdenkens über die Tätigkeit von Hebammen mitnehmen, stellen Sie möglicherweise fest, dass sich die Fragen und Themen, die mich bewegten, mit den Ihren decken. Vielleicht haben Sie aber auch ganz andere Fragen.

Im Grunde war ich nicht die ideale Autorin für ein solches Buch über Entwicklung und Anwendung von Theorie oder Modellen in der Hebammenarbeit. Ich habe die Verwendung von Modellen bei der Betreuung schwangerer und gebärender Frauen und Wöchnerinnen und den Umgang mit Pflegemodellen nie gelehrt, noch hatte ich je mit ihrer Anwendung viel zu tun, außer bei der wissenschaftlichen Begleitung meiner Arbeit als Hebamme in den frühen achziger Jahren am Queen Charlotte Maternity Hospital. Als Lehrerin und externe Prüferin kam ich mit dem Assessment von Arbeit unter Verwendung von Pflegemodellen in Berührung, sowohl mit dem Assessment von Hebammenarbeit als auch dem Assessment von Pflegearbeit in verschiedenen Fachrichtungen, blieb jedoch überwiegend Beobachterin und habe mich an den Diskussionen über die Verwendung von Modellen im Hebammen- und Pflegebereich kaum beteiligt. Dennoch war ich seit meinen Erfahrungen in den frühen achziger Jahren davon überzeugt, dass Bedarf bestand für ein Buch, das sich mit der Entwicklung von Theorien in der Betreuungsarbeit von Hebammen befasst. Aus den eben genannten Gründen und weil mir klar war, welchen Arbeitsaufwand es bedeuten würde, machte ich jedoch keinen Versuch, ein solches Buch zu schreiben! Dazu kam, dass mich meine berufliche Laufbahn von der Hebammenarbeit weg und zurück zur gesundheitlichen Grundversorgung geführt hatte.

Als sich mir überraschend die Möglichkeit eröffnete, an diesem Buch zu arbeiten, kam ich zu der Überzeugung, es sei an der Zeit, dass sich jemand daran wagte, und so gab ich dem Drängen nach. Mein Ziel war es, die Grundlagen von Konzeptidentifikation und Theorieentwicklung zu untersuchen, über das bisher Geleistete in diesem Bereich der Hebammenarbeit zu informieren und diesen Prozess zu hinterfragen. Ich war eine der ersten Absolventinnen der Pflegefakultät in Manchester, wo uns Dr. Dorothy Baker, Dr. Charlotte Kratz, die emeritierte Professorin Baronin Jean McFarlane und Frau Norah Marsh versicherten, dass wir die Fähigkeit besaßen, uns auf die Grundprinzipien zu besinnen und Fragen zu stellen. Das habe ich in diesem Buch versucht zu tun.

Meine erste Begegnung mit der praktischen Anwendung von Theorie hatte ich 1971 in Manchester zu Beginn meiner Ausbildungszeit, als Frau Marsh mit uns die Pflegedefinition von Virginia Henderson besprach. Diese Definition hat mich tief beeindruckt; ich erinnere mich jedoch kaum an irgend eine andere Diskussion über Pflegetheorie in meinem Kurs, obwohl wir aufgefordert wurden, uns bei der schriftlichen Dokumentation unserer Pflegehandlungen des Instruments des Pflegeprozesses zu bedienen. Nach meinem Examen arbeitete ich kurze Zeit in der klinischen Pflege, bildete mich zur Hebamme weiter und arbeitete in der häuslichen Gesundheitsberatung. Bei keiner dieser Beschäftigungen gab es viele Diskussionen, noch Hinweise auf die praktische Anwendung einer Theorie des jeweiligen Fachgebiets. Erst 1979, bei der wissenschaftlichen Begleitung meiner Arbeit als Hebamme am Queen Charlotte's Maternity Hospital, machte ich mir dann doch ein paar Gedanken über die praktische Umsetzung von Theorien.

Ziel des Forschungsprojekts an diesem Krankenhaus war, für die Frauen, die in dieses Haus kamen, eine individualisierte Betreuung zu entwickeln. Ein großer Teil der Aktivitäten bei diesem Projekt bestand darin, die Hebammenarbeit anders zu organisieren und so Betreuungskontinuität herzustellen. So wurde zum Beispiel jeder Frau in der Schwangerenambulanz eine Hebamme zugewiesen, die sie bei allen folgenden Terminen betreuen sollte, und auf den Stationen wurde die Funktionspflege von der Gruppenpflege abgelöst. Ferner wurde die Pflegeplanung eingeführt, was dazu führte, dass wir uns über verschiedene Pflegemodelle als Grundlagen unserer Planung Gedanken machten. Aufgrund des offensichtlichen Mangels an Modellen für die Hebammenarbeit, kreisten unsere Gedanken um Pflegemodelle und deren Anwendung auf die Betreuung schwangerer und gebärender Frauen und Wöchnerinnen durch Hebammen. Zu dieser Zeit gab es noch wenig Erfahrungen zu diesem Thema, und nur wenige Hebammen waren mit Pflegemodellen vertraut. Angesichts der tief greifenden anderen Veränderungen, die dieses Projekt mit sich brachte, verzichtete man darauf, jeder einzelnen

Person Pflegemodelle nahe zu bringen und entschied sich für eine pragmatischere Vorgehensweise. Es gab Besprechungen mit den Hebammen, in denen wir versuchten, etwas über ihr Betreuungsmodell/ihre Betreuungsmodelle zu erfahren. Dieser Prozess führte zum Assessment durch Hebammen, was als sehr früher, wenngleich etwas holperiger Versuch angesehen werden kann, einige Konzepte herauszuarbeiten, die der Betreuung schwangerer und gebärender Frauen und Wöchnerinnen durch Hebammen zu Grunde liegen. Es wurde auf den Versuch verzichtet, ein bestimmtes Modell anzuwenden, und Hebammen, die das Assessment oder Betreuungspläne benutzten, bedienten sich dabei weitgehend ihrer eigenen, nirgendwo festgelegten Modelle.

Das ganze Projekt über begleitete uns hartnäckig ein bestimmtes Problem: Es schien uns nie zu gelingen, über die tatsächlich geleistete Betreuung zu sprechen oder sie zu hinterfragen. Das Projekt konzentrierte sich auf die Veränderung organisatorischer Faktoren (jedoch nur auf Faktoren, die mit Hebammenarbeit zu tun hatten) und die Einführung neuer Dokumentationssysteme, war aber weit davon entfernt, sich etwa mit folgenden Fragen zu beschäftigen: Welche Betreuung wurde bislang geleistet? Worin bestand diese Betreuung? Welches Denken lag dieser Betreuung zu Grunde? Man ging einfach davon aus, dass die Betreuung gut war und dass sie, nach einigen organisatorischen Veränderungen, individuell geleistet und Kontinuität erreicht sein würde.

Nach Abschluss des Projekts arbeitete ich kurze Zeit im Gloucester Maternity Hospital, wo ich die Möglichkeit hatte, mein klinisches Wissen aufzufrischen, was ich inzwischen sehr nötig hatte. Danach war ich wieder in der Ausbildung sowie in der häuslichen Gesundheitsberatung tätig und befasste mich wieder mit Erforschung und Entwicklung der gesundheitlichen Grundversorgung. Diese Arbeit weckte schließlich mein Interesse für Fragen der Theorie. Beim Unterrichten dieses Fachs stellte ich mit Bedauern fest, dass es in der Pflegeforschung und der Forschung über die Betreuung von Frauen während Schwangerschaft, Geburt und Wochenbett durch Hebammen weitgehend an theoretischen Grundlagen fehlte. Viele sind noch immer damit beschäftigt, Instrumente zur Sammlung von Daten zu entwickeln und Daten zu sammeln ohne sich zu fragen, in welchem Zusammenhang diese Daten mit dem vorhandenen Wissen und vorhandenen Theorien stehen oder mit dem erweiterten Forschungsbereich und Theorieentwicklung. Das alles schmälert den Nutzen ihrer Arbeiten. Andererseits gibt es in zunehmendem Maße qualitative Forschungsprojekte, die nicht von einem theoretischen Rahmen ausgehen, sondern das Ziel haben zu verstehen, was abläuft und aus den gesammelten Daten eine Theorie zu entwickeln. Es gibt also zweierlei Forschungstraditionen: Die erste bedient sich einer bestehenden Theorie und vorhandenen Wissens, um einen theoretischen Rahmen zu konstruieren, der dann durch erforscht wird (deduktives, theoretisches Denken). Die zweite geht vom sogenannten «leeren Blatt» aus, d. h. die Daten werden auf ein bestimmtes Phänomen hin gesammelt und diese bilden die Grundlage für die Entwicklung der Theorie (induktives, theoretisches Denken).

Ich machte mich also recht aufgeschlossen an die Aufgabe, über Theorie in der Hebammenarbeit nachzudenken. Viel Literatur über Pflegemodelle las ich zum ersten Mal, und oft stellten sich mir folgende vier beunruhigenden Fragen: Erstens vermisste ich in den Modellen die Persönlichkeit der einzelnen Pflegekraft. Es gab keinen Bezug zu dieser Person, ihren Wertvorstellungen, inneren Einstellungen oder Bedürfnissen. Meine Erfahrung als Hebamme und meine diesbezügliche Lektüre brachten mich aber zu der Überzeugung, dass der Persönlichkeit der Hebamme große Bedeutung beizumessen ist. Deshalb ist es überaus wichtig, dass sich die Hebamme selbst versteht. Erst als ich mir Carpers Arbeit wieder vornahm (im Jahr 1992, erstmals erschienen 1978), fand ich in ihren Ausführungen über persönliches Wissen und Selbsterkenntnis eine Antwort auf meine Fragen. Es war höchst befriedigend zu erfahren, dass sich auch Andere über die Persönlichkeit der Pflegekraft Gedanken machten. Ein Aufsatz von Taylor (1992), in dem sie die Notwendigkeit erörtert, Pflegekräfte wieder neu als menschliche Wesen zu sehen, bestärkte mich in der Überzeugung, dass auch die individuellen Persönlichkeits-merkmale, also das Ich der Hebamme, in einem Buch über die Anwendung von Hebammenmodellen diskutiert werden sollten.

Meine zweite Sorge galt der Entfernung vieler Pflegemodelle von der Praxis. Die meisten bekannteren Pflegemodelle sind in weiten Teilen deduktive Theorien, die aus vorhandenen Modellen und Theorien – meist aus pflegefremden Diszipli-nen – abgeleitet wurden. Diese Modelle ergehen sich in ausführlichen Beschrei-bungen der verschiedenen Wege des Nachdenkens über praktisches Handeln. Sie ergehen sich ferner in ausführlichen Beschreibungen der Beziehung der Konzepte zueinander, während die Forschung über das Testen der Beziehungen zwischen den Konzepten innerhalb der Theorien und Modelle Stückwerk bleibt. Diese Modelle und Theorien scheinen von der Alltagspraxis oft sehr weit entfernt; sie in die Praxis umzusetzen bedeutet offenbar eine große Anstrengung. Als ich die Arbeiten von Argyris und Schön (1974) las, wurde mir bewusst, dass ich mich mehr für Praxistheorie interessierte, d. h. dafür, welche Theorien die Leute in ihrer Alltagsarbeit tatsächlich anwenden. Diese Art von Theorie war es, über die ich mir während des Projekts am Queen Charlotte's Hospital den Kopf zerbrochen hatte: Wie üben Hebammen ihre Tätigkeit tatsächlich aus? Es genügte eben nicht, Beschreibungen ihrer genutzten Theorie (theory-in-use) zu haben, die eine indi-vidualisierte Betreuung favorisierten, wenn individualisierte Betreuung offen-sichtlich nicht statt fand. Organisationstheorie und die Erkenntnis, wie Organisa-tionen die praktische Arbeit behindern, erleichterten das Verständnis für die tatsächlich geleistete Betreuung, dennoch blieb die Erklärung bruchstückhaft. Die Wissenslücke konnte nur geschlossen werden, wenn mehr über die praktisch angewandten Theorien und die in der jeweiligen Situation mögliche Betreuung bekannt wurde, die sich jedoch von der Messlatte, die Hebammen persönlich an ihre praktische Arbeit anlegten, nicht allzu sehr unterscheiden sollte.

Meine dritte Sorge in Bezug auf Pflegemodelle galt der möglichen Reaktion von Hebammen auf ein Buch über Modelle für ihren Arbeitsbereich. Mein spontaner Gedanke war, dass Hebammen allem, was mit der Anwendung von Modellen zu tun hatte, mit Antipathie begegnen würden. Sie würden denken, es handle sich um ein Buch über die Anwendung von Pflegemodellen in der Hebammenarbeit, und ursprünglich war auch ich dieser Meinung. Als ich jedoch die Literatur durcharbeitete, stellte ich fest, dass Theorieentwicklung für die Hebammenarbeit weit mehr bedeutete, als die Anwendung von Pflegemodellen, wie wichtig diese auch sein mochte. Worüber ich allerdings enttäuscht bin, ist, dass ich für dieses Buch keine der aktuell in Großbritannien diskutierten, jedoch noch unveröffentlichten Arbeiten über Theorieentwicklung heranziehen konnte. Ich bat in einer Reihe von Fachzeitschriften um Stellungnahmen, doch das Echo blieb schwach. Vielleicht gelingt es diesem Werk, den Personenkreis, der sich mit Theorieentwicklung beschäftigt hat, zur Veröffentlichung seiner Forschungsergebnisse zu bewegen.

Schließlich hatte ich während der Arbeit an diesem Buch das Glück, bei einer Konferenz zwei hervorragende amerikanische Pflegetheoretikerinnen hören zu können. Was ich hörte, erfüllte mich allerdings mit Angst, und das ist mein viertes Problem hinsichtlich der Verwendung von Modellen in der Praxis. Manche Pflegetheoretikerinnen scheinen sich dem existenzialistischen Weg so bedingungslos verschrieben zu haben, dass die Alltagsbedürfnisse eines Patienten, einer Patientin, einer schwangeren oder gebärenden Frau oder Wöchnerin im Verständnis eines tieferen Ich und den tieferen persönlichen Bedürfnissen offenbar untergegangen sind. Möglicherweise verstehen sie diese Aspekte ihrer eigenen Persönlichkeit auch nicht. Einige bedienen sich einer äußerst komplizierten Sprache, deren Bedeutung oft unklar ist. Die sprachliche Form und das Vertreten extremer philosophischer Standpunkte stellen für unser Interesse – das Nachdenken über das Wie unserer praktischen Arbeit – ein weiteres Hindernis dar. Viele Veröffentlichungen über Modelle tragen zur Erhöhung dieser Hindernisse bei.

Es war dennoch aufregend festzustellen, dass es, ganz im Gegensatz zur weit verbreiteten Meinung, so viele Arbeiten über die Entwicklung von Hebammentheorie gibt. Besonders interessant war die Entdeckung der Arbeiten über das Testen von Theorien, ist dies doch zum Verstehen der Beziehung zwischen dem Tun von Hebammen und den Auswirkungen dieses Tuns auf ihre Klientin von entscheidender Bedeutung.

Ich hoffe, dass dieses Buch dazu beiträgt, die Hindernisse zu beseitigen, die dem Nachdenken über Theorie und Hebammentätigkeit entgegenstehen. Möge es Ihnen eine Hilfe sein auf der Reise zu Ihrem Verständnis von Hebammenarbeit und der Betreuung einer schwangeren oder gebärenden Frau oder Wöchnerin und ihrer Familie. Ich habe versucht zu erklären, welchen Weg ich zurückgelegt habe. Nun freue ich mich darauf zu erleben, wie sich die Theoriearbeit für das Hebammenwesen künftig entwickelt.

Rosamund Bryar
Swansea

Danksagung

Eine ganze Reihe von Leuten hat mir beim Schreiben dieses Buchs auf verschiedene Weise geholfen. Meine Mutter war von meinem Engagement und Zeiteinsatz für dieses Werk am allermeisten betroffen. Ich danke ihr für ihre anhaltende Unterstützung, ihre Ermutigung, ihre Geduld und ihren Rat in Fragen der sprachlichen Form. Quentin, mein Bruder, Siobhàn, seine Frau, und Saoirse, seine Tochter, haben mir die so unentbehrliche Unterstützung gewährt. Mein besonderer Dank gilt Graham Evans von der Universität von Wales Swansea für seinen Rat und seine Ermutigung während des gesamten Projekts. Vier Personen, die mir mit dem Lesen einzelner Kapitel und ihren Kommentaren dazu besonders geholfen haben, möchte ich namentlich danken: Halle McCrae, Donna Mead, Ann Thomson und Edwin van Teijlingen. Halle McCrae danke ich besonders für ihre Ermutigung, Donna Mead gab mir wertvolle Hinweise, und die Diskussionen mit ihr über das zweite Kapitel halfen mir, meine Gedanken zu klären. Ann Thomson lieferte wie immer viele kritische und hilfreiche Kommentare. Edwin van Teijlingen, hat mir nicht nur mit seinen Kommentaren geholfen, sondern auch äußerst wertvolle Literaturhinweise gegeben und die Berechnung im dritten Kapitel durchgeführt. Viele andere Personen waren ganz besonders hilfreich. Ich möchte Pam Hughes und Sandy Kirkman danken, mit denen ich die ersten Fachdiskussionen führte, Joanna Brown hat einige Kapitel abgetippt; herzlichen Dank dafür, aber auch für die aufmunternden Telefongespräche. Chris Ruby danke ich für ihre Unterstützung und Kommentare über einen bestimmten Abschnitt, Hugh Price, Dozent der Philosophie dafür, dass er ein Zitat von Sokrates ausfindig gemacht hat, Florence Telfer und Dorothy Carter für die Erlaubnis, ihre unveröffentlichten Arbeiten zu verwenden, Sally Pairman, Otago Polytechnic, Neuseeland, für die Erlaubnis, aus dem New Zealand Handbook zu zitieren, Jon Meah und Chris Weekes von Babbage Designs für die künstlerische Gestaltung der Diagramme und ihre Ermutigung, Bill Bytheway für seine vielfältigen Ratschläge und Jo Alexander, die mir den Anstoß zu dieser Arbeit gab. Ich möchte meinen früheren KollegInnen von Teamcare Valleys danken (die mein Interesse für Hebammenarbeit nie so recht verstanden haben) für ihre Unterstützung und ihre Hilfe bei der Entwicklung meiner Gedankengänge, sowie meinen neuen KollegInnen, die beim Department of Nursing and Midwifery in der Ausbildung von Hebammen arbeiten, für ihre Toleranz und die hilfreichen Gespräche über Modelle. Es haben auch viele Menschen auf indirekte Weise bei der Produktion dieses Buchs geholfen. So zum Beispiel die Studierenden für das Hebammendiplom in Cardiff, die Lehrkräfte in der Hebammenausbildung am Mid Glamorgan College of Nursing and Midwifery und die Amman Valley Midwives. Sie alle haben dazu beigetragen, mich über die neuesten Entwicklungen auf dem Laufenden zu halten. Die Wurzeln dieses Buchs liegen in einem Projekt, das am Queen Charlotte's Maternity Hospital (1979–1982) durchgeführt wurde. Ich möchte allen Hebammen, Studierenden und allen Anderen danken, die an diesem Projekt beteiligt waren und so viel dazu beigetragen haben. Hervorheben möchte ich Margaret Adams, Grace Strong und Mrs. E. Ward, die das Projekt begonnen haben. Kerry Lawrence, der Programmchef des Macmillan Verlags hat mich gedrängt, dieses Buch zu schreiben. Ich hoffe, dass es einige ihrer Fragen über Modelle und Theorieentwicklung beantwortet. Schließlich möchte ich Barbara Green, der Direktorin des Department of Nursing and Midwifery der Universität von Wales Swansea dafür danken, dass sie mir die Zeit zum Schreiben verschafft hat.

Die Abbildungen und Tabellen in diesem Buch wurden mit der freundlichen Erlaubnis folgender Personen und Institutionen verwendet:
Abbildung 2-2: Macmillan Press Ltd.
Abbildung 3-1: Heinemann Educational Books Ltd. und Professor David Silberman.
Abbildung 6-3: American Journal of Nursing Company, 1988. *Reprinted from Journal of Nursing,* Sept./Okt. 1988, Vol. 37, Nr. 5.
Abbildung 6-8: Cambridge University Press.
Tabelle 5-1: Cambridge University Press.
Tabelle 7-1: Churchill Livingstone.

Für meine Eltern, Bernard Laurence und Mary Forbes Bryar

1 Einführung

> Darüber hinaus besteht das große Bedürfnis nach wissenschaftlicher Erforschung von Hebammenarbeit und der Entwicklung von Konzepten und einer Theorie auf der Basis dieser Forschungsergebnisse. Die Zeit drängt, weil die Mehrzahl der Hebammen aufgrund institutioneller Gegebenheiten in ihrer Arbeit inzwischen sehr eingeschränkt ist. Wer sich jedoch wissenschaftlich mit Hebammentätigkeit beschäftigt und dabei auf das Wissen von Hebammen zurückgreift, die sich in ihrer Arbeit ein gewisses Maß an Autonomie bewahrt haben, könnte die Hebammenausbildung sehr bereichern, aber auch unser Bewusstsein für die Natur unserer eigenen Tätigkeit schärfen. (Kirkham, 1989, S. 136)

1.1 Theorie und praktische Hebammenarbeit

Ziel dieses ersten Kapitels ist es, den Hintergrund für die Diskussion über Theorieentwicklung im Hebammenwesen auszuleuchten, die Themen zu benennen, die bearbeitet werden und den Aufbau der folgenden Kapitel zu beschreiben.

Das Wort Hebamme bedeutet «mit der Frau», eine Definition, die uns recht geläufig ist. Doch was bedeutet sie? In Beschreibungen der Tätigkeit von Hebammen ist oft von ihrer Empathie die Rede, ihrer Offenheit, ihrer Fähigkeit mit Gefühlen, Gedanken und Prozessen umzugehen, die Frauen und ihre Familien haben und durchleben. Ihre Beobachtungsgabe ist sehr ausgeprägt: Die Hebamme überwacht geduldig und liebevoll, palpiert und berührt sensibel und freundlich, hört aufmerksam und gelassen zu, nimmt Gerüche verstehend und Anteil nehmend auf.

Hebammen gelten als besondere Personen mit besonderen Eigenschaften, als weise Frauen. In manchen Kulturen können nur Frauen, die selbst Mütter sind, Hebammen werden. Auch in Großbritannien werden sich viele bereits ausgebildete Krankenschwestern daran erinnern, wie schockiert sie waren, als sie vor ihrer Ausbildung zur Hebamme aufgefordert wurden, eine verantwortungsvolle Person zu benennen, die ihren guten Charakter bezeugen konnte. Als sie ihre pflegerische Ausbildung begannen, hat sich niemand um ihren Charakter gekümmert, niemand hatte ihnen gesagt, dass Krankenpflege bedeutete, «mit dem Patienten oder der Patientin» zu sein und dass bei dieser Tätigkeit der eigenen Persönlichkeit große Bedeutung beizumessen wäre. Die eigene Persönlichkeit wurde geradezu als Hindernis betrachtet. Ließ sich die Pflegekraft «zu sehr auf die Kranken ein», war das Anlass zu Besorgnis und erforderte Maßnahmen, die eine Veränderung der Persönlichkeit zum Gegenstand hatten.

Eine Hebamme zu sein heißt, bei der Ausübung des Berufs, also bei der Betreuung von Frauen und ihren Familien, auch das eigene Ich, die eigene Persönlichkeit einzusetzen. Eine Hebamme zu sein, wird zum festen Bestandteil der jeweiligen Person. Welcher Typ Hebamme nun z. B. Mary, Gloria oder Pauline sind, hängt von deren Wesenszügen ab, ihren Erfahrungen und Überzeugungen, alle aber – sofern sie «gute» Hebammen sind – werden empathische, intuitive Menschen sein und ihre Einstellung zur Arbeit wird unter dem Motto «mit der Frau» stehen. Hebamme sein bedeutet, die eigene Persönlichkeit ganz einzusetzen. Diese Identifikation des eigenen Ich mit dem Beruf hatte im Hebammenwesen schon immer eine zentrale Bedeutung, und in diesem Punkt unterscheiden sich Hebammen von Pflegenden, die noch bis vor Kurzem zu Konformität und Unterdrückung ihrer individuellen Persönlichkeit angehalten wurden.

Beschreibungen der praktischen Arbeit von Hebammen und Gespräche mit Hebammen betonen den intuitiven, empathischen Charakter ihrer Betreuungsarbeit, wobei oft das Fehlen einer Theorie und der Mangel an Hebammenmodellen kommentiert werden, sowie die Tatsache, dass Pflegemodelle nicht auf den Hebammenberuf anzuwenden sind. Hier jedoch scheint es einen Konflikt mit der Realität zu geben. Die feinfühlige Hebamme, die lauscht und zuhört, abtastet und versteht, beobachtet und erfasst, benutzt ihre persönlichen Eigenschaften, ist jedoch fähig, Informationen zu sammeln und zu deuten, indem sie Fertigkeiten einsetzt, die sie in ihrer Ausbildung und Praxistätigkeit gelernt hat. Sie kann also die gesammelten Informationen mit dem Wissen, das sie durch eigene Lebenserfahrung, Ausbildung und Praxis erworben hat, vergleichen. Hebammen wurden überreichlich eingedeckt mit Lehrbüchern, die sowohl experimentell erworbenes als auch wissenschaftlich belegtes Wissen über die Grundlagen der Hebammenarbeit enthalten. Sowohl Ina May Gaskin (1977) als auch Elizabeth Davis (1987), zwei empathische und erfahrene Hebammen, betonen in ihren Büchern, die als Standardwerke für Hebammen gelten können, dass zur Betreuung von schwangeren und gebärenden Frauen und Wöchnerinnen großes Wissen erforderlich ist.

Lehrbücher beschreiben zum Beispiel physiologische Theorien über Wehen und die Milchproduktion, psychologische Theorien über Bindung und Verlust, soziologische Theorien über soziale Rollen und vieles andere mehr. Betrachten wir die alltägliche Arbeit von Mary, Gloria oder Pauline, sehen wir, wie sie werdenden Eltern den Prozess des fetalen Wachstums erklären, wobei sie sich auf ihr Wissen über das intrauterine Wachstum beziehen, wir sehen, wie sie einer Frau bei der Entscheidung über angemessene Schmerzbekämpfung helfen, wobei sie auf ihr Wissen über die Physiologie von Wehen zurückgreifen, und wie sie einem Vater zu Hause mit seinem Zweijährigen helfen und dazu ihr theoretisches Wissen über die Entwicklung von Kleinkindern einbringen.

Die Fähigkeit einer Hebamme «mit der Frau» und ihrer Familie zu sein, mag auf persönliche, empathische und intuitive Qualitäten gründen, doch die Fähigkeit zu helfen gründet auf diesen Qualitäten plus deren Verbindung mit Wissen, mit Theorie und dem Nachdenken über die praktische Arbeit. Die große Kunst einer erfahrenen, intuitiven Hebamme besteht in der Tat darin, dass sie im Stande ist, die breite Wissensbasis des Hebammenberufs anzuwenden und zugleich auf einfühlsame, liebevolle Art für die Frau, ihre Familie und soziale Umgebung zu sorgen. Solche Hebammen sind die erfahrenen, gebildeten Könnerinnen, die die Instrumente und das Medium ihrer Arbeit pflegen und wertschätzen.

Wissen und Theorie mögen auf den ersten Blick als das Gegenteil von Empathie, Intuition, Offensein scheinen (um den von Elizabeth Davis 1987 verwendeten Begriff zu gebrauchen) und im Gegensatz zu all jenen Eigenschaften stehen, von denen Hebammen glauben, dass sie sie in ihrer Betreuungsarbeit einsetzen. Wissen und Theorie stellen sozusagen unser Selbstbild in Frage. Diese Einstellung geht davon aus, dass man entweder empathisch, intuitiv und «mit der Frau» sein kann, oder aber eine Theoretikerin ist, Modelle anwendet und deshalb distanziert und von der Frau losgelöst ist. Tatsächlich ist es jedoch so, dass Hebammen, die intuitiv und empathisch sind und Frauen liebevoll versorgen, oft diejenigen sind, die sich am meisten um Wissenszuwachs kümmern, die lesen, hinterfragen und Forschungsarbeit leisten. Diese Hebammen waren es, die z. B. die Auswirkungen von Nahrungskarenz auf den Geburtsvorgang beobachtet haben und Forschungsarbeiten studierten, die die Notwendigkeit von angemessener Ernährung belegen, um sich dann vehement und oft gegen großen Widerstand, für eine andere klinische Praxis einzusetzen. Sie sind so sehr am Wohl der Frauen und ihrer Familien interessiert, dass sie ihre Arbeit am allerneuesten Wissensstand orientieren möchten. Dabei kann es sich um neueste wissenschaftliche Erkenntnisse über Informationsbedürfnisse während der Geburt handeln, um die Erforschung des fetalen Blutkreislaufs oder um Komplementärtherapien zur Linderung von Depression und Stress in der Schwangerschaft. In welchem Bereich auch immer, durch welche Kanäle des Wissens auch immer, diese Hebammen sind sehr daran interessiert, Frauen die effektivste Betreuung angedeihen zu lassen.

Solche Hebammen sind auch an der Weiterentwicklung von Wissen interessiert. Durch ihre empathische Beobachtung von Frauen und deren Bedürfnisse während des ganzen Prozesses von Schwangerschaft, Geburt und Wochenbett häufen sie enormes Fachwissen an und fördern dadurch die Entwicklung von Theorie. Durch einen Prozess von Nachdenken, von weiterer Beobachtung und erneutem Nachdenken können sie voraussagen, welche Art der Betreuung für welche Frau unter welchen Umständen am angemessensten ist und so Praxistheorien vorantreiben. Sie sind im Stande, wissenschaftlich formulierte, Theorie bildende Aussagen zu treffen über die kausalen Zusammenhänge zwischen Konzepten. Sie können beispielsweise Aussagen treffen über die Beziehung zwischen der Immersion in Wasser im ersten Stadium der Wehen, Zervixdilatation und Schmerzlinderung. Ihre gründliche Beobachtung und ihr Interesse ermöglichen ihnen solche Aussagen, die sie und Andere dann erproben und sich daraufhin zu Modellen oder Theorien der Betreuungsarbeit von Hebammen entwickeln können (siehe Kapitel 2).

Informierte Intuition und informierte Empathie sind, so scheint mir, der Kern von Hebammenkunst. Empathie, die nicht von Theorie, Wissen und Nachdenken informiert wird, ist bestenfalls Sympathie und unschädliche Unterstützung, schlimmstenfalls Sympathie und das Übersehen ernster Probleme, die nach einer angemessenen Reaktion verlangen. Eine Hebamme, die empathisch, aber nicht auf dem neuesten Wissensstand ist, die ihre tägliche Arbeit nicht überdenkt und reflektiert, ist nicht in der Lage «mit der Frau» zu sein und die Hebammenkunst auszuüben.

Die Weigerung, sich einer Theorie zu bedienen, ist der erste Widerspruch in der Hebammenarbeit, mit dem sich dieses Buch befassen wird. Der andere Widerspruch, der in diesem Buch eine zentrale Rolle spielt, ist der Konflikt zwischen der Rhetorik im Hebammenbereich und der heutigen Praxisrealität in vielen Hospitälern Großbritanniens und anderer Industrieländer. Wie bereits erwähnt, wird zwar viel von der engen Verbindung zwischen Frauen und Hebammen gesprochen, doch die Realität ist oft eine ganz Andere. In Wirklichkeit arbeitet die Mehrzahl der Hebammen in Institutionen, die sich an einem medizinischen Betreuungsmodell orientieren, das sie sich oft genug selbst zueigen gemacht haben. Forschungsergebnisse und anekdotische Berichte belegen, dass Frauen nicht das Gefühl haben, dieses Modell würde ihren Bedürfnissen in vollem Umfang gerecht (Oakley, 1979;1980). Es gibt viele Gründe dafür, warum Hebammen einem Medizin orientierten Modell anhängen – sie sollen später untersucht werden – doch die Ausbildung von Hebammen und das Setting, in dem sie arbeiten, sind dabei zwei entscheidende Faktoren.

Kitzinger (1988) verwendet den recht umstrittenen Begriff «Krankenschwester-Hebammen» (nurse-midwives) zur Beschreibung von Hebammen, die erst nach abgeschlossener Ausbildung zur Pflegekraft eine Hebammenausbildung absolviert haben, und das trifft auf die Mehrzahl von Hebammen im heutigen Großbritannien zu, was nicht vergessen werden sollte. Die Ausbildung von Pflegenden innerhalb von Systemen, die am bio-physikalischen, medizinischen Modell orientiert sind, hat große Auswirkung auf ihr Denken als Hebammen. Das medizinische Modell wurde auf die Hebammentätigkeit übertragen, wobei es Hebammen gibt, die behaupten, ihre Sozialisation in der Hebammenarbeit habe manche, in ihrer Sozialisation als Pflegekraft entwickelten Haltungen korrigiert.

Das institutionelle Setting beeinflusst die Art der praktizierten Betreuung und die Art, wie Hebammen ihre Arbeit verrichten, in hohem Maße. Benoit (1987; 1989) beweist dies in ihrer Studie der verschiedenen Settings, in denen Hebammen in Neufundland und Labrador arbeiten oder früher gearbeitet haben, sehr überzeugend. In Großbritannien bemüht man sich derzeit, die Organisation der Hebammenarbeit dahingehend zu verändern, dass Frauen Betreuungskontinuität erfahren, Selbstbestimmung praktizieren und Selbstverantwortung ausüben können (continuity, choice, control) (Department of Health, 1993 a und 1993 b). Angesichts dieser Veränderungen müssen Hebammen ihre eigenen Praxismodelle überprüfen und überlegen, inwieweit neue Formen der Organisation, wie zum Beispiel von Hebammen geleitete Stationen, auf einem Hebammenmodell beruhen. Solche Überlegungen sollten eine Bewertung und ein Verstehen des medizinischen Modells beinhalten und sich damit befassen, welche Auswirkungen es hat, wenn dieses Modell in neuen Organisationsformen fortbesteht. Auch neue Organisationsformen spiegeln die Pflegemodelle derer wider, die darin arbeiten, weshalb sich alle, die hier arbeiten, klar machen müssen, welche Modelle, welche Vorstellungen von Betreuung sie haben, und diese auch den Frauen und allen, mit denen sie zusammenarbeiten, nahe bringen. Hughes (1988) fragt: «Wie können ‹Modelle› den Zwängen entgegenwirken, die gute Hebammenarbeit heute vereiteln?» (S. 2). Ich vertrete in diesem Buch die Ansicht, dass die Benennung der persönlichen und allgemeinen Grund- und Werthaltungen der Hebammenarbeit bewirkt, dass Hebammen über das Wesen ihrer Tätigkeit sprechen, nachdenken und zur Schaffung von Organisationsformen beitragen können, die den erweiterten Bedürfnissen von Frauen gerecht werden. Ohne diese Diskussion und diese Debatte besteht die Gefahr, dass Frauen eine Betreuung erfahren, die die volle Bandbreite ihrer sozialen, psychologischen und physiologischen, entwicklungs- und bildungsbezogenen Bedürfnisse nicht in ausreichendem Maße abdeckt. Ohne diese Diskussion werden Hebammen, die mit neuen Organisationsformen arbeiten, aber auch solche in traditionelleren Settings, weiter frustriert darüber sein, dass ihre persönlichen Modelle noch immer im Widerspruch stehen mit dem Modell der Organisation und das Gefühl haben, eine wirkliche Veränderung habe gar nicht stattgefunden. Die Beachtung der Werthaltungen und Modelle der einzelnen Personen und der Beschränkungen, denen diese Modelle seitens der Organisation ausgesetzt sind, kann dazu beitragen, dass die richtigen Stellen in der Organisation gefunden werden, an denen Druck ausgeübt werden muss, damit sich die Betreuung tatsächlich verändert.

Gute Hebammenarbeit ist das Ergebnis einer Kombination von persönlichen Qualitäten der Hebamme mit Wissen, Theorie und kritischem Nachdenken darüber, wie Theorie und Wissen bei der Betreuung der einzelnen Frau am besten eingesetzt werden können. Theorie liefert das Instrumentarium für diese Aufgabe. Theorie liefert den Rahmen, innerhalb dessen Hebammen die Erfahrungen der von ihnen aktuell betreuten Frau mit den Reaktionen, die in der Theorie benannt werden, vergleichen können. Praxisrelevante Theorie sensibilisiert Hebammen für Dinge, die sie beachten sollten, und hilft bei der Unterscheidung wichtiger von weniger wichtigen Faktoren. Die Anwendung von Theorie beinhaltet den Vergleich der Erfahrungen der Frau mit praktischem und theoretischem Hebammenwissen und einer Reihe anderer Disziplinen. Hebammen führen diesen Vergleich durch, indem sie zum einen über die Frauen nachdenken, zum anderen über die Theorien, die sie über das Verhalten und die Bedürfnisse von Frauen haben. Dieses Nachdenken führt zur Entwicklung von Praxistheorie und zur Entwicklung von Theorien für die Praxis. Die Qualität des Denkens wird die Handlungen von Hebammen sowie die Art, wie sie Frauen, Familien und soziale Gemeinschaften betreuen, unmittelbar beeinflussen.

Schön (1992) spricht von der Kunstfertigkeit praktischer Arbeit, und die Titel von Lehrbüchern für Hebammen verwenden für die Tätigkeit von Hebammen die Begriffe Kunst und Wissenschaft (Silverton, 1993). Eine Beschreibung oder Definition dieser Kunst fehlt jedoch weitgehend. Man geht einfach davon aus, dass sie Hebammen irgendwie eigen ist. Es gibt in anderen Bereichen Künstlerinnen, Autorinnen und Handwerkerinnen mit außergewöhnlichem Talent, die einmalige und schöne Bilder, Bücher oder Möbel produzieren. Manche haben sich alles selber beigebracht und das Malen zum Beispiel durch Versuch und Irrtum gelernt, während Andere den Prozess des Malens jahrelang studiert und sich mit Farben, Perspektive und Techniken beschäftigt haben. Das in ihre Arbeit einfließende Wissen mag ihnen im Moment des Malens nicht bewusst sein, weil es zu einem Bestandteil ihrer Malweise geworden ist, doch manchmal wird es deutlich und sichtbar. Zum Beispiel dann, wenn eine Künstlerin versucht, eine bestimmte Farbe zu kreieren, indem sie aufgrund ihres Wissens und der Aktivierung desselben verschiedene Pigmente mischt. Dieses Wissen erlaubt es der Künstlerin, die gleiche Farbe immer wieder herzustellen, wann immer sie benötigt wird (eine Theorie der Praxis). Zugleich erzeugt die Künstlerin Wissen oder eine Theorie darüber, welche Pigmentverbindungen welche Farben ergeben. Dies geschieht durch die Praxis der Farbherstellung, also durch die Praxis des Malens (eine Praxistheorie). Diese persönliche Theorie wird zu einem Bestandteil des Wissensfundus der Malerin, der ihrem künftigen Schaffen zugute kommt. Argyris und Schön (1974) bezeichnen diese Art von Theorie als genutzte Theorie (theory-in-use). Indem wir die Arbeit der Malerin oder der Hebamme beobachten, lassen sich ihre Theorien identifizieren.

Wie im Falle der Künstlerin, so gründet auch Hebammentätigkeit auf das intuitive, persönliche Talent der einzelnen Hebamme, trotzdem kann die Betreuung nur verbessert werden, wenn Hebammen fähig sind, ihre Theorien und ihre Wissensbasis zu formulieren. Diese Formulierung ermöglicht die Anwendung von Betreuungsstrategien, die den speziellen Bedürfnissen der jeweiligen Frau gerecht werden und sicherstellen, dass kein Bedürfnis übersehen wird. Wie bei der Künstlerin, die vorhersagen kann, welche Farbe entsteht, kann eine klarere Formulierung der Theorie, die der Hebammentätigkeit zu Grunde liegt, dazu beitragen, die Betreuungsergebnisse vorherzusagen: «Es gibt zwar Informationen über die Strukturen verwandter Dienstleistungen, über den Inhalt der Betreuung und welchen Einfluss diese auf den Verlauf von Schwangerschaften genau hat oder nicht hat, ist jedoch wenig bekannt» (Weltgesundheitsorganisation, WHO, 1985a, S. 1).

Dieses Buch beschäftigt sich mit dem Prozess des Nachdenkens über Betreuung und Versorgung. Die Betreuungsarbeit von Hebammen ist im Wesentlichen praktischer Art, und das fachbezogene Lernen konzentriert sich auf die Entwicklung praktischer, zwischenmenschlicher Fertigkeiten. Diese Fertigkeiten werden durch einen Prozess erworben, der auch das Nachdenken einschließen muss. Dem Prozess des Nachdenkens, der Notwendigkeit der Reflexion und der Entwicklung einer Theorie der Hebammenarbeit wurde jedoch weniger Aufmerksamkeit gewidmet als dem praktischen Tun. Diese Tatsache ist nicht auf das Hebammenwesen beschränkt. In früheren Jahrhunderten wurden Entwicklungen in vielen wissenschaftlichen Disziplinen weitgehend durch das Nachdenken über Phänomene ausgelöst, heutzutage jedoch gilt ein Großteil der wissenschaftlichen Arbeit ausschließlich dem Experimentieren und dem Sammeln von Daten. Das Datensammeln hat sich explosionsartig ausgedehnt, unter Vernachlässigung des kritischen Nachdenkens über die Art der zu sammelnden Daten und des Nachdenkens über das bereits vorhandene Datenmaterial.

Sokrates, der Sohn einer Hebamme, beschreibt in Platons Theaitet (Cornford 1946) sich selbst als Hebamme von Ideen, die Anderen beim Hervorbringen von Ideen hilft, selbst jedoch keine Ideen gebiert, wie auch eine Hebamme der Frau beim Gebären hilft:

> Meine Hebammenkunst gleicht der Ihren; mit dem einzigen Unterschied, dass meine Patienten Männer sind, nicht Frauen und meine Sorge nicht dem Leib gilt, sondern der Seele, die in Geburtswehen liegt. Der Gipfel meiner Kunst besteht in der Macht, zu beweisen, ob das Erzeugnis der Gedankenarbeit eines jungen Mannes ein falsches Phänomen oder von Leben und Wahrheit erfüllt ist. Ich gleiche insofern einer Hebamme, als dass ich nicht selbst Weisheit gebären kann, und der geläufige Vorwurf trifft zu, nämlich dass ich wohl Andere hinterfragen kann, selbst jedoch nichts ans Licht bringe, weil in mir keine Weisheit ist. Der Grund dafür: Der Himmel zwingt mich, als Hebamme zu wirken, hat mich jedoch vom Gebären ausgeschlossen. Aus mir selbst kommt also keinerlei Weisheit, noch wurde je eine Entdeckung als Kind meiner Seele geboren. (Cornford, 1946, S. 26)

Es ist nicht Ziel dieses Buchs, aus Hebammen Philosophinnen zu machen, sondern ihnen zu helfen, über ihre Tätigkeit nachzudenken, über die Theorie, die ihr Tun beeinflusst und die Theorie, die sich möglicherweise aus ihrem praktischen Tun ergibt. Hughes (1988) rief zu einer Debatte über den Platz von Theorie in der Hebammenarbeit auf, und dieses Buch möchte zu dieser Debatte beitragen, indem es Fragen aufwirft und Themen zur Diskussion stellt.

Hebammen müssen klären «woher sie kommen», um sich selbst und Anderen das Fundament ihrer praktischen Arbeit bewusst zu machen: ihre inneren Werte, Haltungen, Fertigkeiten und Kenntnisse, die, alle zusammengenommen, Hebammenarbeit ausmachen. Dieses Buch trägt zu diesem Prozess bei. Es hilft Hebammen, über die Basis ihrer Arbeit und die Bedingungen, an die sie geknüpft ist, nachzudenken. Es hilft ferner beim Nachdenken über die grundlegenden Konzepte oder Praxistheorien und beim Nachdenken über die Verwendung dieser Konzepte oder Theorien in ihrer täglichen Arbeit. Große Teile dieser grundlegenden Theorie und der Konzepte der täglichen Praxis sind aus der Diskussion meist ausgeblendet und unsichtbar, ja manchmal sogar der anwendenden Person selbst verborgen! Sind die Theorien, Konzepte und Modelle einmal identifiziert und diskutiert, werden sie zur Kommunikationshilfe zwischen Hebamme, betreuter Frau, ihrer Familie und anderen Berufsgruppen, weil sie gemeinsame Ziele und Werte aufzeigen können.

Eine Möglichkeit zu klären, was die Betreuung durch Hebammen bedeutet, besteht in der Untersuchung ihre Grundlage und ihres Kontexts:

- Wie denke ich über Frauen und über mich selbst als Frau?
- Welche Bedürfnisse hat eine Frau während der Schwangerschaft, Geburt und später beim Aufziehen des Kindes?
- Beachte ich alle Bedürfnisse von Frauen und ihren Familien oder konzentriere ich mich eher auf einen Bereich?
- Wenn ich mich auf einen Bereich konzentriere, warum tue ich das?
- Welches Wissen wende ich bei der Betreuung von Frauen an?
- Welchen Hindernissen begegne ich in meiner alltäglichen Betreuungsarbeit?
- Was tragen andere Berufsgruppen des multidisziplinären Teams zur Betreuung der Frau und ihres Kindes bei?
- Wie viel Verantwortung will ich übernehmen?
- Wie helfe ich Frauen, über ihre Betreuung zu bestimmen?
- Welche Ansichten habe ich über Betreuung, Selbst-Ermächtigung (Empowerment), Selbstbestimmung, Ganzheitlichkeit, Hierarchiefreiheit und Betreuungskontinuität?
- Welche Ansichten haben meine Hebammenkolleginnen und andere KollegInnen über diese Konzepte? Haben wir die gleichen Ansichten? Haben wir je darüber gesprochen?

Dieses Buch möchte diese und andere Fragen zur Diskussion stellen, es will darauf hinwirken, dass der Kontext von Hebammenarbeit verstanden und die Notwendigkeit gesehen wird, dass bestimmte Auffassungen von Allen geteilt werden oder unterschiedliche Auffassungen zumindest besprochen werden. Es zeigt ferner Möglichkeiten auf, die gemeinsamen Auffassungen in die Praxis umzusetzen und zwar durch die Verwendung von Betreuungs- und Praxismodellen und -theorien.

Sie werden inzwischen noch ein weiteres Ziel dieses Buchs entdeckt haben: Es will interaktiv wirken! Für ein Buch über Denken ist es zwingend notwendig, dass die Leserschaft mitdenkt! Ich kenne Ihre Wertvorstellungen nicht: Sie müssen sich diese selbst ins Bewusstsein rufen. Ich kann nicht für Sie über Ihre praktische Arbeit nachdenken: Das müssen Sie selbst tun. Ich weiß nicht, in welchem Kontext Sie Ihre Tätigkeit als Hebamme ausüben: Sie müssen die Vorzüge und Einschränkungen Ihres Arbeitsplatzes selbst benennen. Ich kann die Theorien nicht kennen, die Sie aus Ihrer Praxis entwickelt haben: Die müssen Sie selbst beschreiben. Ich kann nicht mehr tun als das Material zusammenzutragen, das Ihnen dabei helfen mag, über das Wirken von Hebammen und die Theorie, die dieser Praxis zu Grunde liegt, nachzudenken. Dieses Material wird Ihnen bei der Betrachtung des theoretischen Handwerkszeugs, das Sie bei Ihrer Arbeit einsetzen, helfen und möglicherweise erreichen, dass diese Theorien Ihnen selbst und Anderen verständlicher werden. Ihr Nachdenken über diese Themen wird die Debatte innerhalb des Hebammenwesens fördern und einen Beitrag zu einer oder mehreren Sprachen für die Hebammenarbeit leisten.

Zentraler Punkt dieses Buchs ist die Annahme, dass Denken die Praxis beeinflusst: Dass unsere inneren Bilder unsere praktische Arbeit beeinflussen und die inneren Bilder, die den Institutionen zu Grunde liegen, in denen wir arbeiten und Betreuung vermitteln (und die wir teilen mögen oder auch nicht) die Art der geleisteten Betreuung nachhaltig beeinflussen. Wie betreue ich? Wie betreuen Andere? Diese Fragen möchte das vorliegende Buch klären.

1.2 Buchaufbau

Zwei Themen durchziehen dieses Buch: Die Rolle der Hebamme und die Bedürfnisse der Frau rund um die Geburt. Es geht davon aus, dass ein klareres Verständnis der Konzepte, Theorien und Modelle, die der Hebammenarbeit zu Grunde liegen, zu einem besseren Verständnis der Rolle der Hebamme führt und verdeutlicht, welche Art von Betreuung Schwangere, Gebärende und Wöchnerinnen brauchen. Alle Kapitel befassen sich deshalb mit dem Prozess der Klärung und Identifikation dieser Konzepte, Theorien und Modelle. Die am Schluss eines jeden Kapitels angefügten Übungen dienen dem Klärungsprozess und können von der einzelnen Person oder von Gruppen durchgeführt werden.

Ein Großteil der Arbeit zu Konzeptidentifikation und Theoriebildung wurde in den Vereinigten Staaten von Amerika geleistet. Das Hebammenwesen in diesem Land wurde von der Medizin streng reglementiert, weshalb sich Personen, die Hebammenarbeit verrichten, Pflegekraft-Hebammen (nurse-midwives) nennen. Die Einbindung des Begriffs Pflegekraft in ihre Berufsbezeichnung erweckt bei den Hebammen in Großbritannien Abneigung, weil sie sich, besonders in jüngster Zeit, darum bemüht haben, von der Krankenpflege abzusetzen. Wiedenbach (1960) liefert eine Erklärung für die Verwendung dieses Begriffs mit dem Hinweis auf die negativen Zuschreibungen, die dem Wort Hebamme in den USA anhängen, wo man damit die Arbeit einer «gutmeinenden, doch ungebildeten alten Frau» verbindet (S. 256). Mag diese Interpretation der Geschichte auch fragwürdig erscheinen, so hat sich der Begriff Pflegekraft-Hebamme im angelsächsischen Sprachgebrauch dennoch durchgesetzt. Wiedenbach geht sogar noch weiter und vertritt das Wort Pflegekraft in der Berufsbezeichnung mit dem Argument, dass Hebammenarbeit mit Geburtshilfe gleichgesetzt und die Hebamme demnach als Begleiterin einer normalen Geburt betrachtet werden könnte. Vor diesem Hintergrund vollführt eine Hebamme in Wiedenbachs Analyse (1960) einen Spagat zwischen zwei Berufen: Pflege und Medizin und das wird mit der Bezeichnung Pflegekraft-Hebamme in den USA ausgedrückt. Diese Sichtweise mag den Hebammen in Großbritannien nicht so recht gefallen, dennoch müssen die anderen Voraussetzungen und Einschränkungen, unter denen amerikanische Hebammen arbeiten, berücksichtigt werden.

Ein weiterer Streitpunkt betrifft die Verwendung des Begriffs «Patientin» für die schwangere oder gebärende Frau oder Wöchnerin. Er impliziert ein medizinisches Betreuungsmodell und wird aus diesem Grund oft abgelehnt. Ich habe den Begriff «Patientin» in diesem Buch vermieden, wenn ich nicht aus Quellen zitiere, die dieses Wort benutzen. Es ist interessant festzustellen, wie weit der Begriff Patientin in der Fachliteratur verbreitet ist, wenn Hebammen oder andere Personen über die Betreuung der schwangerer oder gebärender Frauen und Wöchnerinnen schreiben. Die Verwendung dieses Begriffs erlaubt also Schlüsse auf einen Aspekt des Betreuungsmodells, das diese AutorInnen vertreten.

Im zweiten Kapitel werden einige Begriffe, wie beispielsweise das Wort Theorie, Philosophie, Modelle und Konzepte untersucht und definiert. Die zentralen Konzepte, die Hebammenarbeit bestimmen, werden zusammen mit dem Prozess der Theorieentwicklung erläutert. Der organisatorische Kontext der Betreuungsarbeit durch Hebammen wird im dritten Kapitel dargelegt und anhand eines Beispiels verdeutlicht. Beim «Aktionsansatz» werden die verschiedenen Elemente betrachtet, die die Betreuung (Aktion) beeinflussen. Diese Elemente sind zum einen die Werthaltungen und das Wissen der Gesellschaft allgemein, aber auch Faktoren, die sich auf die Strukturen und Rollenbeziehungen innerhalb einer Institution auswirken sowie auf das Wissen und die Haltungen (die inneren Bilder) von Hebammen und anderen Berufsgruppen innerhalb der Institution, aber auch auf das Wissen und die Haltungen der betreuten Frauen und deren Familien. Dieses Modell dient dann als Grundlage für die Diskussionen in späteren Kapiteln. Das dritte Kapitel enthält auch eine Darstellung der Schwierigkeiten, die mit dem Wunsch nach Veränderungen verbunden sind und erläutert die Notwendigkeit, der einzelnen Person für eine Veränderung Zeit zu lassen. Als Beispiel für den Einfluss eines alternativen Modells auf die Organisation von Geburtshilfe werden die entsprechenden Angebote in den Niederlanden beschrieben.

Das vierte Kapitel befasst sich mit einigen Modellen, einer Theorie und einem Konzept, die das Wissen und die Werthaltungen des erweiterten gesellschaftlichen Umfelds beeinflussen. Hebammenarbeit wird, wie bereits gesagt, von einer ganzen Reihe verschiedener Disziplinen und deren jeweiligen Modellen, Theorien und Konzepten beeinflusst. Um diesen Prozess an Beispielen zu erläutern, werden zwei Modelle, eine Theorie und ein Konzept, die auf das Umfeld der Hebammenarbeit einwirken, näher untersucht: das medizinische Modell, das Health-for-All-Modell, die Bindungstheorie (bonding) und das Konzept der Partizipation. Die Betrachtung dieser Modelle, dieser Theorie und dieses Konzepts belegen den Einfluss unterschiedlicher Modelle und die großen Auswirkungen, die eine Veränderung des Praxis leitenden Modells oder der Theorie auf die geleistete Betreuung hat. Überlegungen zu den theoretischen Grundlagen sind in einer Zeit, in der den schwangeren und gebärenden Frauen und Wöchnerinnen Selbstbestimmung, Betreuungskontinuität und Selbstverantwortung eingeräumt werden sollen, ganz besonders wichtig. Um eine solche Betreuung Realität werden zu lassen, müssen Modelle, Theorien und Konzepte erforscht werden.

Die Kapitel fünf, sechs und sieben beschäftigen sich mit den inneren Bildern (persönlichen Modellen und Theorien), die Hebammen von ihrer Arbeit haben. Das fünfte Kapitel erläutert die vorhandene Fachliteratur über Philosophien, Theorien und Modelle von Hebammen. Diese Philosophien können als unterschiedliche Punkte auf dem Kontinuum zwischen dem Modell von Schwangerschaft als normalem Lebensereignis und dem medizinischen Modell von Schwangerschaft gelten. Das Kapitel endet mit einer Diskussion dieses Kontinuums. Im sechsten Kapitel werden die Arbeiten von fünf Theoretikerinnen vorgestellt, die sich mit der Betreuung von Frauen rund um die Geburt befasst und Theorien aufgestellt haben, die diese Betreuung erklären und leiten sollen. Vier dieser Theoretikerinnen sind amerikanische Hebammen, und es ist interessant darüber zu spekulieren, warum in den USA, wo es so wenige Hebammen gibt, so viele Theorien entwickelt wurden. Dieses Kapitel befasst sich auch mit der Arbeit einer englischen Hebamme, die sich besonders intensiv der Theorieentwicklung gewidmet hat.

Das siebte Kapitel beschreibt, was in Großbritannien unternommen wurde, um Pflegemodelle auf die Tätigkeit von Hebammen anzuwenden und andere Aktivitäten, die der Theorie- und Modellentwicklung für Hebammenarbeit galten. Das achte und letzte Kapitel handelt vom Prozess des Verstehens und der Entwicklung von Praxistheorie und Theorien der Praxis. Es erläutert deduktive und induktive Ansätze zur Theorie- und Modellbildung, die Hebammen zum Verständnis der Grundlagen ihres Tuns dienen können.

1.3 Zusammenfassung

In diesem Kapitel wurden einige Themen angeschnitten, die in allen Gesprächen über Theoriebildung berücksichtigt werden müssen. Ferner wurden einige Widersprüche im Denken von Hebammen benannt und festgestellt, dass in jeder Diskussion über die Tätigkeit von Hebammen der Theorie ein zentraler Platz eingeräumt werden muss. Dann wurde der interaktive Anspruch dieses Buchs dargestellt. Am Ende sollte die Leserschaft, die sich den Übungen unterzieht, eine klarere Vorstellung ihrer eigenen Modelle und Theorien für und über die Hebammenarbeit besitzen. Schließlich wurde der Aufbau des Buchs beschrieben.

1.4 Übungen

Bevor Sie das nächste Kapitel in Angriff nehmen, führen Sie sich den Inhalt dieses Einleitungskapitels noch einmal vor Augen und denken Sie über folgende Themen nach, die das ganze Buch über die Basis für die Untersuchung ihrer eigenen, persönlichen Modelle und Theorien der Hebammentätigkeit bilden.

1. Wie denke ich über Frauen und über mich selbst als Frau?
2. Welche Bedürfnisse hat eine Frau während der Schwangerschaft, Geburt und später beim Aufziehen des Kindes?
3. Beachte ich alle Bedürfnisse von Frauen und ihren Familien oder konzentriere ich mich eher auf einen Bereich? Wenn ja, warum tue ich das?
4. Welches Wissen wende ich bei der Betreuung von Frauen an?
5. Welchen Hindernissen begegne ich in meiner alltäglichen Betreuungsarbeit?
6. Was tragen andere Berufsgruppen des multidisziplinären Teams zur Betreuung der Frau und ihres Kindes bei?
7. Wie viel Verantwortung will ich übernehmen?
8. Wie viel Verantwortung wollen Frauen übernehmen?
9. Wie helfe ich Frauen, über ihre Betreuung zu bestimmen?
10. Welche Ansichten habe ich über Betreuung, Selbst-Ermächtigung (Empowerment), Selbstbestimmung, Ganzheitlichkeit, Hierarchiefreiheit und Kontinuität?

11. Wie denken meine Hebammenkolleginnen und andere KollegInnen über diese Konzepte? Haben wir die gleichen Ansichten? Haben wir je darüber gesprochen?

2 Über die Arbeit von Hebammen nachdenken

> Doch wie vermitteln Sie etwas so Persönliches? Möchten Sie vielleicht eine zweite Isadora hervorbringen? «Man kann niemanden zu dem machen, was Isadora war. Das kann kein Mensch. Es gibt aber eine Technik und es gibt die Tänze, die weitergegeben wurden.» Dieser deutliche Hinweis auf die Technik straft die gängige Auffassung, Isadora Duncan hätte alles spontan erfunden, Lügen. Das war nie der Fall; sie hat Wochen mit Proben in zugigen Studios zugebracht, mit ihrer unermüdlichen Mutter am Klavier. Warum also glauben die Leute, sie hätte nie geprobt? Weil es so leicht aussah, wenn sie tanzte, nehme ich an, und weil sie so spontan war, dass die Leute dachten, es wäre improvisiert. Doch Isadora hatte Sinn für Humor. Als die Leute anfingen zu sagen: «Sie hat keine Technik», hat sie diese Einschätzung vielleicht zum Scherz unterstützt. (Levene, 1993, S. 10)

2.1 Einführung

Ziel dieses Kapitels ist die Betrachtung einiger Begriffe und Vorstellungen, die beim Nachdenken über Praxis zum Tragen kommen. Was bedeuten die Worte: Philosophie, Paradigma, konzeptuelles Modell, Theorie, Konzept? In welcher Beziehung stehen sie zueinander? Woher kommt eine Theorie und wie wird sie beschrieben? Wie kann das Verstehen dieser Begriffe zum Verständnis der alltäglichen Hebammenarbeit beitragen und die Betreuungserfahrung einer Frau verbessern? Der Plan, in diesem Kapitel eine Beschreibung der oben genannten Begriffe zu liefern, erscheint auf den ersten Blick unproblematisch und löblich. Was die Aufgabe jedoch erschwert, ist die Fülle an Literatur über Pflegemodelle und Theorieentwicklung, die anwachsende Literatur über Theorieentwicklung im Hebammenwesen und die Verwirrung, die in dieser Literatur über die verschiedenen Begriffe herrscht. So verwendet zum Beispiel Carveth (1987) in einem Artikel über die Konstruktion konzeptueller Modelle für die Arbeit von Hebammen offensichtlich zwei verschiedene Definitionen des Begriffs «konzeptuelles Modell». Sie bezeichnet einerseits das persönliche Praxismodell einer bestimmten Hebamme als «konzeptuelles Modell», verwendet den Begriff andererseits aber auch für extrem abstrakte Vorstellungen, die «weder getestet noch beobachtet» werden können (Carveth, 1987, S. 22). Robinson (1992) hat die Qual und die Mühe beschrieben, die mit dem geistigen Prozess der Konzeptentwicklung verbunden sind, und die gleiche Mühe musste aufgewendet werden, als für die Diskussion um Theorieentwicklung geklärt werden sollte, welche Bedeutungen verschiedene Begriffe bei verschiedenen AutorInnen haben.

Die folgende Diskussion basiert auf der Interpretation eines Teils der Literatur über dieses Thema, wobei die Leserschaft für detailliertere Beschreibungen der Art, wie die verschiedenen AutorInnen diese Begriffe definieren, auf die Originaltexte verwiesen wird. Viele Arbeiten widmen sich der Diskussion von Bedeutung und Verständnis konzeptueller Modelle und Theoriekonstruktion in der Pflege. Die englischen Texte stammen von Chapman (1985), Aggleton und Chalmers (1986, 1987), Kershaw und Salvage (1986), Webb (1986), Pearson und Vaughan (1986) und Kitson (1993). Die amerikanischen Texte kommen von Fawcett (1984), Marriner-Tomey (1986), Fitzpatrick und Whall (1989), Moody (1990) und Chinn und Kramer (1991). Die klassischen amerikanischen Artikel über die Entwicklung von Pflegetheorien seit den frühen sechziger Jahren sind in einem Band zusammengetragen (Nicholl, 1992). Artikel über die Entwicklung von Theorie im Hebammenwesen stammen von Hughes (1988), Bryar (1988), Smith (1991), Spires (1991) und Price und Price (1993). Amerikanische Artikel und Bücher über Theorieentwicklung in Pflege- und Hebammenwesen kommen von Mercer (1986), Carveth (1987), Thompson et al. (1989) und Fawcett u. a. (1993). Die folgende Diskussion bezieht sich auf einige dieser Werke, während die Arbeiten anderer Theoretikerinnen in späteren Kapiteln eingehender dargestellt werden (siehe Kapitel 6 und 7).

2.2 Denken als Grundlage der Praxis

Wenn eine Hebamme irgend eine Aktivität oder Handlung durchführt, wenn sie psychologisch oder physiologisch betreut oder unterweist, dann geschieht dies im Licht des persönlichen Verständnisses, des Wissens und der Theorien dieser bestimmten Hebamme. Zum ersten muss die Hebamme das vorliegende Bedürfnis oder Problem erkennen und verstehen. Dieses Verständnis entsteht durch früher erfolgte Begegnungen mit solchen Bedürfnissen und aus dem, was sie über dergleichen Bedürfnisse gelernt hat (auf der Wissensbasis). Die Hebamme wird also das Bedürfnis feststellen oder definieren können und dann eine Vorstellung haben von der Handlung, die dieses Problem lindert oder dem Bedürfnis entgegen kommt. Hebammen werden ferner eine Vorstellung haben von ihrer Fähigkeit oder der Fähigkeit ihrer Kolleginnen, diesem Bedürfnis zu entsprechen.

Ein Beispiel: Wenn bei einer Frau post partum eine Hämorrhagie auftritt, wird sie wegen des plötzlichen Blutverlusts selbstverständlich eine Reihe von körperlichen Bedürfnissen haben. Sie wird ferner psychologische Bedürfnisse haben, die mit der Angst um ihre eigene Sicherheit und der Sorge um das Neugeborene und den Partner zu tun haben. Zur Stillung der Blutung und Wiederherstellung einer ausgeglichenen Flüssigkeitsbilanz muss bekanntlich sofort gehandelt werden. Hebammen wissen, dass sie in einer solchen Notsituation die Hilfe geburtshilflicher KollegInnen brauchen. Zugleich müssen aber die Frau und ihr Partner unterstützt und mit Informationen versorgt werden.

Den situationsbedingten Handlungen, dem Bemühen, die Hämorrhagie zu stillen, gehen Überlegungen voraus, die das Wissen darüber, wie dieser Situation begegnet und wie reagiert werden muss, aktivieren. Fehlt bei den Handlungen ein Element, kann die Betreuung unzureichend ausfallen. Wenn zum Beispiel die Blutung gestillt, dann aber versäumt wird, die Flüssigkeitsbilanz der Frau wieder auszugleichen, kann es zu weiteren Komplikationen kommen. Wenn die Behandlung ohne angemessene Beruhigung der Frau oder ihres Partners vorgenommen wird, kann sie, er oder können beide später Ängste entwickeln und sich bei nachfolgenden Geburten vor der Blutungsgefahr fürchten.

Dieses Nachdenken über Handlungen ist die beste Methode, eine Theorie darüber zu entwickeln, wie einem Bedürfnis entsprochen werden kann (Praxistheorie). Das Nachdenken über das Ergebnis der Handlungen, darüber, wie schnell die Frau sich erholt hat, über die Zusammenarbeit der verschiedenen Mitglieder des Teams oder die Reaktion der Frau auf ihre Betreuung, kann zur Modifikation und Weiterentwicklung der Theorie führen; sie kann dann getestet und anhand anderer praktischer Situationen, in denen eine Blutung auftritt, fortgeschrieben werden. So wird aus einer Praxistheorie eine Theorie der und für die Praxis. Das kritische Nachdenken über einen jüngst eingetretenen Fall, zusammen mit Informationen aus früheren Fällen, hilft einem gewissen Problem ab, das mit diesem Ansatz der Theorieentwicklung verbunden ist: dem Einfluss von jüngst aufgetretenen Vorfällen oder Ereignissen auf die Praxis. Vor kurzer Zeit eingetretene Ereignisse bleiben klarer in Erinnerung, und die daraufhin entwickelte Theorie wird vielleicht auf das aktuell vorliegende Blutungsereignis angewandt. Dennoch kann es sein, dass die aktuelle Hämorrhagie mehr anderen, früher aufgetretenen Hämorrhagien gleicht und die damals entwickelte Theorie dem vorliegenden Fall besser entspricht. Gründliches, kritisches Nachdenken, das die Theorie aus früheren Erfahrungen mit der aus dem aktuellen Ereignis entwickelten Theorie verbindet, wird das Wissen aus diesem Erfahrungsbereich integrieren und die Einflüsse des jüngsten Vorfalls korrigieren.

Bei diesem Beispiel hat die Hebamme bereits vorhandenes Wissen mit früheren Erfahrungen kombiniert, um eine theoretische Grundlage für situationsgerechte Handlungen zu schaffen, die eine sofortige, angemessene Betreuung sicherstellen.

Argyris und Schön (1974) beschreiben diese Art von Theorie als «genutzte Theorie», Benner und Wrubel (1988) beschreiben sie, die Praxistheorie, in ihren Beispielen aus der Pflegepraxis. Luker (1988) bezeichnet diese Modelle als Arbeitsmodelle, die von der einzelnen Pflegekraft oder Hebamme in ihrer eigenen praktischen Tätigkeit angewandt werden. Theorie in diesem Sinne ist also unmittelbar mit der Praxis verbunden; sie geht aus der Beschreibung der praktischen Arbeit einer Hebamme oder Pflegekraft hervor und wird Praxistheorie genannt (Pearson, 1992). Sie beschreibt die praktische Anwendung zweier Arten von Theorie: die Verwendung von Wissen aus anderen Disziplinen und von Wissen, das aus der Praxis entsteht, die Praxistheorie oder angewandte Theorie. Sie schließt den Bezug zu einer anderen Art von Theorie aus, einer Theorie, die von den allgemeinen oder großen Pflegemodellen (grand modells) abgeleitet ist, eine Theorie, die einem möglicherweise in den Sinn kommt, wenn über Theorieentwicklung im Hebammenwesen gesprochen wird.

Chinn und Kramer (1991) bemerken, dass in jüngster Zeit in der Pflegetheorie eine Schwerpunktverlagerung stattgefunden hat, weg von den mehr allgemeinen, «großen» Pflegetheorien (konzeptuellen Modellen), hin zu praxis- und forschungsbezogenen Theorien. Die Unterscheidung dieser beiden Formen der Theorieentwicklung ist für das Verständnis von Theorieentwicklung und der Rolle, die Theorie im Hebammenwesen spielt, sehr wichtig. Chinn und Kramer (1991) legen eine Zusammenfassung der pflegetheoretischen Entwicklung von 1952 bis 1981 vor, mit Beschreibungen der allgemeinen oder großen Pflegetheorien (konzeptuellen Modellen) wie sie von Theoretikerinnen, etwa Roy, Orem, Wiedenbach, Neuman und vielen Anderen, entwickelt wurden.

Oft wird beklagt, dass für das Hebammenwesen keine allgemeine oder «große» Theorie vorliegt. Die Betrachtung der Arbeit einer Reihe von Theoretikerinnen in späteren Kapiteln zeigt zwar, dass ich diese Meinung nicht unbedingt teile, dennoch trifft zu, dass es im Hebammenwesen kaum Hinweise auf die Entwicklung großer Theorien gibt. Hebammen haben sich offensichtlich auf das Verstehen der Praxis konzentriert und nach einer Theorie Ausschau gehalten, die in der Praxis verankert ist (Kirkham 1989, Price und Price, 1993). Einige Hebammen haben offenbar versucht, vorhersagende Theorien mittlerer Reichweite zu entwickeln und zu testen (Lehrmann, 1989).

Es ist interessant, darüber zu mutmaßen, warum Hebammen im Gegensatz zu ihrer Kollegenschaft in der Pflege, diesen Theorieansatz gewählt haben. Price und Price (1993) meinen, dass im Pflegebereich die Entwicklung von Theorien aus einer Reihe von Gründen erfolgte, die mit der Entwicklung des Berufsstands zu tun haben, mit der Wahrung seines Verantwortungsbereichs, der universitären Ausbildung und Verteidigung der Pflegepraxis angesichts des jüngst eingetretenen finanziellen Drucks in Bezug auf die Einstellung erfahrener, hochqualifizierter Pflegekräfte. Man könnte argumentieren, dass der Hebammenstand schon so lange unter Druck ist, dass Hebammen, bis zur jüngsten Renaissance des Hebammenwesens, Theoriearbeit nicht als Mittel der professionellen Weiterentwicklung in Betracht gezogen haben (House of Common Health Committee, 1992). Möglicherweise haben sich Hebammen schon immer mehr mit ihrer praktischen Betreuungsarbeit befasst als mit dem Theoretisieren darüber. Da es den Anschein hat, als fehlte den großen oder allgemeinen Pflegemodellen der unmittelbare Praxisbezug, mag auch dieser Umstand Hebammen davon abgehalten haben, Modelle für ihre Arbeit auf gleiche Art und Weise zu entwickeln. So betrachtet haben Hebammen die Phase der Entwicklung großer Modelle, mit der sich Pflegekräfte während der letzten 30 Jahre beschäftigt haben, übersprungen und sind gleich zur Entwicklung oder, wie Smith (1991) es ausdrückt, zur Entdeckung von Praxistheorie geschritten, auf die sich inzwischen auch die Pflegetheorieentwicklung vermehrt konzentriert (Benner und Wrubel, 1989). Nun sollen einige Begriffe, die beim Prozess des Nachdenkens oder dem Theoretisieren über Praxis Verwendung finden, erläutert werden.

2.3 Philosophie

Philosophie ist eine Disziplin, die die Wirklichkeit untersucht und nach Erklärungen für die Wirklichkeit forscht (Chinn und Kramer, 1991). Es gibt eine große Zahl von philosophischen Ansätzen – wie religiöse Traditionen, Marxismus, Existentialismus und Phänomenologie (Pearson und Vaughan, 1986; Rhodes, 1988) – für dieses Nachdenken über Wirklichkeit. Das Nachdenken über praktische Hebammenarbeit zwingt jedoch jede Hebamme dazu, sich ihrer eigenen Lebens- und Arbeitsphilosophie oder der eigenen philosophischen Grundlagen klar zu werden. Diese Philosophien gründen selbstverständlich auf allgemeineren Philosophien oder Wirklichkeitsbeschreibung, die in der Gesellschaft generell verankert sind, weil die Hebamme neben ihrer beruflichen, eben auch eine persönliche Identität besitzt. Die Grund- und Werthaltungen von Hebammen sind nicht nur Ergebnisse ihrer Sozialisation in der Welt des Hebammenwesens, vielmehr auch Ergebnis ihrer Zugehörigkeit zu einer bestimmten Gruppe oder Gesellschaftsschicht. Pearson und Vaughan (1986) bezeichnen eine Philosophie zum einen als Suche nach Wissen, zum anderen als auch als Beschreibung persönlicher Überzeugungen:

> Philosophie kann also als Suche nach Weisheit oder Wissen über die Dinge, die uns umgeben und deren Ursachen, bezeichnet werden. Eine Philosophie ist eine genaue Aussage über die eigene Überzeugung und die eigenen Werte. Diese Werte und Überzeugungen wiederum beeinflussen das eigene Verhalten. (Pearson und Vaugham, 1986, S. 8)

In den letzten Jahren widmeten Hebammen und Hebammenteams der Entwicklung von «Stations- oder Teamphilosophien» viel Zeit und Energie. Einige davon werden im Kapitel 5 erläutert. Downe (1991) hat dies kommentiert, mit dem Prozess der Standardisierung verglichen und Hebammen aufgefordert, die vereinfachende Sicht über das Ausdenken einer «Philosophie für Hebammen» zu meiden, einer Philosophie, die sogleich in Vergessenheit gerät, wenn sie einmal im Stationshandbuch archiviert ist. Sie empfiehlt Hebammen, ehrlich über ihre Überzeugungen und Wertvorstellungen, ihre Philosophie und deren Auswirkungen auf die Betreuung nachzudenken:

> Sie [die Hebammenphilosophie] muss unsere ehrlichen Gedanken darüber ausdrücken, was Hebammenarbeit für uns bedeutet. Wenn wir beispielsweise ein medizinisches Modell anwenden, welches sind die Folgen für die Frau, der wir dienen? Hätte ein Hebammenmodell andere Folgen? (Downe, 1991, S. 8).

Downe (1991) betont die Notwendigkeit, Auffassungen über Hebammenarbeit offen zu legen. Eine Möglichkeit dazu besteht in der Betrachtung der Arten von Wissen, aus denen sich die Arbeitsphilosophie einer Hebamme zusammensetzt. Carper (1992) nennt in einem erstmals 1978 veröffentlichten Artikel als Basis der Pflegepraxis vier Arten des Wissens: empirisches Wissen, d. h. Pflegewissenschaft, ästhetisches Wissen, d. h. die Kunst der Pflege, persönliches Wissen und ethisches Wissen, d. h. die moralische Komponente.

Pflegewissenschaft wird als das Wissen und das theoretische Denken der Pflege beschrieben, das pflegerische Versorgung und Betreuung erklärt und leitet. Dieses Wissen befindet sich noch im Entwicklungsstadium, so dass nicht gesagt werden kann, Pflegekräfte teilten eine gemeinsame Weltsicht oder ein Paradigma zur Erklärung der Pflegepraxis. Carper (1992) verwendet die veränderte Definition von Gesundheit, hin zu einer Definition, für die Gesundheit mehr ist als die Abwesenheit von Krankheit, als Beispiel einer radikalen Wende im Nachdenken über Gesundheit. Sie wird inzwischen nicht mehr als statischer Zustand gesehen, vielmehr als ein Prozess oder Kontinuum. Diese Denkweise eröffnet neue Möglichkeiten der Intervention durch Pflegekräfte (oder Hebammen), die Menschen dabei unterstützen, auf diesem Kontinuum fortzuschreiten.

Die ästhetische Komponente von Pflege ist schwieriger zu beschreiben. Ihr wurde weniger Aufmerksamkeit gewidmet, weil, wie Carper vermutet, diese Art des Wissens mit dem (inzwischen gering geschätzten) Ausbildungssystem verbunden wird. In diesem System erwarben die angehenden Pflegekräfte (im besten Falle) durch die Beobachtung von und Zusammenarbeit mit erfahrenen PraktikerInnen Wissen über die weniger greifbaren Aspekte von Pflege. Wie bereits im ersten Kapitel erwähnt, findet dieses Wissen, die Hebammenkunst, in den intuitiven Handlungen der Hebamme ihren Ausdruck und kann wohl nur schwer verbal vermittelt werden. Es zeigt sich durch Empathie oder Parteinahme für PatientInnen oder die betreute Frau, was eine Komponente des Riehl'schen Interaktionsmodells der Pflege (siehe Kapitel 7) darstellt (Aggleton und Chalmers, 1987).

Rhodes (1988) macht sich (aus amerikanischer Perspektive schreibend) sehr für die Anerkennung der ästhetischen Komponente der Hebammenarbeit und das Studium der Philosophie ästhetischer Phänomene stark. Sie äußert sich so:

> Ästhetik führt zum Verständnis der verschiedenen Bedeutungen von «Kunst» und zum Versuch, diese Konzepte in der wissenschaftlichen und klinischen Arbeit anzuwenden. Die Hebammenkunst unterscheidet uns von anderen geburtshilflichen oder gynäkologischen Berufen und macht aus unseren Forschungsarbeiten Hebammenforschung. Wir müssen anfangen, in unseren wissenschaftlichen Arbeiten den Wert ästhetischer Komponenten zu erklären, sowie deren Beziehung zu unserem Fachbereich und zur praktischen Tätigkeit von Hebammen deutlich zu machen.» (Rhodes, 1988, S. 284)

Während Rhodes (1988) bemerkt, der Begriff Ästhetik sei wohl etwas abwegig, werden viele praktisch arbeitende Hebammen und viele der von ihnen betreuten Frauen durchaus schildern können, welcher Kunst sie bei der Betreuung durch Hebammen oder andere Fachleute begegnet sind.

Die dritte Art des von Carper (1992) genannten Wissens ist das persönliche Wissen. Dieses Wissen gilt als am schwierigsten zu beschreiben, hat aber mit dem Wissen der einzelnen Pflegekraft oder Hebamme über sich selbst, also mit Selbsterkenntnis zu tun:

> «Persönliches Wissen hat mit dem Wissen, dem Auffinden und Beleben des konkreten, individuellen Ich zu tun. Man kennt das Ich nicht, man strebt nur danach, es zu kennen.» (Carper, 1992, S. 220).

Carper (1992) meint, dass persönliches Wissen für Pflegekräfte unabdingbar ist, um sich in die therapeutische Beziehung einbringen zu können und zu vermeiden, dass PatientInnen zu Objekten gemacht werden. Hebammen, die glauben, dass sie offen sein und sich den Frauen, die sie betreuen, mitteilen sollen, werden mit Sicherheit eine andere Betreuung leisten als Hebammen, die der Ansicht sind, eine distanziertere Haltung sei angemessen (siehe Kapitel 5).

Taylor (1992) vertritt die Meinung, dass diese Art des Wissens – um das Wesen der Pflegekraft als Individuum und Mensch – bei der Entwicklung von Pflegemodellen und -theorien weitgehend vernachlässigt wurde. Sie behauptet, die meiste Literatur über Krankenpflege schriebe PatientInnen und Pflegenden unterschiedliche Charaktermerkmale zu und würde übersehen, dass beide die gleichen menschlichen Eigenschaften besitzen. Pflegekräfte werden als Personen gesehen, die ihr spezielles Wissen und ihre speziellen Fertigkeiten für Kranke einsetzen, während ihre gemeinsamen, allgemein menschlichen Erfahrungen ausgeblendet werden. Sie schreibt: «Sprechen Pflegende und Kranke nur über Bedürfnisse und

Ziele? Sind sie darüber hinaus nicht noch mehr?» (Taylor, 1992, S. 1046) und meint: «Pflegekräfte können durchaus gescheit und geschickt sein, darüber hinaus aber auch noch therapeutischer wirken, wenn sie bei ihrer alltäglichen Berufsausübung mit ihrem eigenen Normalsein in Verbindung sind und es auch ausleben.» (Taylor, 1992, S. 1046)

Diese Entpersönlichung der Pflegekraft steht im Gegensatz zur Situation der Hebamme, vielleicht wegen der tiefen Gefühle, die mit dem Geburtsprozess verbunden sind, und weil hier die Gefahr, dass die Persönlichkeit der Hebamme ignoriert wird, weniger gegeben ist. Dieses, das persönliche Wissen, mag in der Philosophie der Hebamme eine Schlüsselrolle spielen. Fehlende Beachtung dieser Art des Wissens in konzeptuellen Pflegemodellen ist vielleicht einer der Gründe, warum Hebammen zu der Einschätzung kamen, solche Modelle hätten für ihr Leben, ihre Arbeit und die betreute Frau keine Bedeutung. Und doch ist persönliches Wissen ein Konzept, das bei einem Hebammenmodell eine wichtige Rolle spielt.

Ein Widerspruch im Hebammenwesen ist jedoch ganz offensichtlich. Er wurde im ersten Kapitel angesprochen und betrifft die enge Verbindung, die zwischen der Hebamme und der Frau entstehen soll und der realen Betreuung, die viele Frauen erfahren und den realen praktischen Bedingungen, unter denen viele Hebammen arbeiten, denen es nicht gelingt, «der Frau nahe zu kommen», wegen organisatorischer Hindernisse oder innerer Einstellungen, die sie während ihrer Berufsausbildung erworben haben. Krankenpflege und Hebammentätigkeit sind mit Angst verbundene Tätigkeiten (was in letzterem Falle durch das medizinische Modell von Schwangerschaft noch verstärkt wird). Menzies (1970) hat sich mit den Mitteln und Wegen befasst, die Pflegekräften in Krankenhäusern zur Verfügung stehen, um diese Angst unter Kontrolle zu halten. Sie bedienen sich unter anderem folgender Methoden: Aufspaltung der Tätigkeiten und Übertragung von Teilbereichen auf mehrere Abteilungen, Entpersonalisierung von Pflegekraft und PatientIn, z. B. durch die Bezeichnung von Kranken mit ihrer Diagnose, Abspaltung und Verleugnung von Gefühlen, rituelle Aufgabenerfüllung, die Verweisung von Verantwortung an höhere Instanzen. Diese Elemente sind auch in der Arbeitsplatzorganisation von Hebammen vorhanden. Was die Pflege angeht, so wurde den traditionellen Abwehrmechanismen durch wachsendes Interesse für die therapeutischen Aspekte der Pflegekraft-Patienten-Beziehung und eine Neuorganisation der Arbeit, beispielsweise der Einführung der Bezugspflege, begegnet. Die emotionale Belastung, die mit der Betreuung von Kranken und der Zusammenarbeit mit den KollegInnen des Gesundheitsteams in verschiedenen Settings verbunden ist, wurde ebenfalls thematisiert (Smith, 1992). Aber auch in der Hebammenarbeit zeigte sich die Notwendigkeit, die traditionellen Abwehrmechanismen kritisch zu betrachten, was in der Entwicklung von Hebammenteams, der Betonung von Kontinuität bei der Betreuung der Frauen und der Suche nach Faktoren, die eine engere Beziehung zur Frau ermöglichen, deutlich wird. Erfahrungsaustausch der Hebammen untereinander und andere Methoden wurden erprobt, die dem Nachdenken über die Praxis förderlich sind (Morton-Cooper und Palmer, 1993).

Schließlich beschreibt Carper (1992) noch eine letzte Art des Wissens, das ethische Wissen. Dieses Wissen betrifft den moralischen Codex und liefert die Basis für ethische Entscheidungen in der praktischen Arbeit. Die Bündelung dieser vier Arten des Wissens (Hebammenwissenschaft, Hebammenkunst, persönliches Wissen der Hebamme und die ethisch-moralische Komponente) beschreibt und demonstriert die Werthaltungen, Überzeugungen und Philosophie der individuellen Hebamme.

Eine Klärung dieser vier Wissensmuster ermöglicht es Hebammen, die Philosophien ihrer Betreuungsarbeit und ihre Lebensphilosophie zu formulieren. Dies ist ein wesentlicher erster Schritt zur Entwicklung von Hebammenmodellen und zur Beschreibung von Praxistheorien, die ja von persönlichen Philosophien erheblich geprägt sind, indem die Hebamme zwischen bereits vorhandenen konzeptuellen Modellen eines wählt, das ihrer eigenen Philosophie am nächsten kommt.

2.4 Konzeptuelle Modelle

Konzeptuelle Modelle liefern abstrakte Bilder von geistigen Vorstellungen, aus denen sich das Fundament einer bestimmten Fachrichtung zusammensetzt. Konzeptionelle Modelle sind unterschiedlich aufgebaut, bringen jedoch meist Informationen und Einblicke aus einer Reihe von Disziplinen, aus persönlichen und allgemeinen Philosophien, aus Praxisbeobachtungen und aus der Forschung zusammen, um gemeinsam einen Bezugsrahmen zu bilden, mit dessen Hilfe Praxis, Ausbildung und Forschung innerhalb einer Fachrichtung besser verstanden und innerhalb dessen diese drei Aktivitäten organisiert werden können.

Fawcett (1992) schreibt in einem erstmals 1980 veröffentlichten Artikel, der «eine klare Definition von konzeptuellen Modellen» liefern sollte (S. 424), Folgendes: «Das Wort konzeptuelles Modell und Synonyme wie konzeptioneller Bezugsrahmen, System oder Schema, beschreiben umfassende geistige Vorstellungen über Personen, Gruppen, Situationen und wissenschaftsrelevante Ereignisse» (Fawcett, 1992, S. 425). Sie fährt fort: «Konzeptuelle Modelle entstehen meist durch intuitive Erkenntnisse wissenschaftlich arbeitender Personen, oft auch durch Ableitungen aus einem verwandten Fachgebiet» (Fawcett, 1992, S. 426).

Der Prozess der Modellentwicklung wird in den Beschreibungen der Entwicklung von Pflegemodellen durch Theoretikerinnen wie Virginia Henderson, Callista Roy und Dorothea Orem sehr klar dargestellt, ist aber auch in den Schriften von Florence Nightingale, die als erste Versuche der Modellbildung in der Pflege gelten (Fitzpatrick und Whall, 1989; Marriner-Tomey, 1989), zu erkennen.

Modelle liefern einen Bezugsrahmen zum Verständnis und zur Entwicklung von Praxis, zur Handlungsleitung, zur Organisation der Ausbildung und Identifikation relevanter Fragen an die Forschung. Konzeptuelle Modelle können sich auf unterschiedliche Weise manifestieren: als geistige, physikalische oder symbolische Modelle (Lancaster und Lancaster, 1992). Ein geistiges Modell wird in einer Sprache ausgedrückt, die die Beziehungen zwischen Konzepten benennt. Ein physikalisches Modell kann eine reale Manifestation sein, zum Beispiel das Architektenmodell eines Kreißsaals, das ganz konkret zeigt, wie hier Selbstbestimmung gesichert (alternative Angebote), Privatheit und Kontinuität gewahrt und andere wichtige Konzepte verwirklicht werden können. Ein symbolisches Modell kann die Form eines Diagramms, einer mathematischen Formel oder einer anderen Darstellung haben. Diagramme, die Einsetzen und Verlauf von Uteruskontraktionen zeigen und sich dabei der Konzepte von Nervenfunktionen, Muskulatur und Hormoneinflüssen bedienen, sind Beispiele für so ein konzeptuelles Modell.

Robinson (1992) wehrt sich gegen den Vergleich mit Pflegemodellen und anderen Modellen, wie etwa im vorangehenden Beispiel und meint, dass Pflegekräfte und Hebammen solche Modelle, einschließlich Diagrammen zur Darstellung des Wehenbeginns, in ihrer Arbeit durchaus anwenden können, konzeptuelle Modelle aber nicht auf diese konkrete Art ausgedrückt werden können. Pearson und Vaughan (1986) vertreten die Meinung, dass konzeptuelle Modelle im Grunde den oben geschilderten physikalischen Modellen gleichen, jedoch als Praxis beschreibende Bilder bezeichnet werden können: «Bilder aus geistigen Vorstellungen und Werten, die in klarer Form niedergeschrieben sind» (Pearson und Vaughan, 1986, S. 2).

Vier Vorstellungen oder Konzepte spielen bei allen Pflegemodellen eine wichtige Rolle:

- Person
- Gesundheit
- Umwelt
- Pflege

Alle Pflegemodelle können im Hinblick auf ihren jeweiligen Schwerpunkt analysiert werden (siehe zum Beispiel Fawcett, 1984; Kershaw und Salvage, 1986; Fitzpatrick und Whall, 1989; Marriner-Tomey, 1989 und Moody, 1990). Jedes Modell gewichtet die verschiedenen Bestandteile unterschiedlich. So betonen beispielsweise die Modelle von Nightingale und Neumann die Einflüsse der Umwelt oder Gesellschaft auf die Gesundheit, wohingegen Rogers und Parse die Person oder das Individuum ins Zentrum ihres Modells stellen. Die Ansichten jeder einzelnen

Pflegetheoretikerin, aber auch die unterschiedliche Betonung der diversen Elemente, spiegeln die gesellschaftlichen und pflegepraktischen Veränderungen.

Jedes dieser Modelle bezieht sich also auf die Person, das Individuum, fragt nach deren charakteristischen Merkmalen und danach, wie diese Person mit der Welt in Beziehung steht. King zum Beispiel beschreibt die Person folgendermaßen: «Menschen sind offene Systeme, die mit der Umwelt in Beziehung treten und durchlässige Grenzen haben, die den Austausch von Materie, Energie und Information erlauben» (Gonot, 1989, S. 273). Johnston hingegen beschreibt Orems Sicht der Person so: «Wenn sie über die Natur des Menschen spricht, bezeichnet sie ihn als selbstbewusst und verantwortlich für die Selbstpflege und das Wohlbefinden abhängiger Personen. Selbstpflege ist die Aufgabe eines jeden Menschen. Sie ist die Fähigkeit, über das persönliche Erleben, die Umwelt und den Gebrauch von Symbolen (geistige Bilder und Worte) nachzudenken; dies unterscheidet den Menschen von anderen Spezies» (Johnston, 1989, S. 170).

In gleicher Weise definiert und erarbeitet jedes Modell eine bestimmte Sichtweise der Konzepte von Umwelt (Gesellschaft), Gesundheit und Pflegepraxis. Die individuelle philosophische Orientierung der Theoretikerin, ob Pflegekraft oder Hebamme, bestimmt, wie sie die Begriffe Person, Gesundheit, Umwelt und Pflegepraxis definiert. Pearson und Vaughan (1986) wie auch Carveth (1987) fassen die wichtigsten Modelltraditionen zusammen, was auch eine Möglichkeit der Klassifizierung von Modellen darstellt. Systemmodelle basieren auf Systemtheorien in denen geschlossene und offene Systeme beschrieben werden. Diese Modelle beschreiben den Prozess, durch welchen das Individuum versucht, sich den Veränderungen seiner externen oder internen Welt anzupassen oder sie zu bewältigen. Die von Roy und Neumann entwickelten Modelle sind Beispiele für Systemmodelle (siehe Kapitel 7).

Eine andere Gruppe von Modellen baut auf der Entwicklungstheorie auf. Solche Modelle stellen Wachstum und Veränderung und die Funktion der Pflegekraft oder Hebamme bei der Förderung dieser Prozesse in den Mittelpunkt. Der Einschluss des Konzepts der Lebenszeit in die Aktivitäten des von Roper u. a. (1985) entwickelten Lebensmodells ist ein Beispiel für die Aufnahme von Entwicklungstheorie in ein Pflegemodell (siehe Kapitel 7). Mehrere Modelle, die zur Betreuung schwangerer oder gebärender Frauen und Wöchnerinnen entwickelt wurden und im sechsten Kapitel erläutert werden, befassen sich ebenfalls mit dem Entwicklungsprozess des Mutterwerdens und können deshalb als entwicklungsorientierte Modelle klassifiziert werden (Rubin, 1984, Mercer, 1986).

Die von Rubin (1984) und Mercer (1986) vorgestellten Modelle basieren auch auf der symbolischen Interaktionstheorie, einer Theorie, die von der dritten Gruppe von Pflegemodellen vertreten wird. Die symbolische Interaktionstheorie befasst sich mit der Interaktion zwischen Individuum und Umwelt und der individuellen Interpretation derselben. Sie betrifft die Art, wie Individuen ihre eigenen Rollen (ihre Verhaltensweisen) durch den Prozess der Interaktion mit der Umwelt konstruieren, die aus anderen Menschen, deren Erwartungen und den Erwartungen an ihre jeweilige Rolle besteht.

> Die symbolischen Interaktionisten gehen von drei Grundannahmen aus: dass der Mensch ein Ich hat, dass menschliches Handeln von diesem Ich geleitet wird und menschliches Handeln innerhalb eines sozialen Gefüges stattfindet. (Field, 1983, S. 4)

Diese Modelle betonen das Verstehen und den Versuch, sich in die Weltsicht des Individuums einzufühlen. Riehls Modell ist ein Beispiel dafür (siehe Kapitel 7). Wird Schwangerschaft als Prozess gesehen, bei dem die Frau ein neues Selbstverständnis zeigt und entwickelt (z. B. als Tochter, Freundin oder junge Mutter), dann wird klar, warum die symbolische Interaktion die Basis für Modelle bildet, die sich mit der Aneignung der Mutterrolle beschäftigen (Rubin, 1984; Mercer, 1986).

2.5 Paradigmen

In der Literatur, die sich mit Modellen und Theoriebildung beschäftigt, werden die vier oben genannten Konzepte (Person, Gesundheit, Umwelt und Pflege) oft als Metaparadigmen bezeichnet (Fawcett, 1984; Carveth, 1987; Moody, 1990). Ein Paradigma beschreibt das Weltbild einer Disziplin: «Verschiedene Disziplinen verwenden je nach eigenem Weltbild, also dem eigenen *Paradigma*, oft verschiedene Forschungsansätze» (Vaughan, 1992, S. 10). Robinson befasst sich mit der Verwendung des Begriffs Paradigma durch den Physiker Kuhn (1962), der ihn benutzt, um das Weltbild einer Disziplin zu beschreiben. So hatte beispielsweise die Physik das Bild einer flachen Welt. Veränderungen des Paradigmas von der flachen Welt haben im Bereich der Physik zu einer gewaltigen Paradigmenverlagerung geführt.

Vaughan (1992) beschreibt drei Weltbilder, nämlich das naturwissenschaftliche, das naturalistische und das der kritischen Gesellschaftstheorie. Das erste Paradigma findet man in den Naturwissenschaften, wo Wissen durch Positivismus und Experimente entwickelt wird. Das naturalistische Paradigma entwickelt Wissen durch die Beobachtung der Natur und versucht, die Welt durch die Erfahrungen derer, die in der Welt sind, zu erklären. Das dritte Paradigma, das der kritischen Gesellschaftstheorie, stellt das Individuum ins Zentrum der Theorieentwicklung. Theorie entsteht ihr zufolge durch die Reflexion des Individuums über die eigene Welt und das eigene Tun. Vaughan (1992) stellt fest, dass dieses Paradigma und sein theoriebildender Ansatz in der Pflege bislang noch wenig erforscht wurde.

Der Begriff Paradigma wird auch von einigen anderen AutorInnen zur Beschreibung konzeptueller Modelle verwendet (z. B. von Moody, 1990). Robinson (1992) wiederum behauptet, dass die bislang in der Pflege entwickelten Modelle keine Paradigmen, keine allgemein geteilten Weltbilder der Pflegenden darstellen, und die von Vaughan (1992) gelieferte Beschreibung von Paradigmen würde diese Analyse bestätigen. Philosophien und konzeptuelle Modelle können als von Paradigmen abgeleitet gelten, so dass eine Reihe von konzeptuellen Modellen von einem Paradigma ausgehen können (siehe **Tab. 2-1**). So könnten beispielsweise die Entstehung entwicklungsorientierter Modelle und von Systemmodellen der naturwissenschaftlichen Weltsicht oder dem naturwissenschaftlichen Paradigma zugeschrieben werden, die Modelle der symbolischen Interaktionisten hingegen auf die naturalistische Weltsicht oder das naturalistische Paradigma zurückgeführt werden. Diese konzeptuellen Modelle gründen auf einer Reihe von Theorien über die Praxis und lösen verschiedene Theorien aus. Theorien setzen sich aus einer Anzahl von Konzepten zusammen, die, wenn sie in messbaren Begriffen beschrieben werden, in der Praxis untersucht werden können. Diese Untersuchungen wiederum bestärken die Theorie, das Modell, die Philosophie und das Paradigma oder ziehen sie in Zweifel.

Tabelle 2-1: Die Beziehung zwischen Paradigmen, Philosophien, Modellen, Theorien und Konzepten

Naturwissenschaftliches Paradigma	
Philosophien	
Konzeptuelle Modelle	
Entwicklungsbezogene Modelle z. B.	Systemmodelle z. B.
Orem, Roper, Logan und Tierney	Roy, Neuman
Verschiedene, aus dem jeweiligen Modell abgeleitete Theorien	Verschiedene, aus dem jeweiligen Modell abgeleitete Theorien
Verschiedene Konzepte, die zu Theorien zusammengefasst sind	Verschiedene Konzepte, die zu Theorien zusammengefasst sind
Indikatoren für das Vorkommen dieser Konzepte in der Praxis	Indikatoren für das Vorkommen dieser Konzepte in der Praxis

Die vier Konzepte Person, Gesundheit, Umwelt und Pflege sind Metaparadigmen, weil sie anscheinend von allen Pflegekräften als zentrale, praxisleitende Konzepte betrachtet werden. (Man könnte einwenden, dass die anscheinend allgemeine Akzeptanz dieser Metaparadigmen die Vorstellungen und das Nachdenken über andere, in der Pflege wichtigen Konzepte blockiert.) Jedes Paradigma der Pflege sollte deshalb auf dem Verständnis dieser Konzepte beruhen. Im Weiteren werden diese Metaparadigmen als Konzepte bezeichnet, da sie im Kontext konzeptueller Modelle und Theorien erläutert werden, nicht im Kontext von Paradigmen.

2.6 Konzepte

Aus der Beschreibung konzeptueller Modelle wurde bereits klar, dass Konzepte die grundlegenden Bestandteile der jeweiligen Modelle sind. Doch was ist ein Konzept? Eine Hebammen geläufige Definition des Begriffs «Konzeption» ist die Verwendung des Worts im Sinne von «Empfängnis» oder «Befruchtung der Eizelle» (Simpson und Wiener, 1989, S. 653). Diese Bedeutung hat der Terminus «Konzept», wenn er im Kontext von Theoriebildung verwendet wird, nicht. Alle in einem Modell zusammengefassten Phänomene, nennt man Konzepte:

> Diese Phänomene werden in Konzepte unterteilt, und das sind Worte, die geistige Bilder über die Eigenschaften von Dingen auslösen. Konzepte können abstrakte Vorstellungen sein, wie Adaptation und Gleichgewicht, oder konkrete, wie Stuhl und Tisch. (Fawcett, 1992, S. 425)

Der Terminus Konzept ist die Bezeichnung für bestimmte Ideen und Dinge in der Welt, und ein Teil des Lernprozesses besteht im Begreifen von Konzepten:

«Unsere Welt ist voll von Objekten, Ereignissen und Ideen, denen manche Eigenschaften gemeinsam sind, deren Merkmale sich aber auch unterscheiden. Ein Organismus, der lernt, auf die bekannte Eigenschaft einer bestimmten Gegebenheit zu reagieren, hat ein Konzept gelernt.»(Sills, 1972, S. 206)

Diese Beschreibung weist darauf hin, dass ein Konzept sowohl eine Vorstellung, ein Ereignis oder eine Gruppe von Objekten meinen kann. Während die Vorstellung (das Konzept), dass andere «Organismen» Konzepte als solche erkennen, bezweifelt werden kann, zeigt diese Beschreibung, dass das Verständnis, das jemand von einem Konzept hat, durch Lernen und Beobachten erworben wird. So lernt etwa ein Kind durch Beobachtung, die Farbe Blau von anderen Eigenschaften eines Gegenstands, wie dessen Gewicht oder Größe, zu unterscheiden (Sills, 1972; Chapman, 1985). Durch Beobachtung und Erfahrung entwickelt das Individuum ein Konzept oder eine Vorstellung von Körpergewicht und der normalen Bandbreite von Körpergewicht. Dieses geistige Bild, diese Vorstellung oder dieses

Konzept wird von der Gesellschaft, in der dieser Mensch lebt, beeinflusst sein, vom sozialen Prestige, das sie sehr dicken oder sehr schlanken Leuten verleiht, von der allgemeinen Ernährunglage und dem gesundheitlichen Stellenwert, den Fragen des Gewichts haben. Gewicht ist ein konkretes Konzept. Andere Konzepte, Angst beispielsweise, sind abstrakter. Durch Erfahrung und Beobachtung, der Vorstellung von den körperlichen und psychologischen Faktoren, die zusammenwirken, wird ein Konzept von Angst entwickelt. Konzepte erklären uns die Welt:

> Konzepte sind linguistische Termini, die bestimmte Bestandteile der Wirklichkeit in Kategorien einteilen. Konzepte sind *mentale Bilder*, mit deren Hilfe wir unsere Welt organisieren, und die es uns ermöglichen, unseren täglichen Aktivitäten in einer geordneteren Weise nachzugehen. Konzepte sind nicht real, sondern erfunden, um die Realität darzustellen. (Moody, 1990, S. 148)

Konzepte sind also, wenn wir dieser Darstellung folgen, Bezeichnungen, nicht die Dinge selbst. Um bestimmte Aspekte eines Konzepts zu beobachten oder zu entwickeln, muss es genauer beschrieben oder definiert werden und zwar in beobachtbaren oder messbaren Termini. Thompson et al. (1989) bringen in einer Diskussion des Theoriebildungsprozesses folgendes Beispiel, indem sie sechs Konzepte nennen, die «der optimalen Gesundheit von Frauen dienen und ihr Wohlbefinden fördern sollen» (Thompson et al., 1989, S. 124). Diese Konzepte sind: Sicherheit, Angemessenheit, Achtung der menschlichen Würde und Selbstbestimmung, Achtung der kulturellen und ethnischen Vielfalt, Familienorientierung und Gesundheitsförderung. Jedes dieser Konzepte wird definiert und seine Bestandteile spezifiziert. Ich möchte am Beispiel des Konzepts «Angemessenheit» zeigen, wie es definiert wurde und aus welchen Komponenten die Definition zusammengesetzt ist:

> Definition: Handlungen, die eine größtmögliche Kongruenz zwischen den Betreuungspräferenzen und Ergebniserwartungen der Frau/Familie einerseits und den realen Gegebenheiten und tatsächlichen Ergebnissen andererseits herstellen.
>
> Komponenten:
> 1. Identifikation der Wünsche der Klientin in Bezug auf ihre Betreuung.
> 2. Hilfe bei der Mobilisierung von Ressourcen während der gesamten Dauer der Schwangerschaft, um diese Wünsche zu erfüllen.
> 3. Erfüllung der Erwartungen der Klientin und ihrer Familie an die Geburt, wenn möglich.
> 4. Abmilderung der negativen Aspekte des Gesundheitssystems, sofern sie die Klientin betreffen.
> 5. Anwendung der neuesten Theorie und der neuesten wissenschaftlichen Erkenntnisse, um die bestmögliche Betreuung zu gewährleisten.
> (Thompson et al., 1989, S. 125)

Um festzustellen, welche Komponenten in der Praxis vorkommen, wird für jede Komponente ein Indikator beschrieben. Zum Beispiel:

> Komponenten und Indikatoren
> 1. Identifikation der Wünsche der schwangeren Frau in Bezug auf ihre Betreuung oder den Umgang mit ihrem gynäkologischen Problem.
> Die Hebamme ermittelt die Wünsche der Klientin und hört auf ihre Äußerungen.
> Sie entwirft einen Plan für Hebammen- und Arztbesuche, der sich an den Bedürfnissen und Wünschen dieser Frau orientiert.
> Sie fängt an, sich über ergänzende Betreuungsmöglichkeiten, die den Wünschen der Klientin entgegen kommen, zu informieren.
> Sie erkennt verschiedene Betreuungsmöglichkeiten und zieht je nach Bedarf den ärztlichen oder krankengymnastischen Dienst hinzu.
> Sie stellt die Pflegekontinuität und die Erreichbarkeit Tag und Nacht sicher.
> (Thompson et al., 1989, S. 127)

Der Prozess der Identifikation von Konzepten und der Definition und Entwicklung von Indikatoren besteht aus der Benennung der Basis-Philosophie der Hebamme, dem Benennen der Konzepte, der Beschreibung der Beziehungen zwischen den Konzepten, dem Vorschlag einer Theorie und der Messung der Konzepte in der Praxis. Diese Faktoren verbinden die Modellbildung mit der tatsächlich praktizierten Betreuung. Demnach wird ein Modell, das das Konzept der «Angemessenheit» umfasst, eine andere Betreuungserfahrung auslösen (angenommen, das Modell wird in die Praxis umgesetzt) als ein Modell ohne dieses Konzept.

2.7 Theorie

Konzeptuelle Modelle stellen den weit gefassten Bezugsrahmen für Vorstellungen, z. B. für Vorstellungen über Hebammenarbeit, dar. Diese Modelle bestehen aus Konzepten. Theorien können aus konzeptuellen Modellen abgeleitet (durch einen Prozess des deduktiven Denkens) oder aus Beobachtung gewonnen werden (durch einen Prozess des induktiven Denkens). Theorien tragen zur Konstruktion und Erprobung von konzeptuellen Modellen bei und sind von geringerer Reichweite als Modelle. Theorien können (wenn es sich um vorhersagende Theorien handelt) Beziehungen zwischen Konzepten herstellen, indem sie «wenn ... dann» sagen (Argyris und Schön, 1974, S. 5). Am oben angeführten Beispiel verdeutlicht, könnte also von einer Theorie gesprochen werden, denn *wenn* die Hebamme zuhört und die Wünsche der Frau erkennt, *dann* wird die Frau mit der Betreuung, die sie erfährt, zufriedener sein.

Theorien dienen hauptsächlich der Erklärung von Ereignissen, Handlungen und Phänomenen. Diese Erklärungen können durch einen Prozess des Nachdenkens zustande kommen, durch einen Prozess der Beobachtung oder durch eine Kombination von Denken (unter Berücksichtigung bereits vorhandenen Wissens) und Beobachtung. Ist eine Theorie einmal formuliert, kann sie in der Praxis und durch Forschung erprobt werden. Eine vorhersagende Theorie wird durch einen in Phasen verlaufenden Prozess entwickelt, der von einer beschreibenden oder faktor-isolierenden Theorie, über erklärende Theorie und vorhersagende Theorie schließlich zu einer vorschreibenden Theorie führt (Dickoff und James, 1992) (siehe unten).

Das Lexikon bietet zwei Definitionen des Worts «Theorie» an:

> Eine Konzeption oder ein geistiges Schema von einer Sache, die getan werden muss oder die Methode dieses Tuns; eine systematische Aussage über die dabei zu befolgenden Regeln oder Prinzipien.
> Ein Schema oder System von Vorstellungen oder Aussagen zur Erklärung oder zum Beweis einer Gruppe von Faktoren oder Phänomenen; eine Hypothese, die erwiesen oder durch Beobachtung oder Experiment entstanden ist und anerkanntermaßen oder generell als für die bekannten Tatsachen verantwortlich gehalten wird; eine Aussage über das, was allgemein als Gesetze, Prinzipien oder Ursachen von etwas Bekanntem oder Beobachtetem gelten. (Simpson und Weiner, 1989, S. 902)

Demnach ist Theorie ein geistiges Konstrukt zur Klärung der Beziehung zwischen Tatsachen und Phänomenen (zwischen Konzepten). Moody (1990) zitiert Silvas (1981) Definition des Begriffs «Theorie», die die Beziehung zwischen Philosophie und Theorie erhellt:

> Der Begriff *Theorie* bezeichnet ein Set bedeutsamer, logisch untereinander verbundener Aussagen (Konzepte, Annahmen, Definitionen), die aus philosophischen Überzeugungen oder wissenschaftlichen Daten abgeleitet wurden und aus dem Fragen oder Hypothesen abgeleitet, erprobt und verifiziert werden können. (Silva, 1981, zitiert von Moody, 1990, S. 23)

Moody (1990) erläutert ferner den Wert und die Nützlichkeit von Theorien in Praxis und Forschung:

> Theorien sind dazu da, uns bei der Beschreibung, Erklärung, Vorhersage und dem Verstehen des jeweiligen Phänomens zu helfen. Was Forschung betrifft, so hilft uns Theorie dabei, wissenschaftliche Befunde auf sinnvolle und generalisierbare Weise zu interpretieren. (Moody, 1990, S. 23)

Moody (1990) fasst schließlich den Terminus prägnant so zusammen:

> Eine *Theorie* ist ein Set von Konzepten oder miteinander verbundener Aussagen, die empirisch getestet werden können, um Phänomene, die für eine Disziplin wichtig sind, zu erklären, zu beschreiben oder vorherzusagen. (Moody, 1990, S. 57)

Konzepte werden als Bausteine von Theorien bezeichnet (Chapman, 1985). In einer Theorie gebündelte Konzepte liefern eine Erklärung der Realität, die dann durch Beobachtung der Praxis oder durch Forschung getestet werden kann. So führte beispielsweise der Geburtshelfer Grantley Dick-Read in den zwanziger Jahren die Konzepte Angst und Verspannung zu einem Modell zusammen, um den Schmerz zu erklären, den er bei Frauen, die er während der Geburtswehen betreute, beobachtet hatte. Dick-Read (1987) beschreibt die Konzepte Angst, Verspannung und Schmerz mit folgenden Worten:

> *Angst* ist ein natürlicher Schutzmechanismus, ohne den nur wenige Menschen überleben würden. Wenn zwischen dem Geburtsvorgang und Angst durch Indoktrination eine Verbindung besteht, wirken Abwehrhandlungen und Abwehrreaktionen auf die Reproduktionsorgane ein. Dieser Konflikt stört die Harmonie oder Zielrichtung der Muskelaktiviät und verursacht
> *Verspannungen,* die ihrerseits Nervenimpulse auslösen, die vom Gehirn als *Schmerz* interpretiert werden (Dick-Read, 1987, S. 196).

Diese Wechselwirkung kann graphisch dargestellt werden (siehe **Abb. 2-1**). Dick-Read hat seine Theorie von der Beziehung zwischen Angst, Verspannung und Schmerz dann in der Praxis erprobt, indem er in Geburtsvorbereitungskursen, Büchern und anderen Medien, Informationen über den Geburtsvorgang verbreitete.

Die Beziehung zwischen Unsicherheit, Angst und Schmerz wurde auf dem Gebiet der chirurgischen Pflege eingehend untersucht. Hayward (1975) z. B. liefert eine sehr genaue Definition dieser drei Konzepte und beschreibt die Wissensbasis, von der diese Konzepte abgeleitet sind. In einer Schilderung der experimentellen Untersuchung dieser Theorie informiert sie auch über die Methode, die zur Messung dieser Konzepte eingesetzt wurde, also zur Schmerzmessung und Aufzeichnung von Analgetikagaben. Diese Studie ergab, dass Personen, die über ihren operativen Eingriff und das, was sie danach erwartet, informiert wurden, weniger Schmerzen empfanden als uninformierte Kranke. In einer Studie über die Information Gebärender hat Kirkham (1989) aufgezeigt, dass Frauen sehr wohl an Information interessiert sind, diese aber nicht widerspruchsfrei erfolgte und Hebammen oft auf unterschiedlichste Weise daran gehindert wurden, die Frauen angemessen zu informieren. Kirkham (1989) bezieht sich auf Haywards Studie

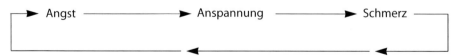

Abbildung 2-1: Der Kreislauf von Angst, Anspannung und Schmerz

(1975) und kommentiert das Fehlen der Umsetzung dieser Erkenntnisse in der Betreuung von Schwangeren, Gebärenden und Wöchnerinnen. In seinen früheren Arbeiten über diese Theorie hat auch Dick-Read auf die «Wenn-dann-Beziehung» zwischen Information und Schmerz hingewiesen. Interessanterweise haben Fawcett et al. erst in jüngerer Zeit (1993), von einem anderen Ansatz ausgehend (dem Adaptationmodell von Roy), die Auswirkungen von Information auf die Anpassung an Kaiserschnittentbindungen untersucht (siehe Kapitel 7). Sie leisten damit einen weiteren Beitrag zur Erprobung der Theorie von der Beziehung zwischen Information und Betreuungsergebnis.

2.8 Wie entsteht eine Theorie?

Nachdem die Begriffe Theorie, Modell und Konzept hinreichend erklärt worden sind, beschäftigt sich dieser Teil des Kapitels mit der Frage, wie Theorie entwickelt wird und Wissen entsteht. Morse (1992) weist darauf hin, dass Theorie aus verfügbarer Information entwickelt wird. Diese Information kann als Wissen aus mehreren Fachbereichen wie Soziologie, Physiologie oder Geschichte vorliegen und zwar in Form von Daten oder als Beweis aus der Praxis (empirische Information). Während im ersten Fall Wissen durch deduktives Nachdenken, das von einer bereits vorhandenen Wissensbasis ausgeht, entsteht, wird im zweiten Fall Theorie induktiv, von der Beweislage, abgeleitet. In beiden Fällen kann dann die Theorie weiter getestet und entwickelt sowie die Wissensbasis erweitert werden.

2.8.1 Die deduktive Theorie

In ihrem Buch *Knowledge for Nursing Practice* beschreiben Robinson und Vaugham (1992) die unterschiedlichen Fachbereiche, auf denen Pflegewissen beruht, und diese Beschreibung ist auch für das Wissen von Hebammen zutreffend (siehe Kapitel 4). Ein Beispiel für die Ableitung einer für Hebammen relevanten Theorie von anderen Disziplinen sind die aus der Soziologie kommenden, verschiedenen Theorien über gesellschaftliche Benachteiligung und Gesundheit. Es gibt genügend Beweise in Form von Mortalitäts- und Morbiditätsstatistiken, die belegen, dass Menschen in benachteiligten Lebensumständen weniger gesund sind als Menschen in besseren Verhältnissen. Diese Tatsache ist eine Teilursache des Nord-Süd-Gefälles in Großbritannien und des Nord-Süd-Gefälles auf der ganzen Welt. Viele Fachbereiche haben Theorien über die Beziehung zwischen Deprivation und Gesundheit vorgelegt. Die Soziologie z. B. hat folgende Theorien zur Erklärung der Beziehung zwischen schlechtem Gesundheitszustand und Armut von der soziologischen Wissensbasis abgeleitet:

- Die Artefakt-Theorie, die davon ausgeht, dass die Beziehungen nur scheinbar und Artefakten in der Datensammlung zuzuschreiben sind.
- Die Theorie der gesellschaftlichen Selektion, die davon ausgeht, dass Menschen mit schlechtem Gesundheitszustand nicht arbeiten können und deshalb gesellschaftlich absteigen.
- Die materialistische Theorie, die davon ausgeht, dass die materiellen Umstände, wie Einkommen oder Wohnsituation, die wichtigsten Faktoren sind.
- Die kulturell/behaviouristischen Theorien, die davon ausgehen, dass die unterschiedlichen Auffassungen von Gesundheit und das unterschiedliche Gesundheitsverhalten der Klassen den größten Einfluss auf die Gesundheit haben. (Jewson, 1993)

Jede dieser Theorien kann auf ihre Datenlage hin untersucht werden, um festzustellen, in welchem Maß sie eine echte Erklärung der Realität liefert.

Im eben angeführten Beispiel wird die Theorie von einer Disziplin abgeleitet. Theorie kann aber auch von einer Kombination von Disziplinen abgeleitet oder übernommen werden. Shorney (1990) liefert ein Beispiel für die Kombination von Wissen aus vielerlei verschiedenen Disziplinen, um eine «Theorie der gesunden Konzeption», wie in der **Abbildung 2-2** dargestellt, zu entwickeln.

Wie diese Darstellung zeigt, stammen die Elemente oder Konzepte, die zusammengenommen diese «Theorie der gesunden Konzeption» bilden, aus mehreren Disziplinen, ja in manchen Fällen können die Konzepte selbst aus verschiedenen Disziplinen kommen. So fließen beispielsweise in das Konzept der Familienplanung Erkenntnisse aus Pharmakologie, Physiologie, Bildungsforschung, Psychologie, Soziologie und anderen Disziplinen ein. Shorneys (1990) Modell des «präkonzeptionellen Betreuungszyklus» illustriert, wie eine Theorie in die praktische Alltagsarbeit von Hebammen umgesetzt werden kann. Clark (1986) liefert ein weiteres Beispiel für die Anwendung einer deduktiven Theorie. Sie zeigt, auf welche Theorien zurückgegriffen wird, wenn eine Injektion verabreicht wird: auf eine Theorie des aseptischen Arbeitens, der Pharmakologie des Medikaments und eine Theorie über die symbolische Bedeutung, die eine Injektion für den Kranken und die Pflegekraft besitzt. Alltägliche Praxissituationen stützen sich also auf eine breite Wissensbasis aus verschiedenen Bereichen, weshalb die jeweilige Theorie als Theorie der und für die Praxis bezeichnet werden kann. Diese Anwendung von Theorie ist jeder Hebamme geläufig.

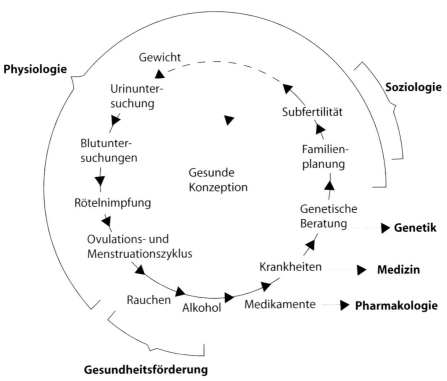

Abbildung 2-2: Fachgebiete, die zur präkonzeptionellen Betreuung beitragen (aus Schorney, The Preconceptio Cycle of Care, 1990, Abb. 1.2, Reproduktion mit freundlicher Erlaubnis von Macmillan Press Ltd)

2.8.2 Die induktive Theorie

Theorie kann auch induktiv, durch das Sammeln praktischer Beweise, gewonnen werden. Es gibt mehrere Ansätze zu dieser Art von Theorieentwicklung, wie etwa das Reflektieren einer Handlung während der Durchführung, qualitative Forschungsarbeit und die kritische Gesellschaftstheorie. Schön (1983) beschreibt das Reflektieren einer Handlung, während sie durchgeführt wird, folgendermaßen:

> Wenn eine Person die eigene Handlung mit Reflexion verbindet, wird sie zur Forscherin im praktischen Kontext. Sie ist nicht von den Kategorien etablierter Theorien und Techniken abhängig, sondern entwickelt für diesen bestimmten Fall eine neue Theorie. Ihre forschenden Fragen werden nicht von Überlegungen über Mittel behindert, was eine vorher erzielte Übereinstimmung über bestimmte Ziele voraussetzten würde. (Schön, 1983, S. 68)

Qualitative Forschung zielt auf das Verstehen von Ansichten, Empfindungen, Werthaltungen und Lebensweise einer Gruppe von Personen, was durch das Sammeln von Daten über deren Erfahrungen, durch Interviews, Beobachtung oder andere Methoden erreicht wird (Hakim, 1987). Die gesammelten Informationen werden dann analysiert, die in den Daten vorhandenen Konzepte benannt und die Beziehungen dieser Konzepte untereinander betrachtet. Kirkhams Studie (1989) illustriert diesen Vorgang. Sie beobachtete gebärende Frauen und identifizierte im gesammelten Datenbestand neben anderen Konzepten das der Abstempelung (labelling), der Stationsordnung und der verbalen Asepsis. Diese Art der Forschung liefert also die Basis für weiter gehende deduktive Studien zur Klärung der Beziehungen zwischen den Konzepten. Die so gewonnenen Erkenntnisse könnten dann in ein Modell der Betreuung und des Informationsverhaltens von Hebammen während der Geburt einmünden.

In jüngerer Zeit hat der induktive Ansatz der Theorieentwicklung, das reflektierte Handeln, durch die Arbeit von Benner und Wrubel (1989) große Beachtung gefunden. Benner hat als Erste untersucht, wie erzählende Schilderungen von Klinikerfahrungen eingesetzt werden können, um damit Faktoren zu beschreiben und zu identifizieren, die eine gute Betreuung ausmachen. Alexander (1989) stellt dem von Benner und Wrubel (1989) vertretenen Ansatz (der auch von Anderen, wie Argyris und Schön geteilt wird), den deduktiven (positivistischen) Ansatz zur Theorieentwicklung gegenüber:

> Bei einem wissenschaftlichen Ansatz würde man rationale Aussagen erwarten, die die praktische Arbeit mit gesetzmäßiger Sicherheit erklären. Benner jedoch bedient sich bei ihren Interpretationsversuchen qualitativer Methoden und beschreibt gute Pflegepraxis anhand vieler Beispiele. Der positivistische Forschungsansatz sucht nach anwendbaren Formeln oder Modellen. Ihre Arbeit scheint Hypothesen eher zu schaffen als zu testen. Benner liefert keine allgemein gültige Anleitung für die Pflegepraxis, sondern eine Methodologie zum Erkennen, wie eine gute pflegerische Betreuung in der jeweiligen Situation auszusehen hat (Alexander, 1989, S. 196).

Pflegende bedienen sich dieser Methode zur Beschreibung klinischer Ereignisse und nehmen sie als Ausgangspunkt für Vorstellungen (Theorien) über mehr oder weniger hilfreiche klinische Interventionen, wobei die so entstandenen Theorien dann später in weiteren klinischen Situationen erprobt werden können. Dieser Ansatz versucht, die in der Praxis vorhandenen und von erfahrenen Pflegekräften oder Hebammen verwendeten Theorien zu erhellen und geht davon aus, dass eine formale (deduktive) Theorie nie eine vollständige Erklärung für ein Ereignis der klinischen Praxis liefern kann. Gute klinische Praxis ist eine Verschmelzung von deduktiver Theorie mit Beobachtung, Interpretation und Experimentieren durch den Praktiker oder die Praktikerin im klinischen Bereich. Argyris und Schön (1974) illustrieren dies am Beispiel von Grammatik und Sprache. Nur wenige

Menschen können grammatikalische Theorien beschreiben, alle liefern jedoch in der Anwendung von Grammatik die jeweils eigene Interpretation von Grammatiktheorien. Alexander (1989) beschreibt diesen Prozess in Benners Arbeit:

> Benner stellt fest, dass Theorie unabdingbar ist, um in einer klinischen Situation die richtigen Fragen zu stellen. Theorie weist den Praktiker oder die Praktikerin auf mögliche Probleme hin und antizipiert Pflegebedürfnisse. Jede Situation ist aber immer noch mehr als die Theorie über sie aussagt. Erfahrene, gute Pflegepraxis überschreitet die Grenzen einer formalen Theorie. Konkrete Erfahrung lehrt die Ausnahmen und Bedeutungsvarianten einer Situation erkennen. In die Praxis eingebettetes Wissen entdeckt und interpretiert Theorie, geht einer Theorie voraus oder erweitert sie, es synthetisiert und adaptiert Theorie und macht daraus eine fürsorgliche Pflegepraxis. (Alexander, 1989, S. 193)

Hebammen ist diese Beschreibung der induktiven Theorieentwicklung wahrscheinlich sympathisch. Der Widerstand gegen die Exploration von Theorieanwendung in der Praxis mag teilweise auf die Erfahrung von PflegeexpertInnen zurückzuführen sein, dass deduktive, von konzeptuellen Modellen abgeleitete Theorie, oft zu vereinfachend ist und der Komplexität von Hebammenarbeit nicht gerecht wird. Benner und Wrubel (1989) fordern alle klinischen Pflegekräfte einschließlich Hebammen auf, die klinische Betreuung zu beschreiben und aus diesen Beschreibungen die dafür entscheidenden Faktoren heraus zu destillieren. Die Beschreibungen dieser Faktoren und die Beziehungen zwischen den Faktoren (Hypothesen) können dann in anderen klinischen Situationen getestet und daraus eine Praxistheorie entwickelt werden. Es muss allerdings gesagt werden, dass die Exploration einer solchen Theorie nicht einfach ist und sich Hebammen, aber auch Angehörige anderer Berufsgruppen in der Klinik, lieber davon fernhalten, weil sie die Missverständnisse fürchten, die dieses unsichere Terrain «sumpfiger Niederungen» birgt:

> In der bewegten Topographie professioneller Praxis gibt es hochgelegenen, sicheren Boden, der die effektive Anwendung einer forschungsgeleiteten Theorie und Technik erlaubt, und es gibt die sumpfige Niederungen ungeordneter, wirrer Situationen, denen mit technischen Lösungen nicht beizukommen ist. (Schön, 1983, S. 42)

Schön (1983) behauptet, dass Probleme, die mit wirren Situationen dieser Art einhergehen, für die betroffene Person von besonderer Bedeutung sind, das Personal ihnen aber nicht die erforderliche Aufmerksamkeit widme, weil sie mit den zur Verfügung stehenden Theorien und Techniken nicht zu lösen oder positiv zu beeinflussen sind. Es gibt offenbar unterschiedliche Charaktere. Schön (1983) meint, dass sich Personen, die gerne in den «sumpfigen Niederungen» arbeiten «ganz bewusst auf komplizierte, aber enorm wichtige Probleme einlassen. Werden sie nach ihren Arbeitsmethoden gefragt, sprechen sie von Erfahrung, Versuch und Irrtum, Intuition und Sich-durchwursteln.» (Schön, 1983, S. 43)

> Andere entscheiden sich für die Arbeit auf sicherem Boden. Sie hungern nach techni-
> scher Genauigkeit, fühlen sich einer soliden Professionalität stark verbunden oder
> fürchten sich vor dem Eintreten in eine Welt des ungesicherten Handelns, weshalb sie
> sich konsequent auf technische Handlungen beschränken. (Schön, 1983, S. 43)

Benner (1984) zeigt auf, wie die «sumpfigen Niederungen», aber auch der «sichere
Boden» praktischer Arbeit erkannt, erforscht und auch teilweise verstanden werden können.

Vor einer bestimmten Gefahr bei der Erforschung der «sumpfigen Niederungen» muss allerdings gewarnt werden: Nämlich vor der Annahme, dass kreative
Arbeitsweise auf Erfahrung allein zurückzuführen sei. Sie ist vielmehr praktischer
Ausdruck einer Interpretation von Wissen und deduktiver Theorie aus einer
Reihe von Disziplinen, wie Benner und Wrubel (1989) feststellen. Powell (1989)
merkt besorgt an, sie habe beobachtet, dass «die Pflegekraft verschiedene Methoden einsetzt, um dem Patienten oder der Patientin Erleichterung zu verschaffen,
oft mit guten Ergebnissen, sie dies aber auf zeitraubende und im Grunde genom-
men unreflektierte Weise tut» (Powell, 1989, S. 829). Sie plädiert für eine sorgfäl-
tige Kombination von Theorie (deduktiver Theorie) mit aus der Praxis abgeleite-
ter (induktiver) Theorie:

> Es besteht also ein Bedarf an Praxistheorien, die auf praktisch erprobten Theorien grün-
> den, was eine solide Wissensbasis sowohl über Pflegetheorien als auch benachbarter
> Disziplinen voraussetzt. Ist diese dürftig, werden die Praxistheorien, was die Betreuung
> der Kranken und den Einsatz menschlicher und materieller Ressourcen angeht, ineffek-
> tiv sein. (Powell, 1989, S. 830)

2.8.3 Deduktive und induktive Theorie verbinden

In der Pflegeliteratur wird bemängelt, dass in der Vergangenheit Modellen, Theorien und Wissen aus anderen, nicht-pflegerischen Disziplinen mehr Gewicht bei-
gemessen wurde als neuen, aus der Praxis heraus entwickelten Theorien. Dieser
Einwand könnte auch für das Hebammenwesen gelten, wenngleich die Debatte
über die Verwendung von Modellen und Theorie in diesem Fachbereich eben erst
in Schwung kommt. Es ist offenbar so, dass die Verfechterinnen des Lernens aus
Erfahrung in der Debatte im Pflegebereich und in anderen Gebieten, z. B. der Ausbildung, andere Wissensquellen schlecht gemacht haben, um so ihre Position, die
des erfahrungsbezogenen, praktischen Lernens, zu stärken. Diese Auffassung birgt
die Gefahr, dass PraktikerInnen nur über mangelhafte Kenntnisse, etwa der Physiologie oder Psychologie, verfügen, was ihre Fähigkeit, in Praxissituationen krea-
tiv zu reagieren, einschränkt. Sie entsprächen also nicht dem von Benner (1984)
gezeichneten Bild einer Expertin oder eines Experten.

Boud et al. (1985) fassen diesen Ansatz folgendermaßen zusammen: «Experimentelles Lernen befreit die Leute von der Plackerei, komplizierte Wissenssysteme zu ordnen» (S. 43). Mythen und andere Botschaften über den Erwerb von Wissen unterstützen diese ablehnende Haltung. So steht beispielsweise auf einem Poster mit dem Bild Albert Einsteins das Zitat: «Phantasie ist wichtiger als Wissen», was den Schluss nahe legt, dass wir, die wir über wenig oder gar kein Wissen verfügen, durch den Einsatz unserer Phantasie genau so viel erreichen können wie er! Newton liefert das ironischste Beispiel für einen solchen Mythos. Er war der Schöpfer der deduktiven, wissenschaftlichen Methode, gilt aber trotzdem als einer der wichtigsten Vertreter des experimentellen Lernens: Er soll durch die Erfahrung eines auf seinen Kopf fallenden Apfels die Schwerkraft entdeckt haben!

In Wirklichkeit lief diese Entdeckung ganz anders ab. Newton hat Jahre dem Studium gewidmet, bevor er seine Theorie über die Schwerkraft entwickelte. Im Jahr 1661, er war erst 19, studierte er an der Universität, dem offiziellen Lehrplan folgend, griechische Philosophie und seinem inoffiziellen folgend, die Arbeiten der Philosophen, Wissenschaftler und Mathematiker des 17. Jahrhunderts. Dieses Wissen bildete die Grundlagen für seine Entdeckungen und Theorien auf den Gebieten von Mathematik, Dynamik, Optik und vielen Anderen (Fauvel et al., 1989).

Newtons Art zu forschen ist mit einem enormen Arbeitsaufwand verbunden. Vielleicht ist deshalb der Mythos vom Apfel so langlebig? Der Gedanke, unter einem Apfelbaum sitzend (oder eine Frau während Schwangerschaft, Geburt und Wochenbett betreuend), eines Tages die Geheimnisse des Universums zu entschlüsseln, ist doch viel bequemer als die Vorstellung, sich jahrelang dem Studium des von unseren Vorfahren angesammelten Wissens zu widmen und unsere eigene Erfahrung im Licht dieses Wissens zu betrachten. Wie dem auch sei, Fachgebiete werden nicht umsonst Disziplinen genannt. Wenn jeder Mensch das Rad neu erfinden müsste, stünde uns dann wohl am Ende unseres Lebens ein Fahrrad zur Verfügung? Von einem Auto ganz zu schweigen.

Kreative Hebammenarbeit muss deshalb Theorien anwenden, die aus verschiedenen Disziplinen kommen und mit Praxistheorien verbinden.

2.8.4 Theorieebenen

Im vorigen Abschnitt wurde die Theorie in ihrer Grundform als Mittel bezeichnet, die Beziehungen zwischen Konzepten darzustellen. Theorien können im Hinblick auf ihre Reichweite beschrieben werden. Verschiedene Autorinnen verwenden zwar verschiedene Bezeichnungen, alle kennen jedoch Mikrotheorien (situationsspezifische Theorien), Theorien mittlerer Reichweite und große Theorien («grand theories»), Paradigmen und Metatheorien. Moody (1990) fügt die

Praxistheorie als eigenständige Kategorie noch hinzu. Praxistheorie entsteht, wie bereits beschrieben, aus direkter Beobachtung und dem kritischen Nachdenken darüber, also aus einem induktiven Prozess. Mikrotheorien und Theorien mittlerer Reichweite können, zumindest teilweise, aus einem solchen Prozess abgeleitet werden. Da Mikrotheorien von deduktiver Beweisführung abgeleitet sind, ist es vielleicht besser, Praxistheorie als eine Art von Mikrotheorie zu bezeichnen.

Keck (1989) beschreibt Mikrotheorien folgendermaßen:

> Sie sind die einfachsten [Theorien]. Ihre Konzepte sind die am wenigsten komplexen und beziehen sich auf ein naturwissenschaftliches, leicht erkennbares Phänomen. Sie sind von geringer Reichweite, weil sie nur einen kleinen Aspekt der Realität zu erklären versuchen und bestehen überwiegend aus aufzählenden oder assoziativen Konzepten. (Keck, 1989, S. 21–22)

Theorien mittlerer Reichweite sind die komplexeren Theorien (Marriner-Tomey, 1989). Moody zitiert Mertons Definition (1968) von Theorien mittlerer Reichweite: «Theorien, die einen Teil der Realität beschreiben und einige Schlüsselvariablen benennen: Die Behauptungen sind klar formuliert, überprüfbare Hypothesen können abgeleitet werden» (Moody, 1990, S. 55).

Moody (1990) stellt fest, dass Theorien mittlerer Reichweite oft durch qualitative oder ethnographische Studien entstehen, weil dafür Daten über einen bestimmten Praxis- oder Erfahrungsbereich gesammelt werden. Die Daten zeigen Variablen oder Konzepte auf, dann werden Vermutungen (Behauptungen oder Hypothesen) über die Beziehung zwischen den verschiedenen Variablen angestellt. Diese Beziehungen können dann in weiteren wissenschaftlichen Untersuchungen getestet werden. Lehrman (1989) bezeichnet das von ihr entwickelte Modell, das Hebammen-Praxis-Modell, als Theorie mittlerer Reichweite und schildert, wie sie die Beziehungen zwischen den Konzepten bei dem Teil des Modells, der sich mit Betreuung während der Geburt beschäftigt (Lehrman, 1988) (siehe Kapitel 6), erforscht und getestet hat.

Große Theorien sind «die komplexesten Theorien und die mit der größten Reichweite. Sie versuchen, alle Bereiche einer Disziplin zu erklären, bestehen aus vielen Konzepten und vereinen zahlreiche Theorien geringer Reichweite» (Keck, 1989, S. 22).

Schließlich gibt es noch die Metatheorie, «die Analyse einer Theorie oder das Theoretisieren über die Theorie einer Disziplin» (Moody, 1990, S. 55). Die Meta-Analyse ist eine Methode, die Hebammen durch die Arbeit von Enkin et al. (1991) kennen. Sie und ihre Kolleginnen haben eine gewaltige Wissensmenge über die Bereiche Schwangerschaft und Geburt zusammengetragen. Diese Forschungsarbeiten wurden miteinander verknüpft und analysiert, um so Informationen über die effektivsten Betreuungsmethoden zu erhalten. Auf gleiche Art können auch Theorien analysiert und im Hinblick auf die dort vorhandenen Konzepte, auf die Relevanz der Theorien für die Disziplin, die Stärke der Beziehungen zwischen den Konzepten usw., untersucht werden.

2.8.5 Theorietypen

Dickoff und James (1992), zwei Philosophinnen, die viele Jahre eng mit Pflegekräften zusammengearbeitet haben, beschrieben 1968 in ihrer klassischen Arbeit «A Theory of Theories: A Position Paper» (Eine Theorie der Theorien: Eine Standortbestimmung) vier Theorietypen. Theorien können benennen, erklären, vorhersagen oder die Wirklichkeit herstellen oder formen. Moody (1990) fasst die vier Theoriestufen so zusammen:

1. Faktor-isolierende Theorien, die Konzepte beobachten, beschreiben und benennen.
2. Faktor-zusammenführende Theorien, die benannte Konzepte miteinander in Verbindung setzen.
3. Situations-zusammenführende Theorien, die die Beziehungen der Konzepte oder Behauptungen untereinander betreffen.
4. Situations-herstellende Theorien, die beschreiben, welche Aktivitäten zur Erreichung bestimmter Ziele notwendig sind (auch vorschreibende Theorien genannt) (Moody, 1990, S. 54).

Die erste Stufe einer Theorie identifiziert und beschreibt oder benennt Konzepte. Dickoff et al. (1992a) bezeichnen diese als benennende Theorie und betonen, dass es ohne die Benennung von Konzepten unmöglich ist, weitere Stufen einer Theorie zu entwickeln. Viele Forschungsarbeiten im Pflege- und Hebammenbereich sind beschreibend und zielen auf diese erste Stufe von Theorie, also auf das Benennen vorhandener Konzepte. Der Prozess der Konzeptidentifikation im Hebammenbereich wird im fünften, sechsten und siebten Kapitel erläutert.

Faktor-isolierende Theorien gehen davon aus, dass Konzepte miteinander verbunden sind. Solche Theorien sind oft das Ergebnis qualitativer Forschungsarbeiten, in denen erst Faktoren, dann die Beziehungen benannt werden. Situationsherstellende Theorien, die dritte Stufe, sind vorhersagende Theorien. Sie sagen voraus, dass die Veränderung eines Faktors oder einer Variable eine Veränderung in einer oder mehreren Variablen auslösen wird.

Die vierte Stufe einer Theorie wird als situations-verändernde Theorie bezeichnet, weil sie Veränderung auslösen soll:

Vorhersagende Theorien stellen fest, dass, wenn A geschieht, B folgt. Eine vorschreibende oder situations-herstellende Theorie sagt, wenn B eines der Dinge ist, die als angemessen erscheinen, so wird A erreicht oder so wird A ermöglicht, B hervorzubringen usw. (Dickoff et al., 1992, S. 477–478)

Dickoff et al. (1992b) kamen 1968 zu dem Schluss, dass es keine Pflegetheorie gibt, die ihren Kriterien einer Theorie der vierten Stufe, also einer situations-verändernden Theorie, genügt, dagegen gibt es zahlreiche Theorien der ersten, zweiten und dritten Art. Es sind in der Tat so viele Theorien und Modelle für die Pflege im Umlauf, dass Whall (1989) dafür plädiert, keine neuen Theorien mehr zu entwickeln, sondern die bereits vorhandenen zu entwickeln und zu verfeinern. Diesen Einwand müssen mit fortschreitender Theorieentwicklung wohl auch Hebammen berücksichtigen: Sie müssen sich fragen: Gibt es Möglichkeiten der Vernetzung und des Gedankenaustauschs über Theorieentwicklung, die der Betreuung ihrer Klientel besser nützen als die Entwicklung mehrerer Theorien? Das Gegenargument dazu lautet, dass jeder Mensch und jede Situation einmalig ist und deshalb viele verschiedene Theorien benötigt werden. Gibt es aber nicht trotzdem Konzepte, die in jedem Modell der Hebammenarbeit vorhanden sind?

2.9 Die wichtigsten Konzepte der Hebammenarbeit

Bislang wurden die vier grundlegenden, in allen Pflegemodellen vorkommenden Konzepte beschrieben: Person, Gesundheit, Umwelt und Pflege. Auf die Hebammenarbeit bezogen könnten es Folgende sein:

- Person (die Frau, das Kind, der Partner oder andere Personen)
- Gesundheit
- Umwelt
- Hebammenarbeit

Theorien oder Modelle, der oder für die Hebammentätigkeit, müssten also diese Konzepte enthalten. In späteren Kapiteln werden die in der Hebammenarbeit angewandten Theorien erläutert und dargestellt, wie gründlich diese Konzepte darin ausgearbeitet sind.

Zuvor jedoch erscheint es mir wichtig, folgende, auf diese Konzepte bezogene Fragen zu beantworten: Wie denke ich über die von mir betreuten Menschen (die Frau, die Familien)? Wie denke ich über Gesundheit? Wie denke ich über Hebammenarbeit? Das Nachdenken über diese Themen mobilisiert Wissen aus anderen Fachgebieten, wie Psychologie, aber auch unsere eigenen Erfahrungen als Frauen, sowie unsere, durch die eigene Lebenserfahrung erworbenen Wertvorstellungen und inneren Haltungen. Und das ist wohl das Element, das bei der Charakterisierung von Modellen und ihren Konzepten von Person, Gesundheit, Umwelt und Hebammenarbeit fehlt. Ein fünftes Element ist das persönliche Wissen, auch Eigenwissen genannt, das bereits beschrieben wurde (Carper, 1992). Ich schlage vor, das Konzept des persönlichen Wissens (Selbsterkenntnis) in alle

Modelle der Hebammenarbeit aufzunehmen, weil es, wie die **Abbildung 2-3** zeigt, die Grundlage für die anderen Konzepte bildet.

Ein konzeptuelles Modell der Hebammenarbeit würde ein Bild der Betreuungstätigkeit von Hebammen zeichnen und einen Beitrag zur Beantwortung der Frage, was Hebammenarbeit ausmacht, leisten.

Zusammenfassend lässt sich sagen, dass konzeptuelle Modelle ein abstraktes Bild des Denkens einer oder mehrerer Personen über bestimmte Aspekte der Welt liefern, was in unserem Fall bedeutet, ein Bild über Hebammenarbeit und Betreuung durch Hebammen. Theorien entstehen aus dem Verstehen der Beziehungen zwischen Konzepten und können durch Beobachtung und andere Formen wissenschaftlicher Forschung erhärtet werden. Modelle und Theorien sind mentale Konstrukte, was nie vergessen werden sollte. Sie sind innere Bilder, die zum besseren Verständnis der physikalischen, psychologischen oder sozialen Aspekte der Welt entwickelt wurden. Modelle und Theorien sind keine konkreten Dinge, vielmehr dazu da, getestet, modifiziert oder aufgegeben zu werden, wenn es neue Erkenntnisse gibt. So wurde beispielsweise die Theorie, das die Welt eine Scheibe ist, aufgegeben (von den meisten Menschen), als neue Erkenntnisse gewonnen wurden. Ein Reklamespot für Bier zeigt das Bild einer flachen Erde und trägt den Text: «Wenn Sie wissen, was stimmt und was nicht.» In gleicher Weise wurde das Modell der fäkalen Kontamination während des Geburtsvorgangs, das noch bis vor kurzem galt, im Lichte neuer Forschungsergebnisse aufgegeben und durch ein anderes Modell ersetzt (Romney und White, 1984).

Morse (1992) warnte vor der Gefahr der Theoriegläubigkeit:

> Theorien, theoretische Bezugsrahmen und Modelle wurden den Studierenden vermittelt, als wären sie Fakten oder unumstößliche Dogmen. Sie wurden aufgefordert, diese Theorien zu erlernen, einzuordnen und irgendwie in die Praxis umzusetzen. Was sie *nicht* gelernt haben, ist, dass Theorien nur *Instrumente* sind und Hilfsmittel zur Organisation von Daten, um die Realität zu erklären und begreifbar zu machen. Das erklärt die

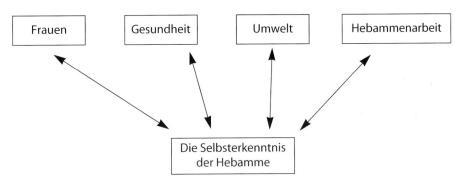

Abbildung 2-3: Die wichtigsten Konzepte der Betreuungsarbeit von Hebammen

vorhandene Verwirrung und lässt sie als folgerichtig erscheinen. Den Studierenden wurde nicht gesagt, dass Theorien Vermutungen sind, weiter nichts, die eine bestimmte Person – aufgrund der zur Verfügung stehenden Information – über das Wesen der Realität angestellt hat, weshalb sie getestet, modifiziert und erneut getestet werden müssen. (Morse, 1992, S. 259)

2.10 Wozu Theorien und Modelle?

Dieses Kapitel geht von der Annahme aus, dass die Identifikation von Konzepten der Hebammenarbeit, die Untersuchung dieser Theorie und die – deduktive oder induktive – Entwicklung von Modellen, für Praxis, Ausbildung und Forschung wertvoll ist. Hughes (1988) vertritt die Auffassung, dass Hebammen ihre Arbeit nicht auf unberechenbare, willkürliche Weise tun sollten (S. 2), wendet aber auch ein, dass Pflegemodelle für die Arbeit von Hebammen, die bekanntlich von organisatorischen Faktoren entscheidend beeinträchtigt ist, wenig hergeben. «Wie können ‹Modelle› den Hindernissen begegnen, die guter Hebammenarbeit bislang entgegenstehen?» (Huges, 1988, S. 2). Rothman (1983) illustriert diesen Prozess anhand einer Beschreibung der unterschiedlichen Modelle, die Hebammen von Geburtswehen und Gebären haben. Die Auswirkung «des Systems» auf die Führung während der Geburt und der Konflikt, den es bei Hebammen auslöst, die im Medizin orientierten Kontext praktizieren, ist sehr deutlich. Dennoch hat Aaronson (1987) aufgezeigt, dass Frauen die Betreuung von Hebammen und ärztlichen GeburtshelferInnen, auch wenn sie in derselben Einrichtung arbeiten, qualitativ unterschiedlich wahrnehmen. Frauen gleicher demographischer Merkmale erfuhren die Betreuung durch ärztliche GeburtshelferInnen einerseits und Hebammen andererseits verschieden, weil sich die Auffassungen, die die Betreuungsperson über ein bestimmtes Gesundheitsverhalten hatte und das Ausmaß an gebotener Unterstützung unterschieden. Diese Abweichungen sind wohl mit den jeweiligen Betreuungsmodellen der beiden Berufsgruppen zu erklären.

Dieses Buch geht von der Überzeugung aus, dass persönliche Betreuungsmodelle die Praxis tatsächlich beeinflussen und deshalb hinterfragt werden müssen. Die Verhältnisse im Hebammenwesen früher und heute demonstrieren den Einfluss der jeweiligen Organisationskultur auf die praktische Arbeit, weshalb dieses Thema im dritten Kapitel zur Sprache kommt. Ich bin der Meinung, dass das Verstehen der persönlichen, organisatorischen und gesellschaftlichen Faktoren, die Hebammenarbeit beeinflussen, die Voraussetzung dafür schafft, dass alle Frauen in den Genuss einer unterstützenden, individuellen Betreuung durch Hebammen kommen.

2.11 Zusammenfassung

In diesem Kapitel wurden die wichtigsten Instrumente zum Nachdenken über die Hebammenarbeit dargestellt. Dieses Nachdenken muss sich auch auf die Überzeugungen und Werthaltungen erstrecken, die der Arbeit zu Grunde liegen und in Paradigmen und Philosophien ausgedrückt werden. Es umfasst die Identifikation von Konzepten, die für die Hebammenarbeit von zentraler Bedeutung sind und, wenn gebündelt in Theorien und konzeptuellen Modellen, aufzeigen, wie die Betreuung durch Hebammen verstanden, getestet und untersucht werden kann. Dieses Verständnis ermöglicht die Planung von Veränderung und die Einführung neuer Modelle, wobei die Tatsache berücksichtigt werden muss, dass Hebammen und andere in der geburtshilflichen Betreuung tätigen Fachleute, verschiedene Modelle haben.

2.12 Übungen

Gehen Sie dieses Kapitel noch einmal durch, betrachten Sie Ihre eigene Arbeitsweise und führen Sie dann folgende Übungen durch:

1. Beschreiben Sie eine praktische Betreuungsaktivität, die Sie in jüngster Zeit durchgeführt haben und die verschiedenen Arten des Wissens, die Sie dabei eingesetzt haben.
2. Beschreiben Sie anhand des in Ziffer 1 angeführten Beispiels das Hebammenfachwissen, die Hebammenkunst, ihr Wissen über sich selbst und das ethische Wissen, das Sie bei dieser Betreuung eingesetzt haben.
3. Welche Überzeugungen und Werthaltungen leiten Ihre Arbeit als Hebamme?
4. Beschreiben Sie die Bedeutung des Begriffs «konzeptuelles Modell» und nennen Sie einige Ihnen bekannte oder von Ihnen praktisch angewandten Modelle.
5. Beschreiben Sie anhand der Antworten auf Ziffer 3 die wichtigsten Konzepte Ihres Betreuungsmodells.
6. Erläutern Sie die vier wohl wichtigsten Konzepte der Hebammenarbeit und klären Sie folgende Fragen: Wie denke ich über die von mir betreuten Menschen, also die Frauen und Familien? Was heißt für mich Gesundheit? Wie denke ich über Umwelt und Gesellschaft? Wie denke ich über Hebammenarbeit?
7. Beschreiben Sie Ihr konzeptuelles Modell von Betreuung.
8. Erläutern Sie die dargestellten Paradigmen und nennen Sie das Ihrer Weltsicht zugrunde liegende Paradigma.
9. Nennen Sie zwei Theorien, die Sie in Ihrer praktischen Arbeit anwenden, eine deduktive und eine induktive Theorie. Beschreiben Sie die Konzepte, aus denen diese Theorien bestehen.

10. Wie würden Sie die unter Ziffer 5 beschriebenen Konzepte in der Praxis messen?
11. Wie würden Sie die unter Ziffer 9 genannten Theorien einteilen?
12. Welchen Stellenwert schreiben Sie der Persönlichkeit einer Hebamme bei ihrer Betreuungsarbeit zu? Welche Unterstützung erfahren Sie bei Ihrer Betreuungsarbeit als Hebamme?

3 Der Kontext von Hebammenarbeit

Ob die Veränderung nun erstrebt oder abgelehnt, durch Zufall oder Absicht ausgelöst wird; ob wir sie vom Standpunkt der reformierenden Person oder dem Standpunkt der Reformbetroffenen aus sehen, Einzelperson betrachten oder die Institution, die Reaktion wird immer ambivalent sein. Der Wille, sich einer Veränderung anzupassen, muss den ebenfalls überall vorhandenen Drang, den früheren Zustand wieder herzustellen, überwinden. Was aus einer Witwe wird, einer entwurzelten Familie, einer neuen Organisation oder einer neuen Art, Geschäfte zu machen, hängt davon ab, wie sich diese widerstrebenden Impulse innerhalb jeder Person und ihrer Beziehungen entwickeln.

3.1 Einführung

Der organisatorische Kontext, in dem Hebammenarbeit stattfindet, hat, wie im Kapitel 1 dargestellt, für die Betreuungsarbeit von Hebammen eine große Bedeutung. Ziel dieses Kapitels ist es, einige Auswirkungen zu betrachten, die der organisatorische Kontext auf die Arbeit von Hebammen hat. Die Ausführungen im ersten und zweiten Kapitel haben gezeigt, dass die von Hebammen durchgeführte Betreuung keine wertfreie Aktivität ist. Die Überzeugungen und Werthaltungen der einzelnen Hebamme beeinflussen ihre Einstellung zu Frauen und Schwangerschaft, zur Rolle der Hebamme allgemein und prägen ihre Betreuungsarbeit in hohem Maße.

Hebammen arbeiten selten allein oder in einer freien Praxis, sondern, in Großbritannien zumindest, meist in Verbindung mit dem National Health Service (NHS), dem staatlichen Gesundheitswesen. Auch Hebammen, die selbstständig sind – es waren 1993 in Großbritannien nur 66 (Independent Midwives Association, 1993) – wirken in Verbindung mit anderen Hebammen und anderen, im staatlichen Gesundheitswesen tätigen Personen. Der NHS kann als Dachorganisation vieler kleinerer Organisationen betrachtet werden, die auch Krankenhäuser, Allgemeinarztpraxen, Hebammenpraxisgemeinschaften und ambulante Pflegedienste der Kommune umfasst. Hebammen haben unterschiedliche Auffassungen von der Betreuung einer schwangeren oder gebärenden Frau oder Wöchnerin. In gleicher Weise haben auch Organisationen unterschiedliche Wertvorstellungen und Ziele, was sich in offiziellen Aussagen, z. B. in schriftlich festgelegten Philosophien äußert. Sie haben aber auch informelle Wertvorstellungen, Ziele und Zwecke, die sich in den Strukturen und Aktivitäten der Organisation niederschlagen.

Dieses Kapitel geht der Frage nach, welche Beziehungen es zwischen den Modellen einer Organisation, den Modellen der dort arbeitenden Personen und den gesellschaftlich vorhandenen Modellen gibt. Dabei wird der handlungsorientierte Ansatz erläutert, der hilft, die komplexen Verbindungen und Beziehungen zwischen Gesellschaft, Organisationen, Mitarbeiterinnen und Mitarbeitern einer Organisation und der Betreuung schwangerer und gebärender Frauen und Wöchnerinnen zu verstehen (Silverman, 1970). Zuerst werden die mit dem Veränderungsprozess verknüpften Fragen aufgegriffen, dann, als Beispiel für die verschiedenen Arten der Betreuung, die Organisation der Schwangerenbetreuung und Geburtshilfe in den Niederlanden geschildert, in einem Land, in dem die Bevölkerung eine andere Auffassung von Schwangerschaft und Geburt hat.

Vielleicht ist hier der Hinweis wichtig, dass der Begriff «die Organisation» hier als Kürzel verwendet wird. Eine Organisation oder eine Institution ist keine Sache, sie setzt sich vielmehr aus Menschen zusammen, die verschiedene Rollen ausfüllen und auf Ziele hinarbeiten, die von den MitarbeiterInnen der Organisation bestimmt wurden. Silverman (1970) nennt den Prozess der Beschreibung einer Organisation eine Vergegenständlichung:

> Wir vergegenständlichen die Gesellschaft, wenn wir ihre Existenz von den Handlungen der Menschen trennen und über diese stellen: Gesellschaftliche Rollen und Institutionen drücken nur aus, welche Bedeutungen die Menschen der Welt zuschreiben. (Silverman, 1970, S. 134)

In der folgenden Diskussion wird die Gefahr der Vergegenständlichung berücksichtigt und der Begriff «die Organisation» als Kommunikationshilfe verwendet, was jedoch nicht bedeutet, dass Organisationen ein Eigenleben haben.

3.1.1 Institutionen und Hebammenarbeit

«Hebammenarbeit soll die Bedürfnisse der Frauen, ihrer Kinder und ihrer Familie erfüllen». Diese oft gehörte Aussage über das Ziel der Betreuungstätigkeit von Hebammen beschreibt eine bestimmte Sicht, andere Sichtweisen gehen davon aus, dass sich ein großer Teil der Hebammenarbeit an den Bedürfnissen ärztlicher GeburtshelferInnen, anderer Hebammen (z. B. der leitenden Hebammen), den Bedürfnisse der Hebamme selbst und dem Interesse der Organisation an einem reibungslosen Ablauf orientiert. Wessen Bedürfnisse stehen bei der Art von Betreuung, die Sie zu leisten vermögen, im Vordergrund? Glauben Sie, dass der Kontext, Ihr Arbeitsplatz, die Art der Betreuung, die Sie der jeweiligen Frau zu geben im Stande sind, beeinflussen?

Bevor es ein staatliches Gesundheitssystem gab, wurde die Mehrzahl der Frauen in ihrer eigenen Wohnung von der ortsansässigen Hebamme in Zusammenarbeit mit dem niedergelassenen Allgemeinarzt versorgt (Lewis, 1980; Roberts, 1984; Leap und Hunter, 1993). Leap und Hunter (1993) beschreiben in ihren Interviews mit Hebammen, die in den 20er Jahren und später praktizierten, die gemeindenahe Struktur und Arbeitsautonomie dieser Hebammen. In der damaligen Situation war die Betreuung, die eine Frau erfuhr, sehr von der jeweiligen Arbeitsweise der Hebamme, ihrem Wissen und ihren Praxismodellen abhängig.

In Laufe des 20. Jahrhunderts wurde die Betreuung der gebärenden Frau aus der häuslichen Umgebung herausgelöst und ins Krankenhaus verlagert, was Frauen den Zugang zu verschiedenen Formen der Schmerzbekämpfung und anderen Angeboten eröffnete. Diese Verlagerung hatte Vorteile und Folgen für Hebammen und ärztliche GeburtshelferInnen. Als sich im Jahr 1948 der NHS konstituierte, gewann die Bewegung, weg von der Betreuung in der häuslichen Umgebung hin zum Krankenhaussetting, an Dynamik (Currell, 1990, Wraigth et al. 1993). Heute finden über 98 % aller Geburten in Krankenhäusern statt und ein großer Teil der Schwangerenbetreuung und Geburtsvorbereitung ebenfalls.

Stacy (1988) beschreibt, wie seit dem 17. Jahrhundert die Zahl der Hospitäler, als Orte, an denen Ärzte einen hohen Status und großen Einfluss haben, zusammen mit der Macht des Ärztestands anwuchs. Diese Entwicklung konnte auch in der Geburthilfe festgestellt werden. Auch hier wuchs im 18. und 19. Jahrhundert der Einfluss männlicher Ärzte und Geburtshelfer (Towler und Bramall, 1986; Donnison, 1988). Beide, Towler und Bramall (1986) und Donnison (1988) stellen auch graphisch dar, wie die Betreuung schwangerer und gebärender Frauen von Hebammen auf männliche Ärzte überging. Towler und Bramall (1986) nennen in ihrer Schilderung des «Schöpfers des Britischen Hebammenwesens», William Smellie, auch die beiden entscheidenden Aspekte dieser Entwicklung: Geschlechtszugehörigkeit und Status/Bildungsgrad:

> Sein Können ist sicher schwer zu übertreffen, dennoch galten in der Folge alle praktischen Ärzte, ungeachtet ihrer Fähigkeiten (oder deren Fehlen), als den Hebammen «überlegen». Sie bekamen einen höheren Gesellschaftsstatus und zwar allein wegen ihrer Geschlechtszugehörigkeit und ihres Bildungsgrads. (Towler und Bramall, 1986, S. 103–104)

Die zunehmende Betreuung von Geburten im Krankenhaus kann als Teil des weiter gehenden Bestrebens des Ärztestands, nämlich nach der Verlagerung der gesamten Gesundheitsleistungen ins Krankenhaus, gesehen werden. Diese Verlagerung der Betreuung von Geburten ins Krankenhaus führte zu einer stärkeren Beteiligung ärztlicher GeburtshelferInnen und größerem Einsatz von Technik beim Geburtsvorgang (Donnison, 1988, Wraight et al., 1993). Diese Entwicklung wurde, wie Currell (1990) beschreibt, von der Regierung gefördert und hatte für Hebammen ungeheure Folgen: Während bislang der Großteil ihrer Betreuungstätigkeit in der häuslichen Umgebung statt fand, haben Hebammen ihren Arbeitsplatz jetzt im Krankenhaus. Benoit (1992) und Leap und Hunter (1993) warnen vor einer romantisierenden Sicht der von Hebammen betreuten Hausgeburten in der Vergangenheit, doch wie auch immer die Standards dieser Praxis gewesen sein mögen, fest steht, dass der Arbeitsort ein Anderer geworden ist. Aus Gemeindehebammen, die Frauen und ihre Töchter oft über viele Jahre hin betreuten, wurden Hebammen, die in der überwiegenden Mehrzahl in Krankenhäusern arbeiten. Dort ist die Betreuung von Frauen vor, während und nach der Geburt auf verschiedene Bereiche verteilt und damit auch das Können von Hebammen, was die Betreuungskontinuität erschwert (Robinson et al., 1983; Wraight et al., 1993).

Die Auswirkung des organisatorischen Settings wird von Benoit (1987, 1989) dargestellt. Sie bedient sich zur Beschreibung eines Berufs einer Reihe von Kriterien und schildert Hebammen in verschiedenen Settings in Neufundland und Labrador, wobei sie diese in prä-professionelle, technokratische und professionelle Hebammen unterteilt. Die prä-professionellen sind erfahrende, ältere Frauen, die keine formale Ausbildung genossen haben und Hebammen, die auf isolierten Posten arbeiten, ohne Unterstützung von Kolleginnen. Als professionelle Hebammen bezeichnet sie diejenigen, die in kleinen Krankenhäusern oder privaten Entbindungsheimen arbeiteten und dabei einen hohen Grad an Autonomie hatten:

> Die Arbeitsautonomie dieser Hebammen hatte viele Aspekte. Als vollgültige Betreuerinnen der schwangeren Frau über die gesamte Zeitspanne der fruchtbaren Jahre hinweg, nahmen sie einen strategisch wichtigen Platz ein. Ihr begegneten die Betreuung suchende Frau zuerst. Sie beobachteten den Verlauf der Schwangerschaften, überwachten die Geburtswehen, entbanden das Neugeborene und zogen nur in den Fällen einen Arzt hinzu, die eine Unregelmäßigkeit absehen ließen. (Benoit, 1987, S. 251–252)

Die von Benoit (1987) interviewten und von ihr als Technokratinnen bezeichneten Hebammen waren solche (die Mehrzahl der Hebammen), die in großen Einrichtungen arbeiteten (und in diesem Teil Kanadas Regionalkrankenhäuser heißen). Sie beschreibt diese Hebammen etwa so: Sie sind von der Krankenhausverwaltung gegängelt, haben nur mit einem Teilbereich der Betreuung zu tun, können nur einen Teil ihres Wissens und ihrer Fertigkeiten einsetzen, der Austausch mit Kolleginnen fehlt ihnen. Sie fungieren als Handlangerinnen der Ärzteschaft in einem bürokratischen System, in dem die Verantwortung für die normalen, aber auch für die unnormalen Aspekte einer Geburt bei den Medizinern liegt. Folgende Schilderung wird vielen Hebammen nur allzu bekannt vorkommen:

> Die Krankenhausverwaltung hält ein wachsames Auge auf sie gerichtet und wendet zur Kontrolle des Arbeitstempos die neuesten Managementstrategien an, um die Budgetgrenzen einzuhalten. Sie, die Hebamme, möchte «die ganze Geschichte» managen und nach eigenem Ermessen andere Fachleute hinzuziehen, findet sich jedoch bei der Durchführung geburtshilflicher Aufgaben in Konkurrenz zu Ärzten, Ärztinnen, Pflegekräften, ja sogar zu Studierenden. Seit Mediziner die Verantwortung für normale und unnormale Geburten an sich gezogen haben, wurde aus der Gemeindehebamme im Wesentlichen eine Handlangerin des Arztes oder der Ärztin. Bereits vor der eigentlichen Entbindung wird sie zur Seite geschoben und medizinische ExpertInnen (manchmal sogar die Krankenhausbedienstete) führen dann die «eigentlich wichtigen» Dinge durch. Diese Situation führt zu einer steigenden Entfremdung zwischen Gemeindehebamme und schwangerer Frau … . (Benoit, 1987, S. 244–245)

Benoit hat ferner die Arbeitssituationen von Hebammen in Schweden und den Niederlanden mit denen von Hebammen in Labrador und Neufundland verglichen. In Schweden werden unkomplizierte Schwangerschaften in lokalen Mütterzentren – das sind kleine, von staatlich angestellten Hebammen geleitete Geburtshilfestationen – betreut. Benoit (1992) schreibt, dass diese Hebammen über ein beträchtliches Maß an Autonomie verfügen, zugleich aber auch finanziell abgesichert sind. In den Niederlanden sind Hebammen unabhängige Vertragspartnerinnen von Versicherungen, die ihre Leistungen entgelten. Benoit (1992) vermutet, dass diese Hebammen zwar ebenfalls über ein beträchtliches Maß an Autonomie verfügen, der finanzielle Druck des Systems jedoch ihre Betreuungsarbeit beeinträchtigt. Sie bemerkt, dass Hebammen in den Niederlanden «wie alle frei praktizierenden Hebammen im alten Widerspruch gefangen sind: Sie sollen unternehmerisch erfolgreich sein und zugleich eine familienorientierte Hausgeburtshilfe leisten» (Benoit, 1992, S. 211).

Auch die Arbeiten von Garcia et al. (1987) und Garforth und Garcia (1987) liefern weitere Beweise für die Auswirkung des Settings auf die Qualität der Betreuung. Sie haben belegt, dass Frauen, die zur Entbindung in die Klinik kommen, noch immer die Schamhaare rasiert und Einläufe verabreicht werden. Die Häufigkeit dieser Maßnahmen variiert von Einrichtung zu Einrichtung erheblich, was den Schluss nahe legt, dass sich diese Interventionen mehr an Krankenhausrichtlinien als den individuellen Bedürfnissen der Frau orientieren. Barcley et al. (1989) haben untersucht, welchen Platz Hebammenarbeit aus ökonomischer Sicht einnimmt und stellen fest, dass mit «Frauensachen» das große Geschäft gemacht wird (S. 126). Diese Autorinnen befassen sich auch mit der Rolle der Hebamme und schreiben, dass weniger ihre Professionalisierung, sondern mehr der Ort, an dem ihre Aktivität stattfindet, für die Enthumanisierung der Geburt verantwortlich zu machen ist:

> Oft geschieht die Transformation von Geburt in ein medizinisches Ritual mit Hilfe der Hebamme. Das ist nicht überraschend, wenn man bedenkt, dass sich das Bild der Hebamme gewandelt hat. Aus der «Frau an der Seite der Frau» wurde eine professionell arbeitende Person. (Barcley et al., 1989, S. 123)

Vielleicht hat sich die Rolle der Hebamme, wie Barcley et al. (1989) sie schildern, aufgrund des organisatorischen Settings und der Beziehung zwischen Hebammentätigkeit und Geburtshilfe so entwickelt. Die Untersuchungsergebnisse legen den Schluss nahe, dass Hebammen in von Hebammen geleiteten Einrichtungen oder AllgemeinärztInnen, Frauen eine Betreuung bieten, die diese als sehr zufriedenstellend erleben (NHS, Management Executive, 1993).

Diese Beispiele belegen, dass der Arbeitskontext von Hebammen Folgen hat für die von ihnen leistbare Betreuung. Die Strukturen großer Einrichtungen, wie Krankenhäusern, und überschaubarerer Einrichtungen, wie kleiner, von Hebammen geleiteten Geburtszentren oder freie Praxen, haben unterschiedliche Auswirkungen auf die Tätigkeit der Hebammen.

Bereits seit langem wird der organisatorische Kontext geburtshilflicher Leistungen und die Auswirkungen, die Betreuung in großen Organisationen für die Frauen haben, kritisch hinterfragt. Sullivan und Weitz (1988) nennen Grantley Dick-Read als denjenigen, der in den vierziger Jahren als erster die Medizin orientierten Geburtshilfepraktiken in den USA erheblich beeinflusst hat. Dick-Read setzte sich für die Respektierung des natürlichen Geburtsablaufs ein, sowie für die Beachtung der psychologischen Bedürfnisse der Frauen und betonte, wie wichtig es ist, dass die Frauen und ihre Partner den Geburtsvorgang verstehen. Es ist recht heilsam, sich klar zu machen, dass Dick-Reads erstes Buch über natürliche Geburt 1933, also vor über 60 Jahren, erschienen ist.

Donnison (1988) beschreibt die Anliegen und Forderungen von Gruppen betroffener Frauen, die sich in den sechziger und achziger Jahren, als sich die Zahl der Interventionen bei Geburten erhöhte, verstärkt zu Wort meldeten und nennt die Publikation von *Having a Baby in Europe* (Weltgesundheitsorganisation, 1985a) als Wendepunkt im Bestreben, den Geburtsprozess weniger technisch zu gestalten. Dieser Bericht löste in Großbritannien eine breite Diskussion über die Struktur und Organisation von Geburtshilfe aus, die schliesslich in die Veröffentlichung des Winterton Reports (House of Commons Health Committee, 1992) und des Expert Committee Reports (Department of Health, 1993a und 1993b) mündete.

Diese Berichte beleuchten die Problembereiche innerhalb der vorhandenen Organisationen, in denen die meisten Frauen während der Schwangerschaft, der Geburt und der postnatalen Zeit betreut werden. Die Nennung der drei Hauptproblembereiche – «Betreuungskontinuität», «Selbstbestimmung» und «Selbstverantwortung» (continuity, choice, control) – sind ein Hinweis, dass das vorhandene System den Frauen nicht die erwünschte Betreuungskontinuität bietet, ihnen keine Wahlmöglichkeiten lässt und sie keine Kontrolle darüber haben, was mit ihnen geschieht. Einige der in den Berichten angeführten Methoden und Empfehlungen nennen Faktoren, die das Erreichen dieser Ziele verhindern. Die Betreuungskontinuität, so wird behauptet, leidet unter der Ausübung professioneller Macht:

> Wir sind ferner der Meinung, dass die bisherigen Diskussionen über die Forderung nach Betreuungskontinuität und dem Selbstbestimmungsrecht von Frauen über ihre eigenen Schwangerschaften und Geburten allzu sehr von Abgrenzungsstreitigkeiten zwischen den einzelnen Berufsgruppen bestimmt sind. Sie sind mehr an der Kontrolle über als an der Hilfestellung für die ihnen anvertrauten Frauen interessiert. (House of Common Health Committee, 1992, S. xxxix)

Das Fehlen von Frauen in allen Stadien der Planung und Überwachung relevanter Betreuungsangebote führt zum Verlust von Kontrolle über diese Einrichtungen:

> Bei der Planung und Überwachung geburtshilflicher Einrichtungen und Dienste sollen die Betroffenen aktiv mit einbezogen werden. Die Laienvertretung muss die ethnische, kulturelle und gesellschaftliche Vielfalt der örtlichen Bevölkerung spiegeln. In jedem Bezirk sollte zu diesem Zweck ein entsprechendes Koordinationskommittee eingerichtet werden. (Department of Health, 1993 a, S. 47)

Fehlende Einbindung von Hebammenwissen führt zur Einschränkung von Selbstbestimmung:

> Hebammen sollten in der Betreuung während Schwangerschaft und Geburt ihr gesamtes Können und Wissen einsetzen können. Ihre Rolle sollte die ganze Bandbreite ihrer Ausbildung spiegeln. (Department of Health, 1993 a, S. 39)

> Wir empfehlen allen Verantwortlichen in den Kommunen die Entwicklung von Stationen oder Zentren, die von Hebammen geleitet werden, voranzubringen und die effektive häusliche Betreuung durch Hebammen nach der Entlassung aus der Klinik sicherzustellen. (House of Commons Health Committee, 1992, S. Ixxix)

Diese und viele andere Empfehlungen machen ein Umdenken, in manchen Fällen sogar ein radikales Umdenken nötig. Die vorhandenen Betreuungsmuster orientieren sich an den subjektiven Bedürfnissen mächtiger, in der geburtshilflichen Betreuung tätiger Berufsgruppen. Es gibt bereits erkennbare Ansätze für dieses Umdenken. Ein Facharzt der Geburtshilfe, Mr. Malcolm Pearce, hat dafür plädiert, die Hälfte der ärztlichen GeburtshelferInnen zu entlassen und die Betreuung überwiegend Hebammen anzuvertrauen. In Verbindung mit dieser Forderung regt er die Schaffung eines neuen, übergeordneten Fachgebiets an, dem die Betreuung von Frauen, die ein besonders hohes Risiko tragen (Pallot, 1993, S. 4), obliegen soll.

Wie bereits erwähnt, verlief die Verlagerung von Geburten ins Krankenhaus parallel zur allgemein gestiegenen Bedeutung von Krankenhäusern als Orte des medizinischen Einflusses. Der Einfluss des medizinischen Modells weitete sich in der Gesellschaft immer mehr aus, und das Wachstum von Krankenhäusern ist eine der Auswirkungen dieses Modells (siehe Kapitel 4). Es sind selbstverständlich immer eine ganze Reihe von Faktoren, die gesellschaftliche Veränderungen und Veränderung von Organisationen auslösen. Die genannte Diskussion wurde von Selbsthilfeprojekten von Frauen, Berufsorganisationen und Regierungsberichten beeinflusst, wobei noch andere, bislang nicht genannte Einflüsse eine Rolle gespielt haben können. Die Lektüre des Expert Committee Report (Department of Health, 1993a) beweist den Einfluss des «Health-for-All-Modells» auf die Empfehlungen (siehe Kapitel 4). So plädiert der Bericht beispielsweise für eine ambulante, gemeindenahe Betreuung, die angemessen, zugänglich, effektiv und wirtschaftlich sein soll, aber auch Frauen in Entscheidungen über ihre Betreuung und in die Planung von Einrichtungen einbezieht (Partizipation). Bereits seit über 60 Jahren wird die Medikalisierung von Geburten kritisiert, doch erst ab 1985 haben die Entscheidungsträger in Europa auf diese besorgten Stimmen reagiert. Bis dahin wurde lediglich das medizinische Modell verteidigt und noch verstärkt eingesetzt (Weltgesundheitsorganisation, 1985a). Nun, mit Einführung eines alternativen Modells, versuchen die gesundheitspolitischen Entscheidungsträger das Gesundheitswesen allgemein und die geburtshilflichen Einrichtungen im Besonderen zu beeinflussen. Wie werden die Organisationen darauf reagieren? Welche Faktoren innerhalb der Organisationen beeinflussen die angebotene Betreuung? Einige dieser Faktoren werden im folgenden Abschnitt erläutert.

3.2 Organisationsarten

Handy (1976) hat sich intensiv mit den verschiedenen Organisationsarten auseinander gesetzt und festgestellt, dass es über 60 Variablen oder Konzepte gibt, die für die Beurteilung der Effektivität einer Organisation von Bedeutung sind. Diese Variablen betreffen die Führungsstile, Gruppenbeziehungen, baulichen Gegebenheiten und persönlichen Merkmalen der Belegschaft und andere Faktoren. Eine Vielzahl von Faktoren beeinflussen also das Arbeitsergebnis einer Organisation, die Betreuung oder die Handlungen.

Die externen, Hebammenarbeit beeinflussenden Faktoren wurden von DeVries (1993) beschrieben. Sie erläutert die Auswirkungen externer, gesellschaftlicher Faktoren, also von vielschichtigen Faktoren, die außerhalb der Organisation angesiedelt sind, auf die Tätigkeit von Hebammen. Sie nennt für den gesellschaftlichen Bereich vier Faktoren oder Konzepte, die zum Verständnis von Hebammenarbeit entscheidend beitragen: Geographie, Technologie, Gesellschaftsstruktur und Kultur. Die geographische Lage hat, neben anderen Faktoren, Auswirkungen auf die Organisation der Angebote und die der einzelnen Hebamme zugängliche Unterstützung, wenn sie etwa in abgelegenen Gebieten praktiziert. Technologie, von der Unterlage und dem Rasierzeug der traditionell arbeitenden Geburtshelferin zur hochentwickelten Apparatur, die in manchen Krankenhäusern vorhanden ist, hat beträchtlichen Einfluss auf Art und Umfang der Betreuung. Die Struktur einer Gesellschaft, also auch die «Berufsstrukturen und Abkommen zwischen medizinischen Organisationen und anderen Institutionen – politischen, juristischen, ökonomischen, religiösen und ausbildungsorientierten – (DeVries, 1993, S. 133) haben ebenfalls große Auswirkungen auf die Betreuung, während für das Verständnis von Geburtspraktiken und -betreuung der kulturelle Kontext einer jeden Gesellschaft von entscheidender Bedeutung ist. Diese Faktoren sind miteinander verbunden, und das ist es, was die Effektivität einer Organisation bestimmt, schreibt Handy (1976). Organisationen sind bekanntlich komplexe Gebilde, und es sind bereits viele Versuche unternommen worden, ihr Funktionieren zu erklären, um ihre Effektivität zu steigern und den Veränderungsprozess zu fördern.

Alle Aspekte des Lebens werden von Organisationen tangiert. Ihr Anwachsen wurde durch die Industrielle Revolution und den technischen Fortschritt beschleunigt. Im Hebammenwesen kann dies an der Entwicklung der Geburtszange nachgewiesen werden und an technischen Entwicklungen in jüngerer Zeit, die dazu geführt haben, dass Schwangerschaften vermehrt mit technischen Geräten überwacht werden und weniger vom Können der Hebamme abhängig sind» (DeVries, 1993). Khan et al. (1964) zitieren Russel (1930), die meint, dass sich Organisationen gebildet haben, als «die Menschheit beschloss, sich Monotonie und Langeweile auszusetzen und dafür das Risiko zu verhungern zu senken» (Khan et al., 1964, S. 4). Oder, in unserem Fall, das mit einer Geburt verbunden Risiko zu senken, durch Einführung eines restriktiven medizinischen Modells, von dem man annahm, es werde die physiologischen Risiken begrenzen.

Die traditionelle Organisationstheorie beschäftigt sich mit dem Studium formaler Organisationen und nicht mit sozialen Organisationen (Silverman, 1970). Formale Organisationen unterscheiden sich von sozialen, indem sie Ziele haben und eine formale Struktur, die der Zielerreichung dient. Weber (1957) schrieb formalen Organisationen oder Bürokratien folgende Merkmale zu: Sie sind hierarchisch-autoritär, arbeitsteilig organisiert, haben systematische Regeln und sind unpersönlich (Goss, 1963; Dunkerley, 1972). Er zeichnete ein Idealbild (eine Vorstellung oder ein konzeptuelles Modell), mit dessen Hilfe erklärt werden sollte, wie Organisationen arbeiten und wie sie es schaffen, ihre Ziele zu erreichen. Dieser Idealtyp geht davon aus, dass es zwischen Konzepten wie Macht und Rollenposition Verbindungen gibt, die dann durch Beobachtung und das Sammeln von Daten verschiedener Organisationen getestet werden. Die Untersuchung des Idealmodells von Bürokratie hat ergeben, dass manche Organisationen dem konzeptuellen Modell näher kommen als andere. Studien über Krankenhäuser als Organisationen haben gezeigt, dass es dort mehr als eine Autoritätshierarchie gibt und die Arbeitsfelder variieren, je nachdem welches Personal gerade zur Verfügung steht. Sie orientieren sich nicht, wie im Falle des Idealtyps, an einem dienstlichen Rang und einer Rollenposition (Davies und Francis, 1976).

Als sich das bürokratische Modell als ungeeignet erwies, wurden alternative Modelle entwickelt, um mit diesen die Aktivitäten und Arbeitsergebnisse von Gesundheitseinrichtungen und anderen Organisationen zu erklären. Ein charakteristisches Merkmal von Organisationen des Gesundheitswesens ist die Rolle, die einzelne Berufsgruppen dort spielen, und das hat dazu geführt, dass Modelle von Krankenhäusern als berufständische Organisationen entwickelt wurden (Davies und Francis, 1976). Davies und Francis (1976) beschreiben drei solche Modelle. Im ersten Modell wird die Arbeit auf verschiedene Berufsgruppen verteilt, was eine andere Arbeitsteilung, andere Ausbildungswege und Kontrollmechanismen als in Bürokratien vorhanden, verlangt. Das zweite Modell ist von der Arbeit Freidsons (1970, 1975) abgeleitet, die Berufe im Hinblick auf deren Macht und Einfluss beschreibt. Es lenkt den Blick auf die Macht eines Berufsstands, in Falle von Freidson auf die Macht, die Mediziner über andere Berufsgruppen und Tätigkeitsbereiche innerhalb einer Organisation ausüben (Hugman, 1991). Dieses Modell schreibt Fachkräften große Kontrolle über ihre Handlungen zu und stellt fest, dass sie Routinearbeiten anderen Beschäftigten überlassen. Das dritte Modell stellt die Beziehung zwischen den Berufsgruppen in den Mittelpunkt und wird als Verhandlungsmodell bezeichnet. Das Krankenhaus wird als Schauplatz von Wettkämpfen gesehen, auf dem zur Sicherung ihrer Machtstellungen und ihres Einflusses fortlaufend Verhandlungen zwischen den verschiedenen Berufsgruppen stattfinden (Strauss et al. 1964; Davies Francis, 1976).

Handy (1976) vertritt eine andere Sichtweise und stellt Organisationen anders dar. Er betrachtet die Kultur einer Organisation und unterscheidet vier verschiedene Arten: die Machtkultur, Rollenkultur, Aufgabenkultur und Personenkultur. Die Machtkultur beschreibt er als Spinnennetz, in dessen Mitte eine mächtige Person sitzt, die die Aktivitäten der Organisation bestimmt. Familienunternehmen und manche Teams, z. B. medizinische Teams, arbeiten häufig mit einer Machtkultur. Handy (1976) bemerkt dazu: «Als Schutzpatron dieser Kultur wäre Zeus geeignet, der mächtige Göttervater des Alten Griechenland, der nach Lust und Laune, mit Donnerschlägen und Goldregen, vom Olymp aus regierte» (Handy, 1976, S. 178).

Rollenkulturen sind die oben beschriebenen bürokratischen Kulturen. Diese Organisationen haben typischerweise Abteilungen, Rollen- und Arbeitsplatzbeschreibungen: «Die Rolle einer Person oder die Arbeitsplatzbeschreibung ist oft wichtiger als die Person, die die Rolle inne hat und die Arbeit tut» (Handy, 1976,

S. 180). Handy vergleicht eine Organisation dieser Struktur und ihre verschiedenen Abteilungen mit einem griechischen Tempel und seinen tragenden Säulen. Handy schlägt als Schutzgott für die Rollenkultur oder Bürokratie Apollon vor, den Gott der Vernunft. Er stellt ausdrücklich fest, dass eine Rollenkultur so lange effektiv ist, so lange ihr Umfeld stabil ist. Wegen ihrer Regeln und festgelegten Rollen passen sich Bürokratien einem ungeregelten, sich verändernden Umfeld nur langsam an. In einem Bereich, der unter Veränderungsdruck steht, wie z. B. die Geburtshilfe, sind Schwierigkeiten mit dem heutigen, bürokratisch organisierten Gesundheitssystem unvermeidlich.

Die Aufgabenkultur wird als Netz geschildert, das sich je nach den Anforderungen der Arbeit bildet und verändert. Zur Erfüllung der Aufgaben werden unterschiedliche Personen in diese Organisation eingebunden. Handy beschreibt diese Kultur als sehr flexibel und wandlungsfähig, aber schwer lenkbar und kann keinen passenden Schutzgott für die Aufgabenkultur nennen. Die Aufgabenorganisation oder Teamkultur steht in krassem Gegensatz zur bürokratischen Kultur. Schließlich beschreibt Handy die Personenkultur, die dazu dient, den einzelnen Personen der Gruppe zu helfen. Diese Form ist in Architektengemeinschaften, Beratungsunternehmen und anderen kleinen Organisationen zu finden. Sie wird als Galaxie aus Einzelsternen beschrieben, mit Dionysos als ihrem Gott: «Dem Gott des Ich-bezogenen Individuums, der der erste Existentialist war» (Handy, 1976, S. 184). Auf das Hebammenwesen bezogen könnten Gruppenpraxen freier Hebammen oder manche Hebammenteams als Personenkulturen gelten.

Betrachtet man die verschiedenen Organisationen, die Schwangerenbetreuung und Geburtshilfe anbieten, findet man die Merkmale des einen oder anderen Modells oder aber eine Kombination aller Modelle. Die Strukturen dieser Dienste sind also keineswegs einmalig, sondern können mit Hilfe dieser Modelle mit dem Wesen und den Merkmalen anderer Organisationen verglichen werden. Dieses Wissen kann dann bei jedem Schritt der Strukturveränderung einfließen. So kann beispielsweise der Teamgedanke in der Schwangeren- und Geburtsbetreuung als Versuch betrachtet werden, von der bürokratischen Rollenkultur weg und zu einer Aufgabenkultur hin zu kommen, vielleicht sogar zu einer Personenkultur, wie Handy (1976) sie beschreibt.

3.3 Der Aktions-Ansatz

Die vorigen Ausführungen galten den internen Beziehungen innerhalb von Organisationen, Handy (1976) erkennt im Hinblick auf die Rollenkultur von Organisationen aber durchaus, dass Organisationen nicht isoliert für sich stehen, sondern Teil der Gesellschaft sind und von dieser beeinflusst werden. Davies und Francis (1976) behaupten, dass Einteilungen nach Berufen und bürokratische

Modelle nicht geeignet sind, das Krankenhaus als eine Organisation zu beschreiben und Davies (1979) meint, die Organisationstheorie sollte die Beziehungen des Gesundheitswesens mit anderen Organisationen und Aspekten der Gesellschaft berücksichtigen. Auch Silverman (1970) betrachtet die Organisationstheorie skeptisch, weil sie die Organisation isoliert, als vom gesellschaftlichen Umfeld getrennt, wahrnimmt und schlägt deshalb vor, zum besseren Verständnis von Organisationen die Beziehungen zwischen Organisation und dem Rest der Gesellschaft zu spezifizieren. Silvermans (1970) aktionsorientierte Betrachtungsweise geht davon aus, dass die Gesellschaft, also auch Organisationen, konstruiert sind und sie ihre Bedeutung von den Mitgliedern der Gesellschaft oder Organisation verliehen bekommen.

Berger und Luckmann (1976) bezeichnen diesen Vorgang als gesellschaftliche Konstruktion von Realität, als ein Modell, das die von den symbolischen Interaktionisten entwickelte Theorie beschreibt. Jeder Mensch erfährt Wirklichkeit anders und konstruiert sein je eigenes Verständnis von Realität oder Umwelt:

> Indem menschliches Verhalten mit dem Zustand der Welt, in der es vorkommt, verbunden wurde, konnte die Frage gestellt werden, wie die Umwelt diejenigen beeinflusst, die sie geschaffen haben. Das hat zu der Erkenntnis geführt, dass dieser Einfluss davon abhängig ist, wie die jeweiligen Personen die Umwelt erfahren und diese Erfahrung wiederum davon, wie sie sich die Umwelt konstruieren. Letztendlich sind die einzelnen Menschen für die Auswirkungen der Umwelt verantwortlich, weil sie aus der persönlich konstruierten Erfahrung lernen. (Argyris und Schön, 1974, S.xi)

Silverman (1970) vergleicht die aktionsorientierte Betrachtungsweise von Organisationen, die Organisationen in ihr gesellschaftliches Umfeld setzt, mit dem Erklärungsansatz des bürokratischen und systemischen Modells, der Organisationen vergegenständlicht und aus dem gesellschaftlichen Zusammenhang löst. Systemtheorien beschreiben Organisationen als biologische Systeme mit bestimmten Bedürfnissen und Zielen, die durch die Aufnahme von Inputs und die Produktion von Endprodukten erreicht werden. Alle Teile des Systems werden als interdependent betrachtet, wobei diese Modelle der Stellung des Individuums innerhalb von Organisationen wenig Beachtung schenken. Das Modell der Berufsorganisation stellt im Gegensatz dazu die Beziehung zwischen den Personen und die Macht der verschiedenen Berufe in den Mittelpunkt. Silverman (1970) hält keinen dieser Ansätze für befriedigend, weil der Eine die formale Struktur und die Rollenposition der Mitglieder einer Organisation betont und dabei die Werte der einzelnen Person außer acht lässt, während der Andere das Ausmaß des am Eigennutz und Machtzuwachs orientierten Handelns von Personen übertreibt, das Vorhandensein gemeinsamer Werte und deren Interdependenz dagegen nicht gesehen werden (Silverman, 1970).

Das von Silverman (1970) als Bezugsrahmen beschriebene Modell für die Analyse und das Verständnis von Organisationen besteht aus vier Bausteinen: dem sich verändernden Wissensbestand außerhalb der Organisation, in der ganzen Gesellschaft; dem internen Rollensystem der Organisation; der persönlichen Definition der Situation, den persönlichen Werten, Haltungen, Vorlieben, Bedeutungen und der Art, wie das Individuum die Realität versteht (konstruiert), was von anderen Erfahrungen inner- und außerhalb der Organisation abhängt; und den Handlungen des Individuums, die sich aus der Interaktion mit anderen Elementen ergeben (siehe **Abb. 3-1**).

Dieses Diagram verdeutlicht, dass die Betreuungsarbeit der Hebamme, die Handlung also, aus der Interaktion von verschiedenen Faktoren entsteht. Einige der für die Betreuung schwangerer und gebärender Frauen und Wöchnerinnen bedeutsamen Faktoren sind in der **Abbildung 3-2** auf S. 78 dargestellt. Die in der Gesellschaft vorhandenen Werte und Einstellungen zu Mutterschaft, Frauen, Familien, Hebammen und Ärzteschaft beeinflussen die Organisation des Hebammenwesens. Die Strukturen innerhalb der Organisation – z. B. die Beziehungen zwischen den verschiedenen Berufsgruppen, die mit Geburtshilfe befasst sind, also Hebammen, ärztlichen GeburtshelferInnen, PhysiotherapeutInnen u. a. und den Managementsystemen, ob hierarchisch oder kollegial organisiert – beeinflussen die Aktivitäten von Hebammen und die Betreuung von Frauen.

Das Wissen und Können der Hebammen, sowie deren Modelle ihrer Betreuungsarbeit und die Modelle der von ihnen betreuten Frauen, bestimmen in hohem Maß die leistbare Betreuung. So kann es für eine Frau schwieriger sein, bei ihrer Betreuung aktiv mitzuwirken, wenn die Kommunikationsfertigkeit der Hebamme unzulänglich ist. Erwartet aber eine Frau von den Fachleuten, dass diese die

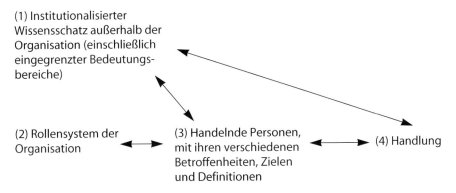

(Abb. 7.1, p. 151, Silverman, 1970. Reproduktion mit freundlicher Erlaubnis von Heinemann Educational Books Ltd und D. Silverman)

Abbildung 3-1: Der Aktionsansatz zur Erklärung von Organisationen

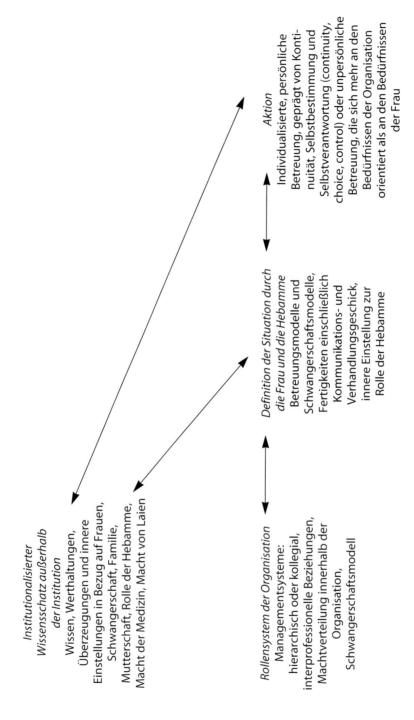

Institutionalisierter
Wissensschatz außerhalb
der Institution
Wissen, Werthaltungen,
Überzeugungen und innere
Einstellungen in Bezug auf Frauen,
Schwangerschaft, Familie,
Mutterschaft, Rolle der Hebamme,
Macht der Medizin, Macht von Laien

Definition der Situation durch
die Frau und die Hebamme
Betreuungsmodelle und
Schwangerschaftsmodelle,
Fertigkeiten einschließlich
Kommunikations- und
Verhandlungsgeschick,
innere Einstellung zur
Rolle der Hebamme

Aktion
Individualisierte, persönliche
Betreuung, geprägt von Konti-
nuität, Selbstbestimmung und
Selbstverantwortung (continuity,
choice, control) oder unpersönliche
Betreuung, die sich mehr an den
Bedürfnissen der Organisation
orientiert als an den Bedürfnissen
der Frau

Rollensystem der Organisation
Managementsysteme:
hierarchisch oder kollegial,
interprofessionelle Beziehungen,
Machtverteilung innerhalb der
Organisation,
Schwangerschaftsmodell

Abbildung 3-2: Der Aktionsansatz und die Betreuung schwangerer und gebärender Frauen und Wöchnerinnen

Verantwortung für ihre Betreuung übernehmen, reagiert sie möglicherweise ablehnend, wenn sie aufgefordert wird, selbst Verantwortung zu übernehmen.

Dieses konzeptuelle Modell bringt die verschiedenen Modelle aller an der geburtshilflichen Betreuung Beteiligten zusammen: die Gesellschaft, die Abteilung des Krankenhauses oder den ambulanten Dienst, die einzelnen Fachleute, Frauen und ihre Familien, und macht Vorschläge, wie deren Modelle miteinander verbunden werden können, um eine Handlung, also die Betreuung der Frau, auszulösen.

Roberts (1984) hat für eine Studie über Arbeiterfrauen diese zu den wichtigen Ereignissen in ihrem Leben befragt, so auch nach ihren Erlebnissen rund um Schwangerschaft und Geburt zwischen 1890 und 1940. Die gesellschaftliche Haltung zu diesen Themen wurde damals von der mit Geburt assoziierten Mortalität und sexueller Prüderie bestimmt:

> In dieser Epoche waren Schwangerschaft und Niederkunft für viele Mütter eine nie versiegende Quelle körperlicher und seelischer Qualen. Manche Frauen (und Männer) betrachteten Schwangerschaft als peinlichen oder schmutzigen Zustand. Das war ein weiterer Aspekt der alles durchdringenden sexuellen Prüderie. (Roberts, 1984, S. 104)

Heute ist die Mortalitätsrate erheblich zurückgegangen, und die Einstellung der Gesellschaft zur Sexualität hat sich gewaltig verändert, was auch die gesellschaftliche Betrachtungsweise von Schwangerschaft und Geburt in hohem Maß beeinflusst hat.

Odent (1984) beschäftigte sich mit den individuellen Modellen und zeigt anhand eines Modells, an dem sich manche Hebammen orientieren (insbesondere solche, die sich auf «hochgelegenem, sicheren Boden» befinden, wie im Kapitel 2 erläutert), wie es, seiner Meinung nach, Betreuungsarbeit weitgehend bestimmt:

> Dann gibt es noch die Anderen, womöglich die Mehrzahl, die sich unbewusst selbst vor allzu weitgehender Anteilnahme schützen und deshalb auf eine eher unpersönliche, technische, kurz angebundene, mechanische und letztendlich «inhumane» Weise betreuen. Das Verhalten, das sich manche Fachleute, die sich allzu sehr an den Umgang mit Neugeborenen gewöhnt haben, an den Tag legen, kann nur mit der Haltung einer lieblosen Mutter verglichen werden, von der man heute weiß, dass sie später eine Schizophrenie auslösen kann. (Odent, 1984, S. 90)

Arms (1981) illustriert die mögliche Auswirkung der Organisationsstruktur auf die Betreuung, selbst bei frauenzentrierten Betreuungsmodellen von Hebammen und anderen Berufsgruppen:

> Wider besseres Wissen und ohne es zu wollen, sind beide, Ärzteschaft und Hebammen gleichermaßen, in einem System gefangen, das Frauen zu schnell durch die Geburt schleust, um Nähe entstehen zu lassen.
> Wenn Hebammen je wieder echte Hebammen sein sollen, müssen sie frei sein von dem Druck, den natürlichen Geburtsvorgang zu beschleunigen und zu verändern. Das Durchschnittskrankenhaus ist einer normalen Geburtserfahrungen nicht förderlich, mag es auch die besten Hebammen aufweisen und die besten Absichten hegen. (Arms, 1981, S. 323)

Diese Beispiele illustrieren, wie die gesellschaftlichen Vorstellungen über das Geschehen rund um die Geburt, also das gesellschaftliche Modell, das Modell von Hebammen und das strukturgebende Modell der Organisation, die Art der Betreuung, die Frauen dort erfahren, prägen und bestimmen. Sie illustrieren ferner, dass sich die Modelle auf verschiedenen Ebenen verändern müssen, wenn sich die Betreuungserfahrung von Frauen ändern soll. Punktuelle Veränderungen allein führen zu keiner anderen Betreuungspraxis.

So wird Veränderung beispielsweise nicht durch das veränderte Wissen der in einer Organisation tätigen Hebammen ausgelöst. In einer bestimmten Studie, die der Einführung von Bezugspflege dienen sollte, konzentrierten sich die Bemühungen auf die Verbesserung des Wissensstands der Hebammen über diese Art von Betreuung sowie die Veränderung einiger Praxisabläufe, indem jeder Hebamme bestimmte Frauen zugeordnet wurden (Adams et al., 1981; Bryar, 1985; 1991a). Die Auswertung dieser Studie ergab, dass die meisten Hebammen Modelle vertraten, die den Gedanken einer individualisierten Betreuung propagieren (theories-in-action, Aktionstheorien, Argyris und Schön, 1974), sich die tatsächlich geleistete Betreuung jedoch mehr auf die am häufigsten vorkommenden körperlichen Bedürfnisse konzentrierte und nicht auf die individuellen Bedürfnisse der Frauen (theories-in-use, Praxistheorien, Argyris und Schön, 1974). Das System, innerhalb dessen diese Hebammen arbeiteten, erschwerte individualisierte Betreuung, weil es Vorschriften und Routinemaßnahmen gab, die von der Struktur der Organisation, dem Machtgefüge der Berufsgruppen und den Managementhierarchien vorgegeben wurden. Andere Teile der Organisation wurden keinem Veränderungsversuch unterzogen, was sich negativ auf die von Hebammen leistbare Betreuung auswirkte. Folgende Schilderung zeigt, wie der Prozess der Einschränkung individualisierter Betreuung im Fall einer Frau ablief, die normale Geburtswehen hatte und nicht vom Monitor überwacht werden wollte, dann aber doch an den Monitor angeschlossen wurde, weil es der Hebamme nicht gelang, mit der Ärzteschaft zu ihren Gunsten zu verhandeln:

> Im folgenden Beispiel aus dem Kreißsaal, verhandelte das Personal über Stunden hinweg, um den individuellen Wünschen der Frau zu entsprechen, obwohl diese Wünsche gegen die krankenhausinterne Vorschrift, dass alle Frauen im Kreißsaal elektronisch überwacht werden müssen, verstießen:

Hebamme X zu einer Anderen: Möchten Sie, dass sie ans CTG kommt?

Hebamme: Nein, sie möchte eigentlich nicht ans CTG.

11 Uhr 07. Dr. E. kommt ins Zimmer und spricht mit der Hebamme über Mrs. W.

Dr. E: Werden Sie ein CTG schreiben?

Hebamme: Sie möchte eigentlich kein CTG, wenn es nicht notwendig ist.

Dr. E. erwiderte, ein CTG sei eigentlich keine Intervention und ging zu Mrs. W., die sich durch Entspannung und Lageveränderung Erleichterung zu verschaffen versuchte.

12 Uhr 30. Dr. E. betritt das Zimmer noch einmal und bittet die Hebamme, ein CTG zu schreiben, er sagt noch einmal, dies sei keine Intervention. Worauf die Hebamme antwortet, Mrs. W. wolle überhaupt nichts. Dr. E. geht zu Mrs. W. und sagt ihr, es solle ein CTG gemacht werden und dass das keine Intervention sei.

Mrs. W.: Für wie lange?

Dr. E.: Ungefähr eine Stunde.

Mrs. W.: Geht es im Sitzen? Ich möchte gern im Sessel sitzen.

Dr. E.: Es ist besser im Bett. (Weitere Erklärungen der Gründe für ein CTG)

Mrs. W.: Kann ich aufstehen, wenn ich möchte? (Sie richtet sich auf Händen und Knien auf)

Dr. E. verlässt das Zimmer.

12 Uhr 37. Die Hebamme geht ins Stationszimmer, um die Dokumentation zu schreiben, bevor sie den Übergabebericht macht.

Dr. F. (Oberarzt) kommt ins Stationszimmer, liest den Eintrag über Mrs. W. und sagt zur Hebamme: Sie ist also gegen Monitorüberwachung, richtig?

Hebamme: Sie möchte einfach keine unnötige Intervention. Sie will allein zurechtkommen und herumgehen.

Dr. F.: Ich möchte gern ein CTG von ihr.

Hebamme: Dann mache ich eines über 20 Minuten.

Dr. F.: Gut, Hauptsache, es geschieht.

12 Uhr 42. Hebamme geht zu Mrs. W. und sagt ihr, dass sie das CTG für 20 min. anschließen wird. Mrs. W. fragt, ob sie dabei im Sessel sitzen kann.

Hebamme: Ich werde Sie im Bett aufsetzen.

13 Uhr 00. Anlegen der CTG-Gurte. Mrs. W. beklagt sich, sie seien zu eng. Mehrmalige Anpassung. Hebamme zeigt Mr. W. den Herzschlag und die Kontraktionen auf dem Papierstreifen (Observation Notes, Labor Ward).

(Bryar, 1985, S. 292–293)

Dieses Beispiel illustriert viele verschiedene Facetten der Betreuung, zeigt aber gerade durch seine unspektakuläre Art die Auswirkung des medizinischen Modells, das sich in der Sorge des Arztes um die Erfüllung einer Vorschrift ausdrückt, obwohl es keinen Hinweis darauf gab, dass diese Frau einer besonderen Überwachung bedurfte.

Heutzutage drängt die Gesellschaft in Großbritannien vehement auf Veränderungen der Betreuungsangebote für schwangere und gebärende Frauen und Wöchnerinnen (House of Commons Health Committee, 1992; Department of Health, 1993a und 1993b). Das gesellschaftliche Modell hat sich auf geradezu dramatische Weise verändert, nun sollen sich auch die entsprechenden Organisationen verändern, d. h. jede einzelne Hebamme und alle Personen, die in der Geburtshilfe tätig sind, aber auch die von ihnen betreuten Frauen. Der handlungsorientierte Erklärungsansatz für Organisationen zeigt, dass es notwendig ist, sich auf gesellschaftlicher, organisationsbezogener (Beteiligung aller Gruppen innerhalb einer Organisation) und individueller Ebene mit den Hindernissen zu befassen, die einer Veränderung entgegen stehen. Welche Folgen ergeben sich beispielsweise aus diesen «Erfolgsindikatoren» für die drei Ebenen des Modells?

1. Alle Frauen sollen das Recht haben, eigene Aufzeichnungen zu führen.
6. Hebammen sollten bei allen Wochenstationen direkten Zugriff auf einige Belegbetten haben.

Je nach Modell der Hebammen, ärztlichen GeburtshelferInnen, Administratoren, Frauen und ihrer Familien, werden diese Indikatoren oder Aktionen an verschiedenen Orten mehr oder weniger schwierig zu realisieren sein.

Die Frage nach den Auswirkungen verschiedener Modelle auf die Praxis, also auf das Handeln von Hebammen, durchzieht das ganze Buch. Dabei bildet der handlungsorientierte Ansatz zur Erklärung von Organisationen die Grundlage für die kritische Betrachtung von Hebammenhandeln. Das Modell hilft bei der Klärung der Frage, warum es wichtig ist, dass Hebammen ihr Arbeitsmodell beschreiben können. Die Artikulation dieser Modelle ermöglicht es, sie mit den in der Gesellschaft vorhandenen Modellen und denen anderer Berufsgruppen, der Frauen und ihrer Familien, zu vergleichen. Probleme, die verhindern, dass die Betreuungsarbeit von Hebammen zum Ziel führt, aber auch Wege, die eine Veränderung herbeiführen, können dann leichter erkannt werden.

3.4 Modelle und Veränderung

Oft wird behauptet, die Einführung oder Übernahme eines Modells für die Hebammenarbeit verändere die Praxis wenig, und gleiche eher einer Evolution als einer Revolution. Das mag in manchen Situationen zutreffen, wie es auch Roach und Brown (1991) beschreiben. Betrachtet man Organisationen jedoch mit dem handlungsorientierten Ansatz, ist festzustellen, dass eine Veränderung der Philosophie einer Organisation, also des Modells ihrer Arbeitsgrundlage, fundamentale Auswirkungen auf alle Aspekte der Organisation hat. Soll das von den jüngsten Regierungsberichten anvisierte Modell Realität werden und sollen Hebammen ihren Beruf tatsächlich unabhängig ausüben können, sind Veränderungen des organisatorischen Rollensystems unumgänglich. Auch die Ausbildung des Nachwuchses muss verändert werden, bereits praktizierende Hebammen müssen bereit sein, neue Verantwortungsbereiche zu übernehmen und die Einstellung von ÄrztInnen und Angehörigen anderer Gesundheitsberufe, muss sich ebenfalls ändern. Das gesamte Betreuungssystem rund um Schwangerschaft und Geburt wird auf den Prüfstand kommen. Frauen und ihre Familien werden in die Entscheidungen über diese Veränderungen einbezogen werden müssen. Die Einführung eines neuen Modells setzt eine fundamentale Veränderung voraus, die vielleicht nicht alle begrüßen werden (Chapman, 1985).

Marris (1986) beschreibt drei verschiedene Typen von Veränderung: plötzlich/unerwartete, revolutionäre und geplante. Veränderungen in Organisationen, die Betreuungsdienste von Hebammen anbieten, sollten nicht plötzlich und unerwartet erfolgen (obwohl Veränderung von vielen dennoch so empfunden wird, wenn sie nicht sorgfältig geplant wurde). Sie wird selten revolutionär sein, im Sinne von Marris (1986), also mit Gewaltanwendung und Zerstörung einhergehen, dagegen revolutionär sein im Sinne einer gewaltigen Veränderung des Denkens, die sich in einer veränderten Philosophie niederschlägt. Meist sind Veränderungen in Gesundheitseinrichtungen jedoch geplant. Hegyvary (1982) beschreibt eine geplante Veränderung so: «Sie fängt mit der ersten Präsentation der Idee vor einer Gruppe an und endet, angenommen, sie verläuft erfolgreich, wenn die neue Idee in die Kultur der Gruppe integriert ist» (S. 12).

Geplante Veränderung kann durch einen der drei oder eine Kombination aller drei Ansätze erreicht werden (Chinn und Benne, 1976; zitiert von Hegyvary, 1982). Die empirisch-rationale Betrachtungsweise von Veränderung geht davon aus, dass gut informierte Menschen ihr Verhalten ändern, wenn ihnen das neue Verhalten vorteilhaft erscheint. Die normativ-reedukative Betrachtungsweise geht davon aus, dass Information zwar wichtig ist, Menschen ihr Verhalten jedoch nur ändern, wenn sie zuvor ihre inneren Einstellungen und Werthaltungen ändern. Die dritte Möglichkeit, Veränderung zu bewirken, besteht in der Ausübung von Macht und Zwang. Dabei werden weniger mächtige Personen von mächtigen zu Veränderungen gezwungen. Sollen die Praxismodelle von Hebammen verändert werden, muss bedacht werden, dass das Betreuungsmodell einer Hebamme eine sehr persönliche Sache ist. Die Veränderung individueller Modelle setzt demnach Veränderungen der Werte und inneren Einstellungen voraus, was am besten durch den normativ-reedukativen Ansatz erreicht wird. Veränderungen auf organisatorischer Ebene, die an die Grundfesten einer Organisation rühren, müssen von einer Veränderung der Herzen und Köpfe, der Wertvorstellungen und inneren Haltungen begleitet werden, wozu wiederum der normativ-reedukative Ansatz besonders geeignet ist.

Lewin (1952) befasst sich mit Veränderung durch normativ-reedukative Maßnahmen und macht sich Gedanken über die Auswirkungen von Gruppenzugehörigkeit auf die Veränderung. In einer Studie über die Verabreichung von Lebertran und Orangensaft bei jungen Müttern fand Lewin heraus, dass Frauen, die in einer Gruppe beraten wurden, diese Zusatzgaben ihren Kindern eher verabreichten als Frauen, die diese Information in einem Einzelgespräch bekamen. Lewin sieht den Veränderungsprozess als Veränderung des Individuums bei der Beachtung bestimmter Regeln. Die Veränderung kommt durch einen Prozess des Auftauens, Bewegens und Wiedereinfrierens zu Stande und wird durch die Zugehörigkeit zu einer Gruppe erleichtert:

1. [Unterweisung] muss die kognitive Struktur verändern, die Wirklichkeit, Überzeugungen, Erwartungen einer Person sowie ihre Sichtweise von der physikalischen und sozialen Welt.
2. Sie muss die Wertmaßstäbe und Grundsätze der Person verändern, ihre Vorstellungen über falsches und richtiges Handeln, aber auch ihre Auffassungen in Bezug auf Status und Autorität, sowie ihre Sympathien für und Aversionen gegen andere Gruppen und deren Standards.
3. Sie muss neue motorische Handlungen, ein neues Verhaltensrepertoire und eine bewusste Kontrolle der Körperbewegungen und sozialen Handlungen auslösen. (Hegyvary, 1982, S. 12)

Veränderung setzt also eine veränderte Überzeugung, ein anderes Bild oder Modell von Betreuung und neue Handlungen, ein verändertes Betreuungsverhalten, voraus. Diese Beschreibung zeigt, wie wichtig es ist, dass den Menschen, in unserem Fall den Hebammen, Gelegenheit gegeben wird, neue Fertigkeiten zu erwerben (sofern sie ihnen noch fehlen), z. B. Methoden der Erwachsenenbildung oder Methoden, die geeignet sind, Frauen zur Teilhabe an ihrer Betreuung zu bewegen. Dieses Modell lässt ferner den Schluss zu, dass Veränderungen innerhalb von Organisationen oft Prozesse sind, die nur sehr langsam ablaufen, weil sie von der Internalisierung des Modells oder der Veränderung durch jede und jeden Einzelnen abhängen und davon, wie diese mit der Veränderung zurecht kommen.

Marris (1986) betont, dass der Veränderungsprozess sorgfältiger Vorbereitung und Begleitung bedarf, um spätere Probleme auf persönlicher Ebene und der Ebene der Organisation selbst zu vermeiden und eine echte Veränderung zu bewirken. Marris (1986) hat einen Todesfall, einen Umzug und andere, mit Veränderung verbundene Situationen untersucht und festgestellt, dass die Menschen in all diesen Lebenslagen bestrebt waren, die Kontinuität ihrer Umgebung und ihrer Lebensumstände zu wahren. Unsere Verhaltensweisen orientieren sich an früheren Erfahrungen, die unsere Überzeugungen und inneren Haltungen geprägt haben. Jede Veränderung bedroht diese Kontinuität, weshalb die Menschen versuchen, sie, die sinnstiftende Grundlage ihres Lebens, zu erhalten oder wiederherzustellen.

Veränderungen werden von Marris (1986) daran gemessen, bis zu welchem Grad sie die Weltsicht einer Person stören und ihre Balance zwischen Kontinuität, Wachstum und Verlust im Lichte früherer Erfahrungen gefährden. Die erste Art von Veränderung ist substituierend und löst keine Sinnkrise aus. Die zweite Art geht mit Wachstum einher, dennoch können die Veränderungen noch in die vorhandene Lebensauffassung integriert werden. Die dritte Art ist potenziell zerstörerisch, weil sie Verlust und Diskontinuität nach sich zieht. Demnach kann ein und dieselbe Veränderung von verschiedenen Personen unterschiedlich betrachtet werden. So wird beispielsweise eine Hebamme, die sich schon immer um individualisierte Betreuung bemüht hat, die Chance, in einem kleinen Team mit begrenzter Fallzahl zu arbeiten begrüßen, während es einer anderen, deren größte Sorge den organisatorischen Einzelheiten der Struktur ihres klinischen Tätigkeitsfeldes galt, schwerer fallen mag, den weniger strukturieren Arbeitsablauf eines Hebammenteams zu akzeptieren, das sich zum Ziel gesetzt hat, Frauen individuell zu betreuen. Jede einzelne Hebamme hat bestimmte Erwartungen an sich und bestimmte Ansichten über Geburt sowie die Betreuung schwangerer und gebärender Frauen und Wöchnerinnen, jede erwirbt gewisse Verhaltensmuster. Eine Veränderung, ob willkommen oder nicht, stellt immer eine Unterbrechung dieser Vorgaben dar:

> Veränderung bedroht diese Erfahrung mit Entwertung, droht, die Person der Fertigkeiten zu berauben, die sie gelernt hat, ihre Ziele in Frage zu stellen und die feinsinnigen Rationalisierungen und Kompensierungen zu erschüttern, die sie sich zurechtgelegt hat, um die verschiedenen Aspekte ihrer Situation in Einklang zu bringen. (Marris, 1986, S. 157)

Marris (1986) regt an, Veränderungen ähnlich wie einen Trauerfall zu betrachten, bei dem als sicher geltende Sinngebungen erschüttert werden. Wie Trauernde nach einem Todesfall, brauchen Menschen, die mit Veränderung konfrontiert sind, Zeit zur Verarbeitung der damit verbundenen Gefühle. Sie brauchen Gelegenheit, ihre Wut oder ihre Verzweiflung auszudrücken, die Veränderung zu hinterfragen und anzuzweifeln und den Verlust zu verarbeiten, der mit jeder Veränderung verbunden ist, mag sie nun willkommen sein oder nicht. In ihren Studien über die Einführung des Pflegeprozesses und der Bezugspflege haben Mead und Bryar (1992) festgestellt, dass auf Veränderung mit Angst oder Verdrängung reagiert wird, dass sie als persönliche Bedrohung aufgefasst wird, Schuldzuweisungen und Verhandlungen stattfinden. Ferner leidet die Einschätzbarkeit von Situationen und das Selbstgefühl unter der Veränderung. Jede Person, die eine Veränderung herbeiführen will, ein neues Betreuungssystem vielleicht, muss diesen Reaktionsprozess verstehen, den jede Veränderung auslöst, bevor sie akzeptiert oder verworfen wird. Viele Menschen, die eine Veränderung bewirken wollen, fühlen sich persönlich dafür verantwortlich, wenn sie scheitern. Marris (1986) belegt jedoch, dass es immer und überall bestimmte Dinge gibt, die sich der Kontrolle der mit Veränderung beauftragten Person entziehen, die sie aber berücksichtigen muss, um Schaden von denen, die sich verändern sollen, abzuwenden und ein Scheitern des Unterfangens zu verhindern.

Neue Betreuungsmodelle setzen ein verändertes Denken, andere Werthaltungen und Überzeugungen in Organisationsstrukturen voraus, andere gesellschaftliche Einstellungen und verändertes praktisches Handeln. Solche Veränderungen müssen umsichtig und mit Bedacht angegangen werden.

3.5 Das holländische Betreuungsmodell und die Arbeit von Hebammen

Im ersten Teil dieses Kapitels wurde ein Modell, nämlich der handlungsorientierte Ansatz, zum Verständnis von Organisationen vorgestellt. Er erklärt, wie die Betreuungsmodelle der verschiedenen Teile der Organisation miteinander verbunden sind, die bestimmen, welche Art der Betreuung die schwangere oder gebärende Frau oder Wöchnerin erfährt. In diesem Teil wird das niederländische Betreuungssystem untersucht, um aufzuzeigen, welche Auswirkungen ein anderes gesellschaftliches Modell auf das Betreuungsangebot rund um die Geburt hat.

Die folgende Beschreibung betont zwar die Unterschiede zwischen den Betreuungsangeboten in den Niederlanden und denen in Großbritannien, wobei daran erinnert werden muss, dass es auch in den Niederlanden selbst unterschiedliche Formen gibt. Da existieren zum einen technisch perfekt ausgestattete Krankenhäuser, zum anderen ein hoch entwickeltes Hausgeburtswesen, das meist in der Hand selbstständiger Hebammen liegt, in manchen Gebieten aber von Hebammen sichergestellt wird, die Angestellte der kommunalen Gesundheitsbehörde sind. Wie in Großbritannien auch, drängt die Gesellschaft auf Kosteneinsparung (ein Einfluss auf gesellschaftlicher Ebene) und setzt damit das Hebammenwesen konstant unter Druck. Der Wettbewerb zwischen den vielen Allgemeinarztpraxen und ärztlichen GeburtshelferInnen um die Betreuung von Frauen beeinflusst ebenfalls die von Hebammen leistbare Betreuungsarbeit (Benoit, 1992).

Den Betreuungsangeboten in den Niederlanden liegt die Philosophie zu Grunde, dass Schwangerschaft und Geburt normale, physiologische Prozesse sind. Kloosterman (1984) bemerkt dazu: «Das System geht von der Annahme aus, dass der Geburtsvorgang prinzipiell so zum Menschsein gehört, wie Atmen und Lachen» (S. 115). Diese gesellschaftliche Haltung hat ein System hervorgebracht, das Hausgeburten unterstützt, die Rolle der Hebamme als Helferin beim normalen Geburtsverlauf anerkennt, Frauen die grundsätzliche Fähigkeit zu gebären zuschreibt und ihnen die Kontrolle über den Geburtsvorgang überlässt. Dieser Grundgedanke hat zu einer Organisation der Betreuungsangebote für Schwangere, Gebärende und Wöchnerinnen geführt, die folgende Merkmale (Aktionen) aufweist: Über 33 % der Geburten finden zu Hause statt, Hebammen arbeiten in freien Praxen und setzen dabei, genau wie AllgemeinärztInnen und ärztliche

GeburtshelferInnen offenbar nur wenig technische Hilfsmittel ein (Smulders und Limburg, 1988).

Sechs Faktoren, die mit dem handlungsorientierten Erklärungsansatz verbunden sind, bilden dabei die Grundlage der Organisation geburtshilflicher Betreuungsangebote:

1. Das kulturelle Umfeld in den Niederlanden, das eine Geburt als normalen Vorgang betrachtet, der zu Hause stattfinden sollte (institutionalisierter Wissensbestand);
2. die rechtliche Stellung der Hebamme als Freiberuflerin, deren Tätigkeit gesetzlich geregelt ist (ein weiterer Indikator für den gesellschaftlichen Stellenwert von Hebammen) (institutionalisierter Wissensbestand und das organisatorische Rollensystem);
3. das nationale pränatale Screeningsystem (organisatorisches Rollensystem);
4. die Hilfe, die Hebammen bei einer Hausgeburt und Wöchnerinnen und ihre Familien durch Hausgeburtshelferinnen (maternity home care assistants) erfahren (institutionalisiertes Rollensystem und Definitionen der Situation durch die Akteure);
5. das Versicherungssystem (institutionalisierter Wissensbestand und organisatorisches Rollensystem);
6. die Tatsache, dass freie Hebammen, wie AllgemeinärztInnen und GeburtshelferInnen unabhängige Praxen betreiben und UnternehmerInnen sind (Bryar, 1991b; Teijlingen van, 1991) (organisatorisches Rollensystem und Definition der Situation durch die Akteure).

Smulders und Limburg (1988) beschreiben die historische Entwicklung des Hebammenwesens in den Niederlanden und betonen, dass im 19. Jahrhundert zwischen Hebammen, Allgemeinärzten und akademisch ausgebildeten Doktoren (den späteren ärztlichen GeburtshelferInnen) ein Klima der Kooperation herrschte, und kein Klima der Konkurrenz. Das große Maß an Kooperation stand in krassem Gegensatz zur Unterdrückung und Feindseligkeit, die Hebammen in anderen Ländern erdulden mussten (Donnison, 1988; Sullivan und Weitz, 1988). Im Jahr 1965 wurde in den Niederlanden ein Gesetz erlassen, das die Arbeitsbereiche von Hebammen und Ärzten, die sich mit Geburtshilfe befassen, definierte.

Hebammen spielten bei der Betreuung von Frauen rund um die normale Geburt die Hauptrolle und hatten einen entsprechenden Status inne. Smulders und Limburg (1988) vergleichen den Stand der Hebamme dem der Pflegekraft und bemerken:

Eine Pflegekraft muss innerhalb der Hierarchie eines Krankenhauses arbeiten, unter der Kontrolle der Ärzteschaft. Eine Hebamme dagegen hat auf dem Gebiet der Geburtshilfe die gleichen Rechte wie ein Allgemeinarzt oder eine Allgemeinärztin. Von ihr wird erwartet, dass sie auf diesem Gebiet unabhängig arbeitet. (Smulders und Limburg, 1988; S. 239)

Die gesetzlichen Vorgaben stützen diese freiberuflichen Hebammen durch ein Honorarsystem, das die Bezahlung der Betreuung einer Frau mit normalem Schwangerschaftsverlauf auf Hebammen beschränkt. Durch die Gründung von drei Hebammenschulen ordnete der Staat auch die Ausbildung (die erste wurde 1861 eingerichtet). Heute dauert die Ausbildung von Hebammen drei Jahre und wird in drei Zentren angeboten (Teijlingen van und McCaffery, 1987). Staat und Gesellschaft haben also die Arbeit von Hebammen und deren Ausbildung so geregelt, dass sie im Stande sind, die von der Gesellschaft gewünschte Betreuung für Frauen mit normalem Schwangerschafts- und Geburtsverlauf zu gewährleisten.

Die Gesetzgebung in den Niederlanden begrenzte das Engagement von ÄrztInnen in der Betreuung von Frauen mit normalen Verläufen, indem sie für deren Leistungen keine Bezahlung vorsieht. Damit beschränkt das Gesetz den Einfluss des Ärztestands auf Hebammen und Frauen. Da sie für die Betreuung von Frauen mit einer normalen Schwangerschaft nicht bezahlt wurden, interessierten sich die ÄrztInnen weniger für diese Arbeit, womit der Ausweitung ihres Arbeitsgebiets Einhalt geboten war. Dennoch gab es auch in den Niederlanden immer wieder einzelne MedizinerInnen, die dies nicht hinnehmen wollten. In Großbritannien und anderen Ländern wurde das Arbeitsgebiet der Ärzteschaft nicht auf diese Weise reglementiert, sondern auf die Betreuung von Frauen mit unkomplizierten Schwangerschaften ausgedehnt, wodurch der Arbeitsbereich von Hebammen beschnitten wurde. Viele Hebammen in Großbritannien würden ihre eigene Stellung in der oben angeführten Beschreibung der Stellung von Pflegekräften durch Smulders und Limburg (1988) wiedererkennen. Ein gesetzgeberischer Akt, der die Werthaltungen und das Wissen der Gesellschaft spiegelt, hat in den Niederlanden das organisatorische Rollensystem beeinflusst und die Dominanz einer Berufsgruppe über die andere eingeschränkt.

Die Betreuung schwangerer Frauen wird von pränatalem Screening bestimmt. Der Screeningprozess sondert Frauen aus, für die eine Krankenhausgeburt ratsam ist (Teijlingen van, 1992). Das steht in krassem Gegensatz zum System in Großbritannien, wo es selbstverständlich ist, dass alle Frauen im Krankenhaus gebären und Hausgeburten als «asoziales Verhalten einer sich selbst vernachlässigenden Subkultur» gilt (Offerman, 1985, zitiert von Kitzinger, 1988, S. 231). Das pränatale Screeningsystem wurde von Professor Kloosterman und Anderen entwickelt und regelmäßig auf den neuesten Stand gebracht (Teijlingen van, 1992). Mit einer Kombination von physiologischen und sozialen Kriterien wird festgestellt, welche Frauen vermutlich Komplikationen entwickeln werden und diese dann an ärztliche GeburtshelferInnen verwiesen. Es ist Hebammen nicht erlaubt, Frauen mit hohem Risiko zu betreuen. Frauen, von denen zu erwarten ist, dass sie eine normale Schwangerschaft haben werden, können von einer Hebamme oder einem praktischen Arzt/einer praktischen Ärztin betreut werden. Die Frauen haben im Durchschnitt zwölf Betreuungstermine vor der Geburt und können die ganze

Schwangerschaft über zu jedem Zeitpunkt an den Facharzt oder die Fachärztin überwiesen werden.

Nach der Entbindung werden die Frauen acht Tage lang von ihrer Hebamme betreut, unterstützt von Hausgeburtsassistentinnen, die bei Hausgeburten helfen und mit allen Aspekten der häuslichen Pflege und Betreuung von Familien vertraut sind (Teijlingen van, 1992). Die Assistentinnen bieten praktische Unterstützung, Rat und gesundheitsbezogene Unterweisung, was der Hebamme (die sich, wie im Folgenden beschrieben, um eine beträchtliche Anzahl von Fällen zu kümmern hat) erlaubt, sich auf andere Aspekte der Betreuung zu konzentrieren. Oppenheimer (1993) kommentiert dies folgendermaßen: «Die Hebamme kommt nur zur Konsultation ins Haus» (S. 1401). Van Teijlingen (1990) bemerkt: «Die holländischen Hebammen und AllgemeinärztInnen sind froh, dass die meisten Pflege- und Betreuungsaufgaben von den Hausgeburtsassistentinnen erledigt werden» (S. 367). Smulders und Limburg (1988) schreiben, dass die Hausgeburtsassistentin über den Verlauf der postnatalen Zeit Aufzeichnungen macht, die dann, wenn die Hebamme kommt, mit dieser und den Eltern besprochen werden.

Hausgeburtsassistentinnen stehen seit 1925 zur Verfügung (Smulders und Limburg, 1988) was ein Indiz ist für den Wert, den die Gesellschaft der Betreuung von Frauen im Wochenbett beimisst und belegt, dass allen klar ist, dass Wöchnerinnen Hilfe brauchen, um sich selbst und ihre Familien zu versorgen, aber auch Hilfe beim Umgang mit dem Neugeborenen benötigen. Dieses System trägt auch der Tatsache Rechnung, dass sich die Hebamme bei Wochenbettbesuchen nicht viel Zeit für jede einzelne Frau nehmen kann. In Großbritannien haben traditionsgemäß Hebammen den größten Teil der postnatalen Betreuung übernommen, obschon es in manchen Landesteilen auch hauswirtschaftliche Hilfen gab, die den Frauen in den ersten Tagen nach der Entbindung zur Seite standen. Towler und Bramall (1986) sowie Leap und Hunter (1993) beschreiben das Ausmaß der «pflegerischen» Betreuung, die Hebammen bis in die sechziger Jahre bei Frauen leisteten, die nach der Entbindung viele Tage Bettruhe einhalten mussten. Diese umfangreiche postnatale Betreuung steht im Gegensatz zur begrenzten pränatalen Betreuung, die Frauen am Anfang des 20. Jahrhunderts in Großbritannien zugänglich war. In den Niederlanden hat die intensive pränatale Betreuung vielleicht zur Entwicklung des Berufs der Hausgeburtsassistentin (oder Gesundheitshelferin) geführt, der die häusliche postnatale Betreuung obliegt. Van Teijlingen (1992) stellt fest, dass holländische Hebammen jährlich etwa 100 bis 250 Frauen betreuen (und bei den Geburten von durchschnittlich 160 dieser Frauen dabei sind) und schreibt: «Das holländische Betreuungssystem hätte ohne sie [die Hausgeburtsassistentinnen] nicht überlebt» (S. 3). Bei Veränderungen der Organisation geburtshilflicher Angebote und des Hebammenwesens in Großbritannien muss die Arbeit von Hausgeburtsassistentinnen sorgfältig betrachtet und in alle Überlegungen einbezogen werden.

Das Gesundheitswesen in den Niederlanden wird von einer Reihe von Versicherungssystemen finanziert (Ministry of Welfare, Health and Cultural Affairs, 1987). Seit 1865 ist die Bezahlung von Hebammen für Hausgeburtshilfe gesetzlich geregelt und erfolgt von der Krankenkasse (Teijlingen van und McCafferty, 1987). Hebammen sind die einzige Berufsgruppe, die für die Betreuung von Frauen mit normalem Schwangerschaftsverlauf bezahlt werden. AllgemeinärztInnen bekommen diese Betreuungsleistung nur dann vergütet, wenn keine Hebamme in diesem Gebiet arbeitet, FachärztInnen werden dafür überhaupt nicht bezahlt, sondern nur für die Betreuung von Frauen mit Risikoschwangerschaften (Teijlingen van, 1991). Das bedeutet einerseits, dass das Einkommen der Hebammen gesichert ist, Frauen andererseits aber nur begrenzt auswählen können, wer ihre Betreuung übernimmt. Smulders und Limburg (1988, S. 239) berichten, dass die Ärzteschaft dieses Entlohnungssystem seit Jahren kritisiert. Dass es dennoch weitergeführt wird, ist dem Wunsch der Regierung (also der Gesellschaft) nach Erhalt des Hebammenstands zu verdanken. Es hat vielleicht auch wegen der großen Unterschiede in der Höhe der Bezahlung der Betreuungsleistungen von Hebammen und ÄrztInnen Bestand. In Großbritannien verdient ein Facharzt oder eine Fachärztin im staatlichen Gesundheitswesen 50 000 Pfund, während das Durchschnittseinkommen einer Hebamme 15 000 Pfund beträgt (Pallot, 1993).

In den Niederlanden sind Hebammen, AllgemeinärztInnen und GynäkologInnen unabhängige VertragspartnerInnen, UnternehmerInnen oder kleine Betriebe, wie die Allgemeinarztpraxen in Großbritannien auch. Als solche stehen sie in Konkurrenz zueinander, wobei die gesetzlich geregelte Beschränkung der Hebammenarbeit und das oben beschriebene Honorierungssystem den Wettbewerb in gewissem Umfang eindämmen. Der Schutz, den die Rolle der Hebamme durch das Gesetz genießt, sichert die Hebamme, ihren Status und ihr Einkommen ab, begrenzt aber auch ihr Tätigkeitsfeld auf die Normalität. Stellt sie eine Abweichung vom normalen Schwangerschaftsverlauf fest, ist sie für die Betreuung nicht mehr zuständig. Die Konkurrenzsituation zwischen Hebammen und ÄrztInnen mag Hebammen davon abhalten, Frauen an einen Facharzt oder eine Fachärztin zu überweisen, weil sie davon ausgehen müssen, dass die Betreuung der Frau dann ganz in deren Hände übergeht. Das geschieht aus medizinischen, vielleicht aber auch aus finanziellen Gründen (Teijlingen van und McCafferty, 1987).

ÄrztInnen begründen die anhaltende Betreuung einer Frau, die an sie überwiesen wurde, mit verschiedenen Argumenten. Oft verstärken sie die Besorgnis der Frau über ihre Schwangerschaft (Teijlingen van und McCaffery, 1987) und untergraben ihr Selbstvertrauen. McKay (1993) zitiert Astrid Limburgs Beschreibung dieses Vorgangs: «Limburg charakterisiert die Haltung des Arztes mit ‹vertraue mir›, was dazu führt, dass die Frau mehr auf den Arzt blickt als auf ihre eigene Fähigkeit zu gebären, worauf Frauen ihre Sicherheit verlieren» (S. 119). Smulders und Limburg (1988) betonten jedoch, dass in schwierigen Zeiten die Stellung der

Hebammen in den Niederlanden auch von einflussreichen FachärztInnen verteidigt wurde. So unterstützte beispielsweise Professor Kloosterman (1984) in seinen Veröffentlichungen den Gedanken der Hausgeburt und die Rolle der Hebamme als Helferin beim normalen Geburtsverlauf.

Ein anderes Mittel zur Begrenzung von Konkurrenzsituationen zwischen freien UnternehmerInnen besteht in der Beschränkung des Zugangs zu einem bestimmten Beruf. Das ist in den Niederlanden geschehen, wo es 1986 nur 949 Hebammen gab, wovon 695 frei praktizierten und eine Bevölkerung von etwa 14,9 Millionen versorgte (Smulders and Limburg, 1988). Es gibt also in den Niederlanden 63 Hebammen für eine Million EinwohnerInnen, verglichen mit 2159 Hebammen in Großbritannien. (Teijlingen van, 1993). Diese Zahl basiert auf einer Schätzung von Flint (1993, S. 59–60), die von 22 666 klinisch tätigen Hebammen in England und Wales ausgeht und sich auf den Mikrozensus von 1991 bezieht, der für England und Wales eine Einwohnerzahl von 48 925 000 nennt (Teijlingen van, 1993). Flint (1993) schätzt, dass in diesem Gebiet 19 740 Hebammen, die pro Jahr je 36 Frauen kontinuierlich betreuen, die Versorgung aller Frauen sichern könnten, wobei der kleine Rest der Hebammen klinisch tätig wäre, um Frauen, die dies tatsächlich benötigen, intensiv zu betreuen. Bell et al. (1992) informieren über weitere strukturelle Bedingungen, als Voraussetzung für eine unabhängige Hebammentätigkeit.

McKay (1993) vermutet, dass der Druck auf die holländischen Hebammen zunehmen wird, weil die Zahl der FachärztInnen steigt und Hebammen immer mehr Arbeit aufgeladen bekommen, wofür sie jedoch im Vergleich zu FachärztInnen unterbezahlt werden. Sie fügt hinzu, dass auch die Einführung marktwirtschaftlicher Elemente ins Gesundheitswesen den Druck erhöhen wird, weil die Stellung der Hebamme als Hauptverantwortliche für Frauen mit normalen Schwangerschaften dann nicht länger geschützt wird.

Dieses Beispiel verdeutlicht die Wichtigkeit des gesellschaftlichen Kontexts von Gesundheitsdiensten. Fast 130 Jahre lang wurde der spezielle Platz, den Hebammen in der niederländischen Gesellschaft einnehmen, durch das Honorierungssystem geschützt. Diese Ära könnte mit der Einführung von Wettbewerb und marktwirtschaftlichen Elementen ein Ende finden. Das Überleben von Hebammen hinge dann vom Verhalten der Frauen und Familien ab, die Hebammendienste in Anspruch nehmen und davon, in welchem Maß sich andere Modelle von Schwangerschaft, z. B. das medizinische Modell, in der Gesellschaft, die bislang Schwangerschaft und Geburt weitgehend als natürliche Vorgänge betrachtete, durchsetzen können (siehe Kapitel 5). Das Thema marktwirtschaftliche Orientierung ist in der Strukturdebatte des Hebammenwesens in Großbritannien derzeit sehr aktuell. Das System von Angebot und Nachfrage erschließt den Hebammen neue Möglichkeiten, sich mit einer freien Praxis niederzulassen und Betreuungsverträge mit den interessierten Frauen abzuschließen. Das Beispiel der

Niederlande zeigt jedoch, dass der freie Markt in dem speziellen Bereich dazu führen kann, dass die Betreuung durch Hebammen weniger persönlich erfolgt und Hebammen gewaltig überlastet, weil sie, um ihre Existenz vernünftig zu sichern, gezwungen sind, viele Fälle anzunehmen. Diese Entwicklung kann nur durch ein staatlich garantiertes Einkommen vermieden werden (Benoit, 1992).

Das niederländische Sozialsystem hat die Stellung der Hebamme gestützt und erhalten, weil die Betreuung von dem Grundsatz ausgeht, dass Schwangerschaft ein normales Lebensereignis ist (Oppenheimer, 1992). Die Gesetzgebung hat den Aktionsbereich der Ärzteschaft begrenzt, einer mächtigen Berufsgruppe, die mit Hebammen um die Betreuung werdender Mütter konkurriert. Das organisatorische Rollensystem hat Hebammen einen gesetzlich festgelegten Rahmen für ihre Arbeit geschaffen und ihnen den gleichen Status und die gleiche Verantwortung wie AllgemeinärztInnen übertragen. Die Zugangsbeschränkung zum Beruf der Hebamme hat ihre Zahl begrenzt. Die Unterstützung anderer Rolleninhaber, z. B. führender FrauenärztInnen, hat dazu beigetragen, die Rolle der Hebammen zu erhalten, wie es auch die Arbeit der Hausgeburtsassisteninnen getan hat. Die freiberufliche Arbeit als einzelne Hebamme oder in einer kleinen Praxisgemeinschaft, hat es Hebammen ermöglicht, ihrer Philosophie gemäß zu betreuen. Die schwangere Frau ist eine gesunde Person, die, mit Unterstützung, «etwas ganz Besonderes zu Wege bringt», wie Smulders und Limburg (1988, S. 241) es formulieren. Auch die Frauen und ihre Familien betrachteten die Geburt als natürlichen Vorgang, wie folgender Kommentar einer Niederländerin belegt: «Ich habe mit vielen Leuten darüber gesprochen, alle hatten sie natürlich Schwestern oder Enkeltöchter, die ohne die geringsten Probleme entbunden hatten. Ich habe keine einzige negative Geschichte gehört. Manche sagten: ‹Ich wurde so auf die Welt gebracht, und es hat mir nicht geschadet, stimmts?›» (Rees van, et al. 1984).

Das System in den Niederlanden unterscheidet sich sehr vom britischen, dennoch schlägt die Regierung in ihren jüngsten Publikationen (House of Common Health Committee, 1992; Department of Health, 1993a) vor, die geburtshilflichen Angebote am niederländischen Modell zu orientieren. Die Diskussion hat die komplexen Verbindungen und Abhängigkeiten des gesamten geburtshilflichen Betreuungssystems offengelegt und gezeigt, dass bei dessen Neuordnung die vielen verschiedenen Aspekte berücksichtigt werden müssen. Die kritische Betrachtung ergab, dass der handlungsorientierte Ansatz zur Erklärung von Organisationen die Bandbreite der zu beachtenden Aspekte einschränkt. Handy (1976) stellt fest, dass oft 60 oder mehr Aspekte einer Organisation berücksichtigen müssen, wenn im geburtshilflichen Betreuungswesen eine Veränderung (Aktion) stattfinden soll. Die Diskussion belegt auch die dynamische Natur von Organisationen, und dass sie sich fortlaufend verändern. Es wurden mehrere Faktoren angeführt, die das gegenwärtige System in den Niederlanden bedrohen, was beweist, dass Veränderungen in einem Bereich, z. B. in der Einstellung der Gesellschaft gegenüber Hebammen oder steigende Gesundheitskosten, tiefgreifende Auswirkungen auf andere Aspekte der Organisation und des Betreuungswesens haben kann. Kloosterman (1984) hat zusammengefasst, welche Probleme sich ergeben, wenn der Schutz von beiden Gruppen sichergestellt werden soll, die Notwendigkeit eines gemeinsamen Ansatzes aller an der Geburtshilfe beteiligten Gruppen betont und die Schwierigkeiten benannt, die bei der Entwicklung eines solchen Systems auftreten:

1. Schutz einer kleinen Minderheit von Müttern und ihrer Kinder vor den Gefahren einer Schwangerschaft und Geburt durch die Errungenschaften der modernen Medizin.
2. Schutz der großen Mehrheit von Müttern und ihrer Kinder vor menschlicher Einmischung und vor Bestrebungen, aus dem normalen physiologischen Vorgang eine medizinische Operation zu machen.
   Um diese Ziele zu erreichen, brauchen wir eine starke Organisation des Hebammenwesens, die vom Staat, vom medizinischen Establishment und nicht zuletzt von den werdenden Müttern selbst unterstützt wird. Eine solche Organisation intakt zu halten, ist schwer genug wenn sie bereits besteht, von den Problemen einer Neugründung ganz zu schweigen. (Kloosterman, 1984, S. 125)

3.6 Zusammenfassung

Ziel dieses Kapitels war es zu beschreiben, wie die verschiedenen Faktoren das Hebammenwesen beeinflussen. Es wurde der organisatorische Kontext der Hebammentätigkeit dargestellt und der handlungsorientierte Bezugsrahmen, das Modell zum Verständnis der verschiedenen Faktoren, die das Handeln, also die Betreuung schwangerer und gebärender Frauen und Wöchnerinnen, tangieren. Die Betreuungsarbeit von Hebammen findet in einer komplexen gesellschaftlichen Situation statt, und jede Veränderung dieser Betreuung muss, neben den Eigenschaften der einzelnen Hebamme, auch die anderen Einflussfaktoren berücksichtigen. Der Veränderungsprozess wurde mit dem Trauerprozess verglichen. Wenn es eine Veränderung gibt, muss sie der betroffene Mensch in seine Weltsicht integrieren. Schließlich wurde die Organisation der geburtshilflichen Angebote in den Niederlanden beschrieben. Sie sind in einer Gesellschaft verankert, die Schwangerschaft mehrheitlich als normales Lebensereignis betrachtet. Das hat Auswirkungen auf die Organisation der Betreuungsangebote rund um die Geburt und zwar auf staatlicher Ebene durch das Honorierungssystem, auf die Erwartungshaltung der Frauen in Bezug auf ihre Betreuung und die Arbeitsbedingungen frei praktizierender Hebammen.

3.7 Übungen

Beantworten Sie folgende Fragen zu Ihrer eigenen Tätigkeit und greifen Sie dafür auf das Material dieses Kapitels zurück.

1. Wessen Bedürfnisse bestimmen in Ihrer Alltagspraxis überwiegend die Art Ihrer leistbaren Betreuungsarbeit?
2. Wie wirken sich Krankenhaus, Team, Gemeinde oder andere Settings auf Ihre Betreuungsarbeit aus?
3. Würden Sie sich als vor-professionelle, technokratische oder professionelle Hebamme bezeichnen [um Benoits (1987) Bezeichnungen zu verwenden]?
4. Handy (1976) hat verschiedene Organisationstypen beschrieben. Ordnen Sie Ihren Arbeitsplatz einem Typ zu.
5. Nennen Sie die wichtigsten Faktoren, die bestimmen, welche Art von Betreuung Sie leisten können und bedienen Sie sich dabei des handlungsorientierten Bezugsrahmens.
6. Nennen Sie ein Beispiel für individualisierte Betreuung und die Faktoren, die diese Art der Betreuung behindert oder gefördert haben.
7. «Alle Frauen sollten das Recht haben, eigene Aufzeichnungen zu machen» «Hebammen sollten auf allen Wochenstationen Belegbetten haben können.» (Department of Health, 1993a)
   Erläutern Sie diese Ziele und verwenden Sie dabei den handlungsorientierten Bezugsrahmen; beschreiben Sie, welche Veränderungen notwendig wären, um diese Ziele zu erreichen.
8. Denken Sie an eine Zeit in Ihrem Leben, die eine Veränderung brachte. Wie wurde Ihnen die Veränderung präsentiert, und wie haben Sie auf die Veränderung reagiert? Wie würden Sie künftig mit einem Veränderungsprozess umgehen?
9. Wie sichert das niederländische Betreuungssystem Betreuungskontinuität, Selbstbestimmung und Selbstverantwortung der Frauen? (continuity, choice, control)
10. Welche Eigenschaften des niederländischen geburtshilflichen Betreuungssystems sollten Ihrer Meinung nach, wenn überhaupt, vom britischen System übernommen werden, und wie könnte dies bewerkstelligt werden?
11. Beschreiben Sie das Modell von Schwangerschaft, an dem sich die Organisation, in der Sie arbeiten, orientiert.

4 Wie Modelle und Theorien die Hebammenarbeit beeinflussen

> Grantley Dick-Read hat in allen seinen Werken nicht von einer «Entbindungsmethode» gesprochen, sondern von einer Lebensphilosophie, in der Geburt nur einen Teil, wenn auch einen sehr wesentlichen, ausmacht. Er vertrat die Meinung, dass die Art der Geburtserfahrung nicht nur das Kind beeinflusst (zum Guten oder Schlechten), sondern auch die Familie, in die es hineingeboren wird. Er behauptete, die Geburtspraktiken eines Volks spiegelten die Einstellung dieses Volks zur Unantastbarkeit und Würde des Lebens, beeinflussten dieses Volk zum Guten oder Schlechten, und hätten letztlich Auswirkungen auf die ganze Welt. (Wessel und Ellis, 1987, S. 2)

4.1 Einführung

In diesem Kapitel werden ein Konzept und zwei Modelle vorgestellt, die die Hebammentätigkeit beeinflussen oder untermauern, jedoch in anderen Praxisbereichen oder anderen Disziplinen entwickelt wurden. Wie in Kapitel 3 erläutert, sind die Handlungen von Hebammen, also die Betreuung schwangerer und gebärender Frauen und Wöchnerinnen, das Ergebnis der Interaktion der Vorstellungen (des Modells) von Geburt und Hebammenarbeit, die innerhalb einer Gesellschaft und in der Gesundheitseinrichtung vorherrschen, aber auch Ergebnis des persönlichen Modells der jeweiligen Hebamme. Diese Modelle, Theorien und Konzepte müssen untersucht werden, weil sie die Bedingungen, unter denen Hebammen ihre Tätigkeit ausüben, aber auch die Tätigkeit selbst, beeinflussen.

Die Bandbreite der Fachrichtungen, Theorien und Modelle, die das Hebammenwesen und die Voraussetzungen für die Betreuung der Frauen prägen, ist sehr groß, wie die Literatur über das Hebammenwesen und andere Gebiete beweist. Hier eine Auswahl:

Soziologie: Rollentheorie (Jenson et al. 1977); Symbolische Interaktionstheorie (Moore, 1983); Austauschtheorie (Moore, 1983); Systemtheorie (Moore, 1983); Konflikttheorie (Moore, 1983); Funktionalismus (Moore, 1983); Veränderungstheorie (Auvenshine und Enriquez, 1990); eine Soziologie der Geburt (Oakley, 1980).

Physiologie: Die Physiologie von Schwangerschaft, Geburt und Wochenbett (Bennett und Brown, 1993; Silverton, 1993).

Anthropologie: Interkulturelle Theorien (Moore, 1983); Kulturschock (Moore, 1983); Kulturveränderung (Moore, 1983); Rites de Passages (Littlewood, 1989).

Psychologie: Theorien zu allen Aspekten von Schwangerschaft, Geburt und des Neugeborenen (Prince und Adams, 1987); Hilfs- und Bewältigungsmodelle (Cronewett und Brinckman (1982); Postnatale Depression (Oakley und Chamberlain, 1981; Beck, 1993).

Gesundheitsförderung: Theorie und Methoden der Gesundheitsförderung (Murphy-Black und Faulkner, 1988; Combes und Schonveld, 1992; Ewles und Simnett, 1992; Dines und Cribb, 1993).

Erwachsenenbildung: Theorie und Praxis des Lernen und Lehrens (Kolb, 1984; Boud et al., 1985; Combes und Schonveld, 1992; O'Meara, 1993).

Feminismus: Feministische Einflüsse im Hebammenwesen (Kirkham, 1986; McCool und McCool, 1989).

Geschichte des Hebammenwesens: Anfänge, Entwicklung und Zukunft des Hebammenwesens (Walker, 1976; Towler und Bramall, 1986; Donnison, 1988).

Teamarbeit: Teamarbeit, Theorie und Realität (Belbin, 1981; Adair, 1986; Bennett und Brown, 1993; Flint, 1993; Wraight et al., 1993).

Diese Aufzählung der Themenbereiche ist keineswegs vollständig, vermittelt aber eine Vorstellung der Bandbreite des Wissens und der Theorien, die auf die Umgebung einwirken, in der Hebammen ihre Betreuungsarbeit leisten. Auf einige dieser Modelle und Theorien wurde in den vorherigen Kapiteln eingegangen, es ginge jedoch eindeutig zu weit, wollte man an dieser Stelle jedes Modell und jede Theorie und deren Einfluss auf die Betreuung einzeln untersuchen. Deshalb habe ich einige ausgewählt, die in einem oder mehreren Punkten für den im Kapitel 3 geschilderten handlungsorientierten Bezugsrahmen wichtig sind.

Das medizinische Modell ist ein Beispiel für ein extrem einflussreiches Modell im Hinblick auf die Information einer Gesellschaft. Es hat aber auch tiefgreifende Auswirkungen auf die Struktur von Organisationen, die individuelle Wahrnehmung der Personen, die diese Organisationen in Anspruch nehmen, beispielsweise während einer Schwangerschaft, und auf die in einer Gesundheitseinrichtung arbeitenden Personen, beispielsweise Hebammen. Die Bindungstheorie (Bonding-Theorie) kann kurz so zusammengefasst werden: *wenn* Mutter und Kind in der sensiblen Phase nach der Geburt beisammen sind, *dann* wird Bindung stattfinden. Die gegenteilige Aussage dieser Theorie (wenn also Mutter und Kind nicht beisammen sind), hatte große Auswirkungen auf die Organisation von Geburtshilfeabteilungen. Die Bindungstheorie gilt als Beispiel für eine Theorie, die großen Einfluss auf die Organisation und Humanisierung geburtshilflicher Angebote hatte.

Das Health-for-All-Modell, ein weiteres Modell, das auf gesellschaftlicher Ebene wirkt, hat tiefgreifenden und steigenden, wenngleich nicht immer richtig erkannten Einfluss auf die heutige und künftige Organisation geburtshilflicher Dienstleistungen. Schließlich wird das Konzept der Partizipation, als Teil des Health-for-All-Modells, diskutiert und untersucht, mit welcher Bedeutung dieses Konzept belegt wurde. Partizipation ist eine Facette der Betreuung, von der meist angenommen wird, dass sie überwiegend von Handlungen und persönlichen Ansichten (der persönlichen Definition einer Situation) beeinflusst wird. In Wirklichkeit bestimmen die Struktur der Organisation und die gesellschaftliche Einstellung, ob Unterstützung oder Behinderung von Partizipation stattfindet. In Kapitel 2 wurde die Notwendigkeit erläutert, Konzepte zu definieren, um deren Praxisrelevanz beurteilen zu können. Partizipation ist ein Element oder Konzept im Betreuungsmodell von Hebammen, das Kontinuität, Selbstverantwortung und Selbstbestimmung sicherstellen möchte. Um Partizipation zu verwirklichen und zu beurteilen, ob Partizipation (Wahlmöglichkeit und Selbstbestimmung) tatsächlich stattfindet, muss dieses vielschichtige Konzept verstanden und definiert werden.

4.2 Das medizinische Modell

Das medizinische Modell ist für die Arbeit von Hebammen von großer Bedeutung, weil Gesellschaft, Gesundheitsorganisationen und die Ausbildungsgänge vieler Gesundheitsberufe davon geprägt sind. Bevor andere Praxismodelle diskutiert werden, muss zuerst dieses wichtige Modell wirklich verstanden werden.

> Ein praktizierender Arzt ist ein Mann der Tat, kein Gelehrter oder Philosoph. Er braucht ein konzeptuelles Modell, das die Realität, mit der er umgeht, auf das Wesentliche reduziert. Ist dieses Modell nützlich, d. h. liefert es ihm brauchbare Instrumente, ist es ihm ziemlich egal, ob es allzu schlicht ist und der externen Wirklichkeit wenig entspricht. In dieser Hinsicht hat ihm das medizinische Modell wunderbare Dienste geleistet. (Vouri und Rimpela, 1981, S. 227)

Das medizinische Modell ist in weiten Teilen auch die Grundlage der Hebammentätigkeit. Diese Behauptung mag vielen Hebammen nicht gefallen, ja manche sogar kränken. Dennoch teilen viele Hebammen durchaus die Meinung, dass das medizinischen Modell die Gesellschaft und Gesundheitseinrichtungen beeinflusst und beherrscht, weshalb es erkannt, besprochen und berücksichtigt werden muss, bevor irgend ein anderes Modell der Hebammentätigkeit und Wege der Einführung anderer Modelle in Organisationen diskutiert werden.

Ziel eines Modells ist die Bereitstellung eines theoretisch und praktisch anwendbaren Bezugsrahmens. An jedes Modell können zwei Fragen gestellt werden: Ist es relativ leicht zu verstehen und kann es in der Praxis eingesetzt werden? Vouri und Rimpela (1981) sind der Ansicht, dass das medizinische Modell diese beiden Kriterien erfüllt und weltweit angewandt wird, weil es der Ärzteschaft hilft, die Menschen, den Krankheitsprozess und Krankheitsfolgen eindämmende Interventionen zu verstehen. Das medizinische Modell liefert der Ärzteschaft eine Erklärung der Welt und allen Anderen eine Erklärung für medizinisches Handeln und ihre Beziehung zur Ärzteschaft. Wie McKeon (1989) in seiner Beschreibung der Frauen und Männer, die heute in Großbritannien und vielen anderen Teilen der Welt Medizin studieren, nachweist, haben auch sie ein Verständnis von Medizin, das auf dem medizinischen Modell beruht:

> Ihre Vorstellungen spiegeln die in der Gesellschaft verbreiteten Ansichten über die Arbeit eines Arztes oder einer Ärztin: Dass sie sich mit der Diagnose und Behandlung der Krankheit eines bestimmten Patienten befassen, dass die meisten Patienten durch die Behandlung geheilt werden und Gesundheit hauptsächlich von medizinischer Intervention abhängig ist. (McKewon, 1989, S. 147)

Das medizinische Modell ist eines der Modelle, das entwickelt wurde, um den Menschen zu helfen, den Prozess gesundheitlicher Einschränkungen zu erklären und die Mittel und Wege, die der Wiederherstellung von Gesundheit dienen, begreiflich zu machen. Gesundheit und die Wiederherstellung von Gesundheit haben für das Wohl von Gemeinwesen große Bedeutung, weshalb Modelle, die Krankheit und Gesundheit erklären, aber auch Wege der Krankheitsprävention und der gesundheitlichen Wiederherstellung aufzeigen, zweifellos hohes Gewicht beizumessen ist. In anderen Gesellschaften gibt es, wie Stacy (1988) schildert, andere Modelle zum Verständnis des Krankheitsprozesses, wie etwa den Einfluss von Verwünschungen, von übernatürlichen Mächten oder äußere Ereignisse, die als Auslöser der gesundheitlichen Beeinträchtigung einer Person gelten. Dennoch gilt, dass in allen Kulturen das westliche medizinische Modell großen Einfluss hat. Es wird von der – wie Vouri und Rimpela (1981) bemerken – oft im Westen ausgebildeten Ärzteschaft weltweit angewandt.

Was sind also die wichtigsten Bestandteile des medizinischen Modells und welche Folgen hat dieses Modell für die Praxis? Schein (1974) hat das Medizinstudium untersucht und drei Elemente gefunden, die, zusammengenommen, die Wissensbasis eines Berufs beschreiben:

> 1. Eine *zugrunde liegende Disziplin* oder *wissenschaftliche Grundlage* als eine Komponente, auf der die Praxis aufgebaut ist oder Praxis entwickelt wird.
> 2. Eine Komponente des *anwendungsorientierten, operativen* Wissens, von der viele diagnostische Routinemaßnahmen und Problemlösungen abgeleitet werden.
> 3. Eine *handwerkliche* und die *innere Haltung* spiegelnde Komponente, die bestimmt, wie die Dienstleistung, unter Einsatz der theoretischen und praktischen Wissensgrundlage, für den Klienten oder die Klientin tatsächlich erfolgt. (Schein, 1972, S. 43)

Alle drei Arten des Wissens sind in der Ausbildung und in der Praxis von MedizinerInnen zu finden. So wird z. B. die zugrundeliegende Theorie des Krankheitsprozesses vom einzelnen Arzt bei der Diagnosestellung angewandt, indem er seine Kommunikationsfertigkeiten einsetzt. Schein (1972) behauptet, dass Berufe einen Reifungsprozess durchmachen und ihre Wissensbasis und Praxis mit der Zeit immer spezialisierter werden, dass sie ferner bürokratisieren und sich in der Anwendung des Wissens immer mehr angleichen. Das bedeutet, dass über die praxisrelevante Wissensbasis ein hoher Grad von Übereinstimmung besteht. Die Schlüsseldisziplinen, etwa Anatomie, Physiologie und Biochemie, bilden die Wissensbasis der Medizin. Darüber sind sich alle einig. Schein (1972) vergleicht diesen Befund mit dem Gebiet der Sozialarbeit, wo es keine gemeinsame, von allen geteilte Wissensbasis gibt. Die Ansätze der Sozialarbeit unterscheiden sich je nachdem, von welcher Schule sie ausgehen. Diese Analyse könnte auch für die Grundlagen des Hebammenwesen gelten, weil auch hier aus verschiedenen Systemen, Disziplinen und Theorien das jeweils Passende ausgewählt wird.

Die Medizin ist ein reifer Berufsstand, der einen hohen Grad an Spezialisierung und Bürokratisierung aufweist und dessen Wissensbasis unumstritten ist. Wird diese Analyse mit dem handlungsorientierten Ansatz der Erklärung von Organisationen kombiniert, zeigen sich manche negativen Seiten des medizinischen Modells und der Ausbildung der Mediziner, die auf dem medizinischen Modell beruht. So kann beispielsweise beobachtet werden, dass Personen auf Organsysteme reduziert werden und Ärzte sich höchst unpersönlich verhalten.

Vouri und Rimpela (1981) liefern eine detaillierte Beschreibung der Entwicklung des medizinischen Modells oder der medizinischen Fachrichtung, die von der Notwendigkeit bestimmt war, die Beziehung des Menschen zur Natur, das Funktionieren des menschlichen Körpers und die Natur von Krankheit zu verstehen. Das medizinische Modell hat sich in Jahrtausenden entwickelt und geht auf die ersten griechischen und römischen Ärzte zurück, und diese lange Zeit der Entwicklung und Reifung ist natürlich auch eine seiner Stärken. McKeown (1989) befasst sich mit Dubos' Beschreibung (1960) der zwei Medizintraditionen, die aus dieser Zeit hervorgingen. Auf die Ära des Asclepius, der lehrte, die Rolle der Medizin bestünde in der Behandlung von Krankheiten und der Behebung von Mängeln, folgte die Ära der Hygieia und die Lehre, dass die Rolle der Medizin darin bestünde, die Naturgesetze der Gesundheit zu verstehen und «Gesundheit die natürliche Ordnung der Dinge ist, ein positiver Zustand, der Menschen zusteht, wenn sie ihr Leben weise führen» (McKeown, 1989, S. 3).

Zwischen diesen beiden unterschiedlichen Ansätzen gab es immer Spannungen. Das «medizinische Modell», das Aspekte beider Traditionen zusammenführt, orientiert sich weitgehend, ganz in der Tradition des Äskulap, am einzelnen Individuum und seinen Teilen. In der christlich-jüdischen Tradition sahen sich die Menschen als Herrscher, nicht als Beherrschte der Natur. Sie folgten damit ihrer

Religion, die lehrt, dass der Mensch Gottes Ebenbild und es Gottes Wille sei, dass die Menschen die Natur zum Wohle Aller benutzen (Vouri and Rimpela, 1981). Aus dieser Tradition heraus hatten Medizin und Wissenschaft ganz allgemein, unter anderem den Auftrag, die Natur zu verstehen und für die Menschheit nutzbar zu machen.

Das zweite Element des medizinischen Modells ist die mechanistische Sichtweise, die fragt, wie der Mensch, die Maschine, beherrscht werden kann. Der Philosoph Descartes hat im 17. Jahrhundert den Körper mit einer Maschine verglichen, wobei sich der Gedanke, dass Körper mechanisch funktionieren, bereits über viele Jahrhunderte hinweg entwickelt hatte:

> Er [Descartes] betrachtete den Menschen als Maschine, die fast ganz physikalischen Gesetzen unterliegt und auseinander genommen und wieder zusammengesetzt werden kann, sofern ihr Aufbau und ihre Funktionsweise verstanden wird. (McKeown, 1989, S. 4)

McKeown (1989) bemerkt, dass bestimmte Entdeckungen, wie beispielsweise die von Harvey über die Mechanik des Blutkreislaufs, die Vorstellung vom menschlichen Körper als Maschine bestärkt und bestätigt haben. Dieses mechanische Modell, das den Körper wie aus Lego-Steinen zusammengesetzt sieht, hat zwar den Vorteil, dass es der Wissenschaft die Richtung weist, für die Betreuung und Pflege von Kranken oder die Betreuung von Schwangeren, Gebärenden und Wöchnerinnen hat es jedoch ganz andere Auswirkungen. Es liefert die rationale Begründung dafür, sich nur auf einen Aspekt des Menschen zu konzentrieren, den Bauch und die Schwangerschaft, dabei aber andere Aspekte zu ignorieren, z. B. den Gebisszustand der Frau oder ihre Zukunftsängste.

McKeown (1989) erläutert, dass sich, als eine weitere Folge dieses Modells, die Auffassung durchsetzen könnte (und das ist bereits geschehen), dass jede Verbesserung des Gesundheitszustands einer Bevölkerungsgruppe eher Interventionen, die der einzelnen Person gelten, zuzuschreiben sind, weniger Interventionen auf gesellschaftlicher Ebene. Sie schildert in ihrem Buch «The Role of Medicine» (1989) die Auswirkungen medizinischer Betreuung auf die Gesundheit und vergleicht diese mit den Auswirkungen auf die Gesundheit, die durch verbesserte Ernährung, Hygiene und anderer Umweltfaktoren erzielt wurden. Auf die Gesundheit werdender Mütter bezogen, beweist das traditionelle medizinische Modell seine Effektivität durch ein unflexibles System der Schwangerenbetreuung, das von der Annahme ausgeht, dass die neonatale Sterblichkeit zurückgeht, wenn sich jede einzelne Frau zu mindestens zehn Untersuchungen bereit findet. Das von McKeown (1989) beschriebene Modell der gesellschaftlichen Gesundheit schreibt Verbesserungen der perinatalen Situation neben den medizinischen Interventionen einer verbesserten Ernährungslage, Aufklärung und Unterweisung sowie anderen Faktoren zu.

Das dritte Element des medizinischen Modells ist die Auffassung von der Natur der Krankheiten. Stacy (1988) liefert eine Beschreibung des Glaubenssystems über Krankheitsursachen im mittelalterlichen Großbritannien und den Stellenwert des Glaubens an gute und böse Mächte, an heilende Kräfte und die Lehre Galenus' von den vier Säften, sowie den Bemühungen, das Gleichgewicht der Säfte wieder herzustellen, wenn jemand krank war. Paracelsus, der im 17. Jahrhundert wirkte, gilt als derjenige, der die Aufmerksamkeit von der Ursache der Krankheit (z. B. eine geistige Beeinflussung von Außen), auf die Krankheit selbst richtete, was dazu führte, dass sich der Schwerpunkt medizinischer Bemühungen vom Kranken weg, auf die Krankheit verlagerte. Der Krankheitsprozess wurde also vom Kranken abgetrennt betrachtet (Stacy, 1988, S. 38). Neue wissenschaftliche Erkenntnisse, insbesondere die Entdeckung und das Verstehen des Zellaufbaus, haben das Wissen vom Krankheitsprozess vermehrt. Diese Entwicklung hält an und erhielt insbesondere durch Erkenntnisse über die genetischen Faktoren von Krankheit neuen Aufschwung. Die Theorie, dass «das Wesen einer Krankheit in der veränderten Zellfunktion zu finden ist», hatte Folgen für die medizinische Praxis und die Beziehung des Arztes oder der Ärztin zur Person, deren Wohlbefinden beeinträchtigt ist:

> Diese Entwicklung trug jedoch dazu bei, dass der Mensch, der an der Krankheit leidet, in Vergessenheit geriet. Mit der Anhäufung des pathologischen Wissens verlor das ganzheitliche Konzept des Menschen, als eine Erklärungsmöglichkeit von Krankheiten, an Bedeutung. Bildlich gesprochen, wurde der Mensch auf dem Sektionstisch vergessen, als sich die Gelehrten auf den immer enger definierten Locus der Erkrankung konzentrierten. Organe, Gewebe und Zellen konnten aus dem Körper entnommen und separat untersucht werden, erst mit bloßem Auge, später mit immer raffinierteren Gerätschaften. Der Mensch wurde bei diesem Unterfangen zu einem Störfaktor, denn schließlich konnte er nicht unters Mikroskop gelegt werden. (Vouri und Rimpela, 1981, S. 222)

Dieses Schubladendenken hat großen Einfluss auf die medizinische Praxis und die Arbeit anderer Berufsgruppen im Gesundheitswesen, die diesem Modell anhängen. Der, verglichen mit ganzheitlicher Betreuung, enge Focus auf die Krankheit und den erkrankten Körperteil trägt dazu bei, dass die Medizin in weiten Teilen reaktiv und weniger präventiv arbeitet und eingesetzt wird. Arzt oder Ärztin sollen, dem «Feuerwehrprinzip» folgend, reagieren und behandeln, wenn etwas schief läuft (Macdonald, 1993, S. 34): «Man wartet eigentlich immer nur darauf, dass etwas schief geht; die leidende Person wendet sich daraufhin an eine medizinische Fachkraft, worauf das Problem diagnostiziert und bearbeitet wird» (Macdonald, 1993, S. 34).

Die drei Hauptbestandteile des medizinischen Modells wurden von Vouri und Rimpela (1981) folgendermaßen zusammengefasst: Beherrschung der Natur durch den Menschen, eine mechanistische Sicht des Menschen und ein Verständnis von Krankheit, das den Menschen von seiner Umgebung und den sozialen Zusammenhängen seines Lebens losgelöst betrachtet. Die **Abbildung 4-1** illustriert diese Elemente und zeigt einige Folgen auf, die dieses Modell für die medizinische Praxis und andere Fachbereiche, die eng mit der Medizin zusammenarbeiten, z. B. das Hebammenwesen, hat.

Das medizinische Modell ist zweifellos nützlich zur Diagnose und Behandlung gesundheitlicher Störungen, hat aber auch negative Konsequenzen. In seiner extremen Ausprägung spaltet das Modell den Menschen in Fragmente auf und macht ihn zu einem Objekt, das von kühlen Profis betreut wird, die meist auch alle Betreuungsentscheidungen treffen.

Organisationen, die sich am medizinischen Modell orientieren, werden demnach so organisiert sein, dass die Behandlung einzelner Körperteile in Fachabteilungen und Spezialstationen erfolgt, und Angehörige von Gesundheitsberufen werden sich bei ihrer Betreuungsarbeit auf ein Organ oder einen Aspekt der Person konzentrieren. So ist beispielsweise folgende Karikatur nur allzu bekannt: Ein Kranker, der in eine psychiatrische Klinik eingewiesen wird, bekommt zwar eine Behandlung seiner psychischen Erkrankung, jede körperliche Beeinträchtigung aber wird weitgehend ignoriert.

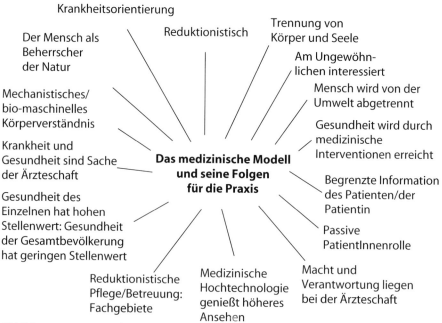

Abbildung 4-1: Das medizinische Modell und seine Folgen für die Praxis

Kane (1990) beschreibt dies recht ironisch als «Schnitt-durch-die-Mitte-Pflegetheorie», die seelische und körperliche Gesundheit voneinander trennt.

Auch die Betreuungsarbeit von Hebammen, die sich am medizinischen Modell orientieren, wird die oben beschriebenen Merkmale aufweisen. Die Frauen werden nur als Schwangere betrachtet, nicht als Individuen mit einzigartigen persönlichen und familiären Problemen und Bedürfnissen. Die Betreuung wird sich danach ausrichten, ob sie der Beherrschung des Geburtsprozesses dient und professionelle Ungewissheit reduziert. Frauen werden dabei wenig oder keinen Einfluss auf die Art ihrer Betreuung haben. Die Richtlinien über pränatale Untersuchungen, Ultraschallanwendung und andere Tests, spiegeln beispielhaft diese Art von Herrschaft. Garcia et al. (1987) und Garforth und Garcia (1987) stellen eine Studie vor, bei der sie die Aufnahme von Frauen auf die Entbindungsstation beobachteten und die restriktiven Auswirkungen von hauseigenen Richtlinien auf die Betreuung, die diese Frauen erfahren, identifizierten. Dieses Modell teilt Schwangerschaft in verschiedene Stadien ein und betrachtet sie nicht als kontinuierlichen Prozess, weshalb die Betreuung auf verschiedene Abteilungen und innerhalb der Abteilungen wieder auf verschiedene Hebammen verteilt wird. Es gibt also in der Klinik eine Schwangerenambulanz mit Hebammen, die für schwangere Frauen zuständig sind, die Entbindungsstation mit dem Kreißsaalteam und eine Aufteilung der Betreuungstätigkeiten innerhalb der Stationen, wie von Robinson et al. (1983) festgestellt wurde.

McKeown (1989) fasst die Elemente der heute üblichen medizinischen Praxis so zusammen:

> Die Rolle der Medizin umfasst, im weitesten Sinn, drei Bereiche: Prävention von Krankeit durch personenbezogene und nicht-personenbezogene Maßnahmen, Betreuung von PatientInnen, die Untersuchung und Behandlung brauchen und die Betreuung von Kranken, von denen man annimmt, dass sie keine aktive Intervention benötigen. Das Interesse und die Ressourcen der Medizin konzentrieren sich auf den zweiten Bereich und, in geringerem Ausmaß, auf die personenbezogene Prävention durch Immunisierung, während die anderen Verantwortungsbereiche relativ vernachlässigt werden. (McKeown, 1989, S. 197)

Die Betreuungstätigkeit von Hebammen kann als Unterstützung von gesunden Frauen und Familien bezeichnet werden. Die Hebamme widmet sich der Gesundheitsförderung und führt Präventivmaßnahmen durch, sie unterstützt die Rollenentwicklung und betreut, in einer geringen Zahl von Fällen, Frauen, die krank sind und einer Untersuchung, Behandlung und pflegerischer Zuwendung bedürfen. Ein Vergleich zwischen den Zielen der Medizin und denen des Hebammenwesens legt den Schluss nahe, dass das medizinische Modell womöglich nicht als Grundlage für die Arbeit von Hebammen geeignet ist. In Kapitel 5 werden die Folgen des medizinisch-geburtshilflichen Modells für die Betreuung von Frauen rund um die Geburt näher ausgeführt.

Das medizinische Modell beeinflusst die Betreuungsarbeit von Hebammen auch deshalb, weil es so weit verbreitet und von den meisten Menschen verstanden wird. Wie Vouri und Rimpela (1981) erläutern, ist eben seine Brauchbarkeit eine der Stärken dieses Modells. Viele Frauen und Familien vertreten das medizinische Modell. Es legt fest, was die Frau und was die Hebamme von einer Betreuung erwarten. Die Frau wird vom Mediziner, vom Mann, erwarten, dass er führt und als der Experte für sie Entscheidungen trifft und deshalb vielleicht verärgert reagieren, wenn sie aufgefordert wird, eigene Entscheidungen zu treffen oder von einer Person betreut wird, die sie für weniger kompetent hält als einen Arzt oder eine Ärztin, z. B. von einer Hebamme. Möglicherweise erwartet sie von ihren Betreuungspersonen, dass sie hauptsächlich an der Gesundheit des heranwachsenden Fetus interessiert sind und an ihrer Gesundheit nur insofern sie den Fötus betrifft. Es mag ihr deshalb schwer fallen zu begreifen, warum sich Betreuungspersonen, etwa Hebammen, für ihre Empfindungen interessieren, ihre Verhaltensweisen oder Bedürfnisse, die mit der Schwangerschaft nicht direkt zu tun haben. Sie erwartet vielleicht, in jedem Stadium ihrer Schwangerschaft, also in der Zeit vor, während und nach der Geburt, von ExpertInnen betreut zu werden. Es mag ihr deshalb egal sein, ob sie in den verschiedenen Stadien ihrer Schwangerschaft von verschiedenen Hebammen betreut wird, solange sie deren Kompetenz vertraut. Die Bemühungen von Hebammen um Betreuungskontinuität lassen sie möglicherweise an deren Fachwissen zweifeln, insbesondere in Situationen, in denen sie mit Hebammen zu tun hat, die lange Zeit in einem bestimmten Bereich gearbeitet und nun den Auftrag haben, Frauen die ganze Schwangerschaft über zu betreuen. Das medizinische Modell bestimmt also, was Frauen unter Betreuung verstehen, welche Betreuung sie wünschen und was sie glauben, dass von ihnen erwartet wird. Alternative Betreuungsmodelle müssen daher auch im Hinblick auf die bestehenden Vorstellungen der betroffenen Mütter, nicht nur auf die Modelle der Fachleute hin überprüft werden.

Jede Veränderung des Betreuungsmodells der Fachleute, z. B. der Hebammen oder Veränderungen der Gesundheitspolitik, wie die im Expertenbericht (Department of Health, 1993a) vorgeschlagenen, muss also mit allen anderen Berufsgruppen diskutiert und abgestimmt werden und, am allerwichtigsten, mit den Frauen, für die das Angebot entwickelt wird. Der handlungsorientierte Erklärungsansatz (Kapitel 3) führt zu dem Schluss, dass eine grundlegende Veränderung, weg vom medizinischen Modell, das gegenwärtig die Grundlage der meisten Betreuungsangebote für Schwangere, Gebärende und Wöchnerinnen bildet, die Berücksichtigung vieler unterschiedlicher Punkte voraussetzt. Nur so kann eine echte Veränderung der Organisation von Betreuungsangeboten rund um die Geburt erreicht werden.

4.3 Bindung: Eine wiederentdeckte Theorie

Modelle und Theorien finden aus ganz unterschiedlichen Gründen Eingang in die Praxis. Die Entwicklung und Anwendung der Bindungstheorie ist ein gutes Beispiel für diesen Prozess. Die Diskussion über Bonding wird hier angeführt, um die Validität einer Theorie aufzuzeigen, aber auch als Beleg für die Notwendigkeit, die Breitenwirkung einer bestimmten Theorie zu untersuchen.

Das mütterlich-kindliche Bonding ist eine Theorie, die heute weit verbreitet ist und die kaum jemand in Frage stellt. Sie ist einfach eine Lebenswirklichkeit und wird von vielen Hebammen, die Frauen nach der Geburt ihres Kindes betreuen, sorgfältig beachtet (Salariya, 1990). Die Theorie über Mutter-Kind-Bindung entstand hauptsächlich aus der Beobachtung sensibler Phasen beim Nachwuchs einiger Spezies oder Subspezies von Tieren und Vögeln, von Phasen, die darüber entscheiden, ob sich ein Betreuungsverhalten bildet, etwa zwischen dem Vogel und seinen Jungen. Kommt es zu einer wie immer gearteten Unterbrechung der sensiblen Phase, wird das Vogelweibchen nicht für ihr Junges sorgen.

Die Bindung beim Menschen ist, so glaubt man, vom unmittelbaren oder frühen Kontakt zwischen Mutter und Kind nach der Geburt abhängig, wobei ebenfalls von einer sensiblen Phase ausgegangen wird: Wenn Mutter und Kind während dieser sensiblen Phase beisammen sind, *dann* kommt es zu Bindung. Später auftretende Lernschwierigkeiten von Kindern wurden auf mangelhafte Bindung zurückgeführt, auch antisoziales Verhalten, Kindsmissbrauch und viele andere Übel in der Gesellschaft wurden, zumindest teilweise, damit erklärt (Eyer, 1993).

Eine Reihe von AutorInnen, auch Richards (1984), MacFarlane (1984) und Eyer (1993) kritisieren die Grundlagen der Bindungsforschung, Einzelheiten der angewandten Untersuchungsmethoden und den gesellschaftlichen Kontext der Forschung. Die folgende Erläuterung basiert überwiegend auf der Arbeit von Eyer (1993): *Mother-Infant Bonding. A Scientific Fiction.*

Dem Interesse am Bindungsprozess gingen jahrelange Beobachtungen und Erforschung der Mutterdeprivation voraus, der Waisen in Heimen ausgesetzt sind und der Reaktionen von Kindern in Krankenhäusern mit restriktiven Besuchszeiten für die Eltern. Dieses Thema ist eng mit den Namen verschiedener Kinderpsychologen verbunden, etwa mit Anna Freud und John Bowlby. In jüngerer Zeit wurden die Auswirkungen extremer Kontaktdeprivation aus rumänischen Waisenhäusern und Hospitälern, aber auch aus anderen Ostblockstaaten, bekannt.

Die erste Forschungsarbeit über Bonding wurde in den frühen sechziger Jahren von Kennell und Klaus veröffentlicht. Diese beiden Kinderärzte untersuchten 28 alleinstehende Frauen aus Familien mit niederem Einkommen und deren Kinder. Vierzehn Frauen aus dieser Gruppe hatten in den ersten drei Tagen nach der Entbindung besonders lange Kontaktzeiten mit ihren Neugeborenen, die anderen vierzehn waren der damals üblichen Krankenhauspraxis ausgesetzt, d. h. die Neugeborenen waren die meiste Zeit von ihren Müttern getrennt untergebracht. Eyer (1993) befasst sich mit den verschiedenen Kritikpunkten an dieser Studie, so die Nicht-Beachtung verbindlicher Forschungsgrundsätze. Auch spätere Untersuchungen haben nicht nachweisen können, dass es eine Verbindung zwischen frühem Kontakt und späterer guter oder gestörter Mutter-Kind-Beziehung oder anderer sozialer Verhaltensweisen gibt und konnten die Existenz einer sensiblen Phase der menschlichen Mutter-Kind-Beziehung nicht belegen. Kurz gesagt, die Ansicht, dass es für die Bildung der Mutter-Kind-Beziehung eine sensible Phase gibt und die Bindung unbedingt zu dem Zeitpunkt erfolgen muss und später nicht nachzuholen ist, lässt sich wissenschaftlich nicht halten.

Dennoch war die Annahme, dass es eine solche Phase gibt eine wirksame Waffe im Kampf um die Humanisierung der damals üblichen, restriktiven Vorschriften in der klinischen Geburtshilfe. Eyer (1993) befasst sich mit der Frage, wie Wissen übernommen und von der Gesellschaft verwendet wird, wenn es darum geht, Aspekte des Lebens zu regeln, die als problematisch empfunden werden. Sie merkt an:

> Die Kluft zwischen der Legitimation von Forschungsergebnissen und deren weit verbreiteter Akzeptanz kann nur erklärt werden, wenn die unhinterfragten Annahmen, mit denen die Wissenschaftler arbeiteten, gründlicher untersucht werden. (Eyer, 1993, S. 46)

Es gab in der Gesellschaft allerdings noch eine Reihe anderer Gründe, die mit der Verbesserung der klinischen Bedingungen für Mütter und Neugeborene nichts zu tun hatten, von denen Eyer (1993) behauptet, dass sie der Akzeptanz einer sensiblen Phase und von Bonding in der Mutter-Kind-Beziehung den Boden bereiteten, obwohl die Forschungsergebnisse dagegen sprachen. Eyer (1993) nennt als einen der Gründe für die weitverbreitete Akzeptanz der Bindungstheorie das Bestreben der Gesellschaft, über Frauen zu bestimmen und sie im Haus und damit vom Arbeitsmarkt fern zu halten. In der Geburtshilfe lieferte die Bindungstheorie die wissenschaftliche Begründung für die Notwendigkeit, Mütter und Neugeborene zusammen zu lassen und Entbindungs- und Wöchnerinnenstationen zu humanisieren. Die Medikalisierung des Bindungsvorgang verlieh den Angehörigen von Gesundheitsberufen, die mit der Betreuung von Mutter und Kind zu befasst sind, größere Macht. Frauen, so lautete die Annahme, benötigen professionelle Hilfe für diesen Prozess, können die damit verbundenen Probleme nicht allein lösen und dürfen von den Fachleuten kritisiert werden, wenn sie sich bindungsunwillig verhalten. Die Bindungstheorie lieferte also eine starke Motivation für organisatorische Veränderung und vergrößerte den Einflussbereich der Fachleute (Arney, 1982) (siehe Kapitel 3 und 5). Eyer (1993) vermutet, dass aus den genannten Gründen das Bondingkonzept, eine wissenschaftlich nicht erhärtete, theoretische Idee, gern aufgenommen und verbreitet wurde.

Richards (1984) pflichtet dieser Ansicht bei und bemerkt, dass die Veränderungen in den Krankenhäusern zwar löblich waren, der Preis dafür jedoch zu hoch gewesen sein könnte. Viele Eltern waren vom Bonding-Konzept überzeugt und deshalb besorgt und traurig, wenn sie, aus welchen Gründen auch immer, nicht in der Lage waren, unmittelbar nach der Geburt bei ihrem Kind zu sein. So kann eine Theorie, die keiner wissenschaftlichen Überprüfung standhält, zu schweren, lang anhaltenden Schuldgefühlen führen, eine Theorie, die keiner wissenschaftlichen Überprüfung standhält. Eine weitere Gefahr der Behauptung, es gäbe eine sensible Phase beim Menschen, wurde von MacFarlane (1984) benannt. Diente sie doch als Erklärung aller familiären Störungen und als Entschuldigung für die Tatenlosigkeit der Fachleute:

> Auf der anderen Seite kann die Überbetonung des Bondingkonzepts gefährlich sein, wenn es vom gesamten Prozess der Beziehungsentwicklung zwischen Eltern und Kind, der mit der Befruchtung beginnt, abgekoppelt betrachtet wird. Es kann für Ärzteschaft und andere Fachleute in Gesundheitsberufen zum Allheilmittel für die Auswirkungen von Armut, Trennung von Familien und psychosozialen Faktoren werden, für die es andere, wesentlich angemessenere Formen der Intervention gäbe. (MacFarlane, 1984, S. 61)

Eyer (1993) plädiert für die Streichung des Begriffs Bonding und für die Anerkennung der Tatsache, dass Bindungen aus dem Zusammenwirken vieler verschiedener Elemente entstehen:

> … an tragfähigen Beziehungen sind viele Faktoren beteiligt, sie bilden sich selten automatisch. Konstruktive Beziehungen brauchen Liebe, Verständnis, Vertrauen, Zeit, Geld, Anteilnahme, Geben, Förderung und Anregung. Der Verzicht auf das Wort Bonding würde uns zwingen anzuerkennen, dass Kinder mehr sind als formbares Wachs in unseren Händen. (Eyer, 1993, S. 199)

Die Bindungstheorie ist ein Beispiel für die Übernahme und praktische Umsetzung einer Theorie aus einer anderen Disziplin, nämlich dem Studium der sensiblen Phasen bei bestimmten Tieren. Das zeigt, dass eine Theorie aus vielen verschiedenen Gründen übernommen und verwendet werden kann – in diesem Fall diente sie dem Bedürfnis nach organisatorischen Veränderungen. In anderen Fällen dient sie vielleicht dem Machterhalt und der Herrschaft einer Berufsgruppe über eine andere oder über Laiengruppen. Die Entwicklung und Anwendung von Theorie geschieht nicht wertfrei, sondern ist von den Wertvorstellungen der verschiedenen gesellschaftlichen Gruppen abhängig. Diese Betrachtung der Bindungstheorie führt zu dem Schluss, dass immer hinterfragt und untersucht werden muss, welche Werthaltungen einer Theorie zu Grunde liegen.

4.4 Health for All

Das Health-for-All-Modell, das seit 1978 von der Weltgesundheitsorganisation propagiert wird, hat in Großbritannien keine große Unterstützung erfahren, viel weniger noch das Hebammenwesen beeinflusst (WHO, 1981). Es ist ein Modell, bei dem das Hauptaugenmerk auf der Betreuung der Frau, ihrer Familie und des Gemeinwesens liegt, das aber auch eine Basis für die Kommunikation mit Hebammen anderer Länder liefert. Während die Diskussion dieses Modells nicht offen geführt wurde, ist der verdeckte Einfluss auf die Gesundheitspolitik der Regierung und seine weitreichenden Konsequenzen für die Betreuungsarbeit von Hebammen unverkennbar.

Das medizinische Modell konzentriert sich, wie bereits dargestellt, auf das Individuum und den Krankheitsprozess, und hat die Betreuung der Kranken, das staatliche Gesundheitswesen und die internationalen Gesundheitsorganisationen nachhaltig geprägt. Das Health-for-All-Modell hingegen stellt das Gemeinwesen in den Mittelpunkt, die Umwelt und die umfassenderen Strategien zur Unterstützung und Förderung von Gesundheit im weitesten Sinn. Das Health-for-All-Modell wurde auf internationaler Ebene von der Weltgesundheitsorganisation entwickelt und 1978 in der Erklärung von Alma-Ata niedergelegt (WHO, 1981). Dieses Modell möchte zum einen die Strukturen der Gesundheitsorganisationen radikal verändern, aber auch die in der Gesellschaft verbreiteten Ansichten über Gesundheit, die Haltung der in Heil- und Gesundheitsberufen tätigen Menschen sowie die der anderen Mitglieder der Gesellschaft, und die Sicherstellung von Gesundheitsdiensten erreichen.

Die Philosophie dieses konzeptuellen Modells wird in der offiziellen Deklaration dargelegt. Ihre Aussagen stützen die von der WHO vertretene Definition von Gesundheit:

> Die Konferenz bestätigt ausdrücklich, dass Gesundheit, also der Zustand völligen körperlichen, geistigen und sozialen Wohlbefindens und nicht nur die Abwesenheit von Krankheit oder Behinderung, ein fundamentales Menschenrecht ist und die Erreichung des bestmöglichen Gesundheitszustands ein überaus wichtiges, weltweites Ziel darstellt, das nur erreicht werden kann, wenn neben dem Gesundheitswesen noch viele andere soziale und ökonomische Sektoren zusammenwirken. (WHO, 1988, S. 7)

Die Deklaration betont im weiteren Wortlaut die Notwendigkeit, andere Sektoren der Gesellschaft in die Gesundheitsversorgung einzubinden und nennt die medizinische Grundversorgung als zentrales Anliegen. Sie gilt als Mittel, das Ziel, nämlich Health for All im Jahr 2000, zu erreichen.

Ewles und Simnett (1992) haben in der Health-for-All-Bewegung fünf verschiedene Themen ausgemacht:

- die Reduzierung von Ungleichheiten im Gesundheitszustand,
- Gesundheitssicherung durch Gesundheitsförderung und Krankheitsprävention,
- Beteiligung der Bevölkerung,
- Kooperation zwischen Gesundheitsbehörden, Kommunen und anderen Behörden, die für gesundheitliche Fragen zuständig sind, und
- die Stärkung der gesundheitlichen Grundversorgung als Basis des gesamten Gesundheitswesens. (Ewles und Simnett, 1992, S. 13)

Die medizinische Grundversorgung gilt als Vehikel für Gesundheit, eine Ansicht, die in scharfem Gegensatz zur Ausrichtung des medizinischen Modells steht, das den Schwerpunkt auf die Bereitstellung spezialisierter, im Krankenhaus angesiedelter Dienste legt (Macdonald, 1993). Gesundheitliche Grundversorgung wird folgendermaßen definiert:

Sie ist die Bereitstellung der lebenswichtigen Betreuungseinrichtungen, auf der Basis praktizierbarer, wissenschaftlich erprobter und gesellschaftlich akzeptabler Methoden und Technologien, die durch die volle Teilhabe und Einbindung eines jeden Einzelnen und der Familien eines Gemeinwesens allen zugänglich sind und zwar zu Preisen, die sich das Gemeinwesen und das Land in jedem Stadium ihrer Entwicklung leisten können und vom Geist der Eigenständigkeit und der Selbstverwaltung getragen sind. Sie bildet das Rückgrat des Gesundheitssystems eines Landes sowie seiner gesellschaftlichen und ökonomischen Gesamtentwicklung. Auf dieser Ebene begegnen Individuen, Familien und Gemeinschaften dem nationalen Gesundheitssystem zum ersten Mal. Es bringt Gesundheit so nah wie möglich zu den Lebens- und Arbeitsräumen der Menschen und bildet das wichtigste Element des fortlaufenden, gesundheitsbezogenen Betreuungsprozesses. (WHO, 1988, S. 8)

Das Health-for-All-Modell und die Definition von gesundheitlicher Grundversorgung umfasst fünf Konzepte (WHO, 1988):

1. Die gleichmäßige und auf die jeweiligen Bedürfnisse abgestellte Bereitstellung von Gesundheitsdiensten für die gesamte Bevölkerung.
2. Die Angebote sollen gesundheitsfördernd, vorbeugend, heilend und rehabilitierend sein, das heißt, dass die auf verschiedene Bedürfnisse abgestimmten Angebote integriert zur Verfügung gestellt werden sollen (alle Dienste unter einem Dach), wie etwa in Zimbabwe, wo Gesundheitsdienste als «Supermarkt» organisiert sind.
3. Die Dienstleistungen sollen effektiv, kulturverträglich, erschwinglich und leicht zu handhaben sein, das heißt, die Angebote sollen die Bedürfnisse auf eine Weise befriedigen, die von der Bevölkerung akzeptiert wird und dabei effektiv überwacht und organisiert werden.
4. Alle gesellschaftlichen Gruppierungen sollen in die Entwicklung, Bereitstellung und Überwachung der Angebote eingebunden sein, das heißt, die Bereitstellung von Gesundheitsdiensten liegt in der Verantwortung der ganzen Gesellschaft, und Gesundheit wird als ein Faktor betrachtet, der an der Gesamtentwicklung einer Gesellschaft beteiligt ist.

5. Zusammenarbeit der verschiedenen Teilbereiche, das heißt, dass Gesundheit und Gesundheitsförderung nicht von den Gesundheitsdiensten allein abhängen, sondern ebenso von anderen Faktoren, wie Wohnsituation, Umweltverschmutzung, Ernährungslage und den Methoden der Informationsverbreitung.

Diese Konzepte beschreiben die Grundprinzipien, die in allen Einrichtungen des Gesundheitswesens erkennbar sein sollten. Darüber hinaus gibt es acht Handlungsbereiche, die berücksichtigt werden müssen, wenn die gesundheitliche Grundversorgung Health for All sicherstellen soll:

1. Aufklärung über häufig auftretenden Gesundheitsprobleme und geeignete Maßnahmen zur Vorbeugung und Verhinderung derselben.
2. Sicherung der Nahrungsmittelversorgung und Förderung richtiger Ernährung.
3. Angemessene Versorgung mit sauberem Wasser und den wichtigsten sanitären Einrichtungen.
4. Gesundheit von Mutter und Kind einschließlich Familienplanung.
5. Immunisierung gegen Infektionskrankheiten.
6. Prävention und Eindämmung endemischer Krankheiten.
7. Angemessene Beherrschung häufig auftretender Erkrankungen und Verletzungen.
8. Bereitstellung der wichtigsten Medikamente. (Morley et al. 1989, S. x)

Der Gesundheit von Mutter und Kind wird innerhalb dieses Modells eine Schlüsselstellung eingeräumt, aber auch alle fünf Hauptkonzepte und -handlungsbereiche haben Auswirkungen auf die Betreuung von Frauen rund um die Geburt (siehe **Abb. 4-2**).

Das Konzept des Health-for-All-Modells sieht eine ganze Reihe von Handlungsmöglichkeiten in verschiedenen Bereichen vor. Die Aktionen von Einzelpersonen, Organisationen oder Regierungen, die sich an diesem Modell orientieren, werden sich erheblich von den Aktionen derer unterscheiden, die einem medizinischen Modell folgen. Einige, auf Hebammentätigkeit bezogene Handlungsvorschläge, werden in der **Abbildung 4-2** dargestellt. Es ist aber auch möglich, die Auswirkungen der fünf Konzepte auf jeden Handlungsbereich von Hebammen zu beschreiben. Welche Handlungsfolgen ergeben sich beispielsweise aus der Anwendung der fünf Konzepte im Hinblick auf eine angemessene Ernährung schwangerer Frauen?

In Großbritannien wurde das Health-for-All-Modell kaum diskutiert. Es mag, z. B. aus ökonomischen Gründen, als unrealistisch und idealistisch zu kritisieren sein (Adreano, 1993). Bei der Umsetzung dieses Modells in die Betreuungspraxis können sich folgende Probleme ergeben:

1. Die Einbeziehung der Gemeinde oder Kommune, mit der Betonung auf Selbstversorgung, steht nicht im Einklang mit den im Gesundheitswesen üblichen Mustern und vorherrschenden inneren Einstellungen der im Gesundheitswesen tätigen Personen.

Handlungsfelder

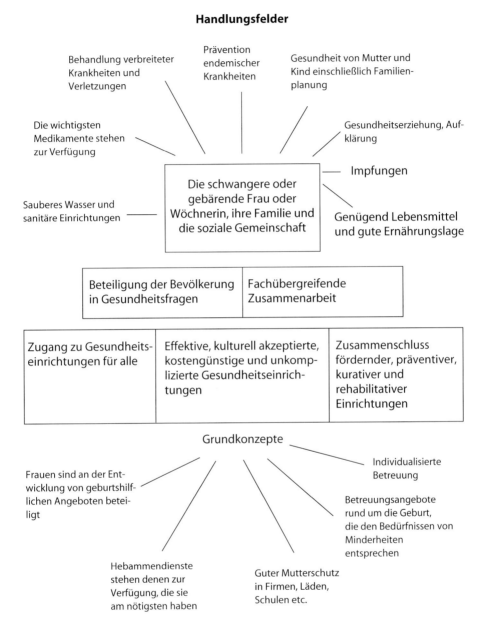

Handlungsbedarf in einigen Bereichen

Abbildung 4-2: Das Health-for-All-Modell und seine Folgen für die Praxis

2. Es gibt bislang wenig oder keine Erfahrung mit fachübergreifender Kooperation im Management und dem Umgang mit Gesundheitsproblemen.
3. Nur allzu häufig werden bedürftige Bevölkerungsteile oder Risikogruppen vom Gesundheitswesen nicht erreicht, weil die dort beschäftigten Personen nicht auf sie zugehen, sondern darauf warten, dass Bedürftige von sich aus eine Gesundheitseinrichtung aufsuchen. (WHO, 1989, S. 4)

Das sind gravierende Probleme, die deutlich machen, dass sich ein Gesundheitswesen, das sich die gesundheitliche Grundversorgung auf der Basis der fünf oben beschriebenen Konzepte auf die Fahnen schreibt, grundlegend verändern muss: Die Ausbildung der im Gesundheitswesen tätigen Personen, die Organisation der Gesundheitseinrichtungen, aber auch das Gesundheitsverhalten einer jeden einzelnen Person, ist davon berührt.

Es gibt weltweit, auch in Großbritannien, bereits Anzeichen, dass das Health-for-all-Modell Veränderungen ausgelöst hat (WHO, 1988). Was die Betreuung von Frauen vor, während und nach der Entbindung betrifft, so besteht weltweit die wichtigste Herausforderung in der Senkung der Müttersterblichkeit, die gegenwärtig auf etwa 500 000 pro Jahr geschätzt wird (Kwast, 1993; Maclean, 1993). Eine Untersuchung der Konzepte und Handlungsbereiche des Health-for-All-Modells legt den Schluss nahe, dass eine sichere, gemeindenahe Betreuung von Frauen in ihrer häuslichen Umgebung am besten geeignet ist, die Zahl der Todesfälle günstig zu beeinflussen. Eine der Initiativen zur Verbesserung der Betreuung von Frauen an ihrem Wohnort besteht darin, die traditionellen Geburtshelferinnen (traditional birth attendants, TBAs) besser auszubilden. Schließlich sind sie es, die der Mehrzahl der Frauen bei ihrer Niederkunft zur Seite stehen. Auch Hebammen oder andere Personen, die solche Geburtshelferinnen ausbilden, sind Ziel dieser Initiative (WHO, 1992).

Auch die Facts-for-Life-Initiative versucht, den Gesundheitszustand von Müttern durch Wissensvermittlung zu verbessern. Sie tut dies, indem sie weltweit Kommunen und Einzelpersonen zehn einfache Gesundheitsregeln an die Hand gibt (UNICEF, 1990a, 1990b).

So haben z. B. die folgenden drei Grundsätze überall auf der Welt Gültigkeit:

1. Die Gesundheit von Frauen und Kindern kann deutlich verbessert werden, wenn zwischen den einzelnen Geburten mindestens zwei Jahre liegen, wenn Schwangerschaften vor dem 18. Lebensjahr vermieden und die Gesamtzahl der Schwangerschaften einer Frau auf vier begrenzt werden.
2. Um den Gefahren bei der Geburt zu begegnen, sollen alle schwangeren Frauen fachkundige Betreuung in Anspruch nehmen, und alle Geburten von einer ausgebildeten Person begleitet werden.
3. Während der ersten Lebensmonate ist Muttermilch *allein* die beste Ernährung. Mit vier bis sechs Monaten brauchen Kleinkinder zusätzlich zur Muttermilch noch andere Nahrungsmittel. (UNICEF, 1990a, S. xiii)

Auch die Formulierungen internationaler, nationaler und lokaler Ziele lassen auf die Übernahme der Health-for-All-Richtlinien schließen. So beziehen sich z. B. über die Hälfte der 38 europäischen Ziele von Health-for-All auf die Gesundheit von Mutter und Kind. Das achte Ziel spricht die Reduzierung der Müttersterblichkeit in Europa direkt an, doch auch andere, die Lebensführung, Umwelt, angemessene Betreuung und Förderung der Forschung und Gesundheitsentwicklung betreffenden Ziele, haben Folgen für die Bereitstellung geburtshilflicher Angebote. So beispielsweise Ziel 17: Gesundheitsschädigendes Verhalten; Ziel 25: Arbeitsbedingungen; Ziel 31: Sicherung der Betreuungsqualität (WHO, 1985 b).

In Großbritannien hat sich das Gesundheitsministerium folgende Aufgabe gestellt: «Reduzierung vermeidbarer Todesfälle und Verbesserung des Gesundheitszustands von schwangeren Frauen, Säuglingen und Kindern» (Department of Health, 1991, S. 77). Nach eingehenden Beratungen wurde das Thema «Müttergesundheit» nicht in die Liste der Schlüsselthemen aufgenommen (NHS Management Executive, 1992), das Dokument zeigt vielmehr auf, wie die Handlungsbereiche des internationalen Health-for-All-Modells britischen Verhältnissen angepasst werden kann. Auf regionaler Ebene, z. B. in Wales, ist die Gesundheit von Mutter und Kind Teil des Gesundheitsförderplans (Welsh Health Planning Forum, 1991). Ein Punkt betrifft das Stillen:

> Bis zum Jahr 1997 soll jeder Bezirk die Zahl der sechs Wochen lang stillenden Frauen auf mindestens 75% steigern und die in der Bevölkerung vorhandenen Ungleichheiten im Stillverhalten reduzieren. (Welsh Health Planning Forum, 1991, S.11)

Das Stillen ist eine persönliche Aktivität, die von der Familie, gesellschaftlichen Gepflogenheiten, aber auch von der Beratung und Unterstützung durch Fachleute abhängig ist. Die **Abbildungen 4-2** und **3-2** enthalten Hinweise auf Bereiche, die berücksichtigt werden müssen, wenn dieses ehrgeizige Ziel erreicht werden soll. So müssen beispielsweise die Richtlinien erlassen und Einrichtungen bereitgestellt werden, die das Stillen unterstützen, und die Einstellung in der Gesellschaft muss insgesamt stillfreundlicher werden. Dieses Ziel kann auch in Zusammenhang mit einigen Handlungsbereichen gesehen werden, die im Health-for-All-Modell genannt sind: etwa Ernährungsberatung, Verhütung endemischer Erkrankungen und Gesundheitszustand von Kindern.

Auch im Winterton Report (House of Commons Health Committee, 1992) fand dieses Modell seinen Niederschlag, ebenso in den Dokumentationen von Berufsverbänden, wie dem Royal College of Midwives (The RCM, 1991). Der Bericht der Expertenkommission (Department of Health, 1993 a) fordert die Einrichtung gemeindenaher Hebammenteams, die Frauen Betreuungskontinuität bieten und die Möglichkeit, über ihre Betreuung eigenverantwortlich zu bestimmen. Diese Dienste bilden notwendigerweise eine tragende Säule der medizinischen Grundversorgung, wie sie vom Health-for-All-Modell propagiert und von der Safe Motherhood Initiative gefördert wird:

> Die Projektgruppe vertrat ebenfalls die Auffassung, dass das Team, das sich der Gesundheit von Müttern widmet, konzeptuell nicht vom Team der gesundheitlichen Grundversorgung abgekoppelt werden kann. Es muss vielmehr mit Letzterem identisch sein oder, je nach den Bedingungen von Land, Region oder Bezirk, eine Untergruppe der Grundversorgung bilden. (WHO, 1990, S. 6)

Diese Berichte empfehlen also die Einrichtung lokaler Hebammenteams und spiegeln die Grundprinzipien des Health-for-All-Modells, das gemeindenahe Angebote und gesundheitliche Grundversorgung als zentrales Anliegen einer jeden Gesundheitsmaßnahme definiert. Sie berücksichtigen aber auch ein weiteres Schlüsselkonzept des Health-for-All-Modells, nämlich die Auffassung, dass gesundheitliche Grundversorgung mehr ist als Betreuung durch medizinisches Fachpersonal und deshalb so nahe wie möglich am Lebensraum der Frau angesiedelt sein muss. Die Übernahme dieses Modells hat demnach tiefgreifende Auswirkungen auf die Organisation der Betreuungsangebote vor, während und nach der Geburt (die sich bereits mit der Einrichtung gemeindenaher Hebammenteams diesem Modell annähern), auf die Ausbildung von Hebammen und anderer Berufsgruppen sowie die Alltagspraxis von Hebammen.

4.5 Beteiligung an der Betreuung

In diesem letzten Abschnitt soll eines der Konzepte des Health-for-All-Modells, das der Beteiligung, erläutert werden. Bei der Schwangerenbetreuung ist viel von Kontinuität, Selbstbestimmung und Selbstverantwortung (continuity, choice, control) die Rede. Tiefgreifende, strukturelle Veränderungen werden verlangt und sind bereits im Gang. Wirken Frauen tatsächlich bei ihrer Betreuung mit, so hat dies für Fachleute und Rezipientinnen der Betreuung Folgen, die sich in der Teamarbeit von Hebammen, in von Hebammen geleiteten Stationen und anderen Neuerungen niederschlagen.

Am Anfang des Kapitels wurden die Folgen des medizinischen Modells für die Betreuung während Schwangerschaft und Geburt dargestellt und in Kapitel 5 das medizinische Modell mit dem Modell von Schwangerschaft als normalem Lebensereignis verglichen (siehe **Abb. 5-1**). Seit etwa dem 16. Jahrhundert, als schrittweise die naturwissenschaftlichen Grundlagen der Medizin entdeckt wurden, steigen die Spannungen zwischen diesen beiden Modellen. Vor dieser Zeit wurde das individuelle Wissen der schwangeren Frau und der Frauen, die Anderen bei der Entbindung halfen, geachtet und wertgeschätzt. Die Frauen waren aktive Beteiligte an allen Aspekten ihrer Betreuung (Ehrenreich und English, 1973). Mit Anwachsen des medizinischen und abstrakten Wissens wurde jedoch das Wissen der Frau über sich selbst und ihren Körper entwertet. Wie in **Abbildung 4-1** dargestellt, besteht eine Folge des medizinischen Modells darin, dass PatientInnen oder schwangere Frauen und Wöchnerinnen als passive Rezipientinnen von Betreuung betrachtet wurden, weniger als PartnerInnen.

Es gibt in der Geburtshilfe eine lange Geschichte des Widerstands von Frauen gegen diesen Mangel an Beteiligung. Zahlreiche Initiativen wurden gegründet und andere Aktivitäten gestartet, die auf eine stärkere Beteiligung abzielten (Sullivan und Weitz, 1988). In Großbritannien gibt es seit vielen Jahren landesweit agierende Organisationen, wie die Association for Improvements in Maternity Services (AIMS, Gesellschaft zur Verbesserung der geburtshilflichen Einrichtungen) und den National Childbirth Trust (NCT, Nationale Stiftung Geburtshilfe), die neben anderen Aktivitäten auch die Interessen von Frauen vor, während und nach der Geburt vertreten. Der Einfluss dieser Körperschaften auf die staatliche Gesundheitspolitik ist unverkennbar (siehe z. B. AIMS, 1992) und drückt sich in Verlautbarungen und der Bereitstellung von Ressourcen aus, die helfen, eine solche Veränderung herbeizuführen (siehe z. B. National Childbirth Trust, 1993). Auf individueller Ebene hat sich in den späten 70er Jahren die Anwendung von Geburtsplänen verbreitet, als ein Beispiel für die Bemühungen, Frauen und ihre Familien stärker an ihrer Versorgung zu beteiligen (Carty und Tier, 1989). [Geburtspläne sind eine englische Spezialität, bei der die Frau in der Schwangerschaft zusammen mit der Hebamme festlegt, welche Betreuung und welche Interventionen sie wünscht und was nicht. A. d. Ü.]

Im Gesundheitswesen allgemein hat die Erarbeitung der Patienten-Charta (HMSO, 1992) bewirkt, dass der Patient oder die Patientin (das Individuum) in den Mittelpunkt der Betrachtungen gestellt wurde. Was die Geburtshilfe angeht, so haben neuere Berichte die Notwendigkeit frauenorientierter Angebote betont, die allen Frauen zugänglich und in der Gemeinde verankert sind:

> Die Angebote sollten den speziellen Merkmalen der Population, an die sie sich richten, Rechnung tragen. Sie sollten für alle Frauen attraktiv und zugänglich sein, insbesondere für Frauen, denen die Nutzung der Angebote am fernsten liegt.
> Informationen über die lokalen geburtshilflichen Betreuungsangebote sollen leicht zugänglich sein…
> Die Frau und, wenn sie es möchte, ihr Partner, sollen ermutigt werden, bei der Planung ihrer Betreuung aktiv mitzuwirken. (Department of Health, 1993 a, S. 5)

Die Regierung, stark beeinflusst vom Druck der Organisationen, die sich der Verbesserung der Betreuung während Schwangerschaft und Geburt verschrieben haben (aber auch durch ökonomischen Druck und Drängen der Fachleute), betont inzwischen die Notwendigkeit, Frauen in ihre Betreuung einzubeziehen und zwar sowohl auf individueller als auch auf institutioneller Ebene, z. B. in der Überwachung von Serviceleistungen (Department of Health, 1993a. S. 61). Die Beteiligung der KonsumentInnen oder Kommunen an Gesundheitsangeboten und den Betreuungsdiensten rund um die Geburt ist also teilweise auf Druck der Betroffenen hin verbessert worden. Sie waren es, die einen höheren Standard der geburtshilflichen Angebote einforderten.

Dieses Drängen auf stärkere Beteiligung wäre nicht entstanden, wenn die Frauen mit dem Ausmaß ihres Einflusses auf ihre Betreuung und die Entwicklung der Dienstleistungsangebote zufrieden gewesen wären. Das bereits diskutierte medizinische Modell schränkt die Mitwirkung der Frau ein und führt zu ganz bestimmten Erwartungshaltungen von und Interaktionen zwischen ärztlichen GeburtshelferInnen, Hebammen und schwangeren oder gebärenden Frauen oder Wöchnerinnen. Auch die organisatorischen Strukturen, im Kapitel 3 erläutert, grenzen die Beteiligungsmöglichkeiten der Frauen und das mögliche Betreuungsspektrum der Hebamme ein. Ob und in welchem Ausmaß eine Hebamme willens und fähig ist, Frauen zu beteiligen, hängt aber auch von ihrer inneren Einstellung, ihren Stereotypen und ihrer Ausbildung ab (Bowler, 1993). Die Beteiligung von Frauen bedeutet eine Herausforderung der professionellen Autorität, eine Verringerung der Distanz, die manche zwischen sich und ihren Betreuten halten, sowie das Teilen von Wissen und Machtverlust, wenn denn zutrifft, dass Wissen Macht bedeutet (McCrea and Crute, 1991). Das Bild von der «professionellen» Hebamme, wie im Kapitel 5 gezeichnet, wird dadurch in Frage gestellt. Beteiligung (in Form einer guten Beziehung) ist, wie McCrea und Crute (1991) festgestellt haben, auch vom Vertrauen der Hebammen in ihre eigene Rolle abhängig und davon, ob und wie sehr die Frauen die Fertigkeiten und das Wissen von Hebammen wertschätzen.

Beteiligung kann auf zwei Ebenen stattfinden: Auf der individuellen Ebene der Interaktion zwischen Frau und Hebamme und auf Gemeindeebene. Auf der individuellen Interaktionsebene wird Akzeptanz oder Ausschluss des Konzepts von Partizipation Auswirkungen haben auf das Maß der Beteiligung, das die betreuende Hebamme der Frau zugesteht (jeweils im Kontext ihres Arbeitsplatzes). Wiedenbach (1967) geht so weit zu behaupten, dass Betreuung davon abhängig ist, ob die Frau erkennt, dass sie Hilfe braucht, während Lehrman (1981) die Beteiligung an der Betreuung (partizipative Betreuung) als eine der acht Komponenten eines Modells der Hebammen-Praxis in der pränatalen Betreuung bezeichnet.

Littlewood (1989) untersuchte anhand der Betreuung einer Frau mit Anzeichen einer Toxämie (Präeklampsie) die verschiedenen Interpretationen von Symptomen durch Laien und Fachleute. Aus nicht geklärten Gründen verwendet Littlewood (1989) in diesem Artikel den Begriff Pflegekraft, wenn sie die Aktivitäten von Hebammen beschreibt. Sie bezieht sich auf eine Theorie aus der anthropologischen Literatur und betont, dass das «vom Patienten oder der Patientin selbst genannte Krankheitsverursachermodell» (S. 228) verstanden werden muss, wenn die Dienstleistungsangebote denn tatsächlich patientenzentrierter werden sollen. Will eine Hebamme das Gesundheits- oder Erkrankungsmodell einer bestimmten Frau erkennen, muss sie die Frau aktiv in ihre Betreuung einbeziehen und ihren sozialen Hintergrund berücksichtigen. Littlewood (1989) bemerkt, dass der bio-medizinische Ansatz die Sammlung von Informationen über Anzeichen und Symptome auslöst, auch über Bluthochdruck und Proteinurie, die dann als Grundlage für eine Diagnose und die entsprechende Betreuung dienen. Die Frau selbst deutet die Anzeichen und Symptome auf der Basis ihres Wissens und ihrer Weltsicht. Littlewood (1989) gibt zu bedenken, dass die Frau den hohen Blutdruck vielleicht ihrer Arbeitsüberlastung zuschreibt, ihn als Strafe betrachtet oder ihm keine Bedeutung zumisst, weil er eben «in der Familie liegt». Die Autorin schlägt ein Modell vor, das die gesundheitsbezogene Wahrnehmung der Frau in den Mittelpunkt stellt und Generalisiertes Betreuungsmodell genannt wird. Bei der Einschätzung (Assessment) werden dabei folgende Fragen gestellt: «Wie würde die Störung in der Peergroup dieser Person und ihrer Familie behandelt? Gibt es Rituale um dieses Problem?» (Littlewood, 1989, S. 227). Zur Evaluation der Betreuung gehören Antworten auf die Fragen: «Fühlt sich diese Person geheilt?» und: «Wurde die laienhafte Erklärung der Krankheitsursache verstanden und besprochen?» (S. 227). Eine Hebamme, die mit einem Betreuungsmodell arbeitet, das die Notwendigkeit anerkennt, zu erfragen, wie die Frau selbst ihre Symptome erklärt, wird sie an der Versorgung beteiligen.

> Ein solches Modell wird gebraucht, wenn die Bedürfnisse der jeweiligen Frau, die aus ihren sozialen und kulturellen Erfahrungen erwachsen, erkannt und befriedigt werden sollen und dem obersten Grundsatz der Geburtshilfe Rechnung getragen werden soll: Die Frau steht im Mittelpunkt der geburtshilflichen Betreuung. Sie sollte das Gefühl haben, bestimmen zu können, was mit ihr geschieht und Entscheidungen treffen zu können, die sich an ihren Bedürfnissen orientieren, nachdem sie die Angelegenheiten mit der betreuenden Fachkraft eingehend besprochen hat. (Department of Health, 1993a, S. 9)

Dass schwangere und gebärende Frauen und Wöchnerinnen meist nicht in den Genuss dieses Modells kommen, wird durch zwei Erhebungen belegt. Der Salford Community Health Council (1992) hat herausgefunden, dass 27 % der Erstgebärenden (von 66 befragten) und 44 % der Frauen bei der zweiten oder folgenden Geburt (von 84 befragten) das Gefühl hatten, dass sie den Ort der Entbindung nicht frei wählen konnten und nicht über alternative Möglichkeiten aufgeklärt wurden. Zu ähnlichen Ergebnissen kam eine Umfrage bei 1271 Frauen, die einen vom National Childbirth Trust (Newburn, 1993) ausgearbeiteten Fragebogen ausgefüllt hatten:

Mehr als die Hälfte der Frauen, nämlich 56 %, sagten, dass ihnen keine Wahl des Entbindungsorts und ihrer Betreuungsperson angeboten wurde und volle 94 % der Frauen sagten, sie hätten keine schriftliche Information über Alternativen des Entbindungsorts und der Betreuungsperson bekommen. (Newburn, 1993, S. 20)

Diese Beispiele legen den Schluss nahe, dass die befragten Frauen nach einem Modell betreut wurden, das nicht am Konzept der Beteiligung orientiert war. Littlewood (1989) schreibt, dass verstanden werden muss, welche Bedeutung Frauen den Ereignissen zuschreiben. Diese Feststellung und die Umfrageergebnisse bekräftigen, dass, soll die Frau tatsächlich aktiv an ihrer Betreuung mitwirken, im Betreuungsmodell der jeweiligen Hebamme das Konzept der Beteiligung enthalten sein muss.

Wie im Kapitel 3 dargelegt, hängt die Art der Betreuung einer Frau nicht nur von der einzelnen Hebamme und ihrem Betreuungsmodell ab. Das oben angeführte Zitat (Department of Health, 1993 a) illustriert, dass die staatliche Gesundheitspolitik einen Aspekt der in der breiten Bevölkerung vorherrschenden Haltung zur Geburtshilfe spiegelt (siehe **Abb. 3-1**). Es verleiht der Forderung nach Bereitstellung frauenorientierter Angebote Nachdruck. Da aber das medizinische Modell und die damit verbundene innere Haltung in weiten Teilen der Gesellschaft fest verankert ist, steht die neuerdings eingesetzte Veränderung der staatlichen Gesundheitspolitik im Widerspruch zur Einstellung der Gesellschaft und einzelner Personen, denn schließlich hat das medizinische Modell zur Abhängigkeit des Einzelnen von MedizinerInnen oder anderen Gesundheitsfachleuten geführt. Ganz anders in den Niederlanden (siehe Kapitel 3), wo der Gedanke von Beteiligung und Übernahme persönlicher Verantwortung, etwa bei Hausgeburten, innerhalb eines strukturierten, bedarfsorientierten Systems, viel weiter verbreitet ist.

Auch Organisationen haben einen starken Einfluss auf den Faktor Beteiligung in der Begegnung von Frau und Hebamme. Je nachdem, wie stark das Konzept der Partizipation im Betreuungsmodell der Institution verankert ist, werden die Frauen an ihrer Betreuung mehr oder weniger beteiligt und die Angebote entsprechend gestaltet sein. Die Einstellung einer Organisation zeigt sich z. B. in Vorschriften und Vorgehensweisen, die einer individualisierten Betreuung entgegen stehen, weil sie Sicherheitsaspekte in den Vordergrund stellen und Praktiken unterstützen, deren Nutzen wissenschaftlich nicht erwiesen ist (Garforth and Garcia, 1987). Organisatorische Strategien, die entwickelt wurden, um die Beteiligung zu verstärkten, umfassen die Einrichtung von Hebammen-Teams (siehe z. B. Titcombe, 1991), die Einführung von Protokollen, die von den Frauen selbst geführt werden, verbesserte Information und Initiativen zur Festlegung bestimmter Standards (Department of Health, 1993b). Es wurden allerdings auch Bedenken darüber laut, dass manche Versuche, Patientinnen (um die es in diesem Fall ging) stärker zur Mithilfe zu ermutigen, vielleicht nicht deren Autonomie stärken, vielmehr eine bessere Anpassung an die gebotene Betreuung bewirken könnten (Brearley, 1990). In vergleichbarer Weise können auch Verbraucherumfragen zur Beurteilung der Dienstleistungen einer Organisation reine Alibiveranstaltungen sein, die nur zu positiven Ergebnissen führen (Warrier, 1991).

Auch die Betreuungsmodelle anderer Berufsgruppen im Gesundheitswesen können dem Konzept der Partizipation entgegen stehen und bestimmen, wie Hebammen Frauen an ihrer Versorgung beteiligen können. Das medizinische Modell ist dafür ein Beispiel.

Die Absicht, Frauen an ihrer Betreuung zu beteiligen und auch ihre Umgebung einzubeziehen, rüttelt an der Vormachtstellung und den Praktiken der Fachleute. Hebammen und andere Berufsgruppen sind gefordert, neue Wege zu erproben, die es Frauen erleichtern, bei ihrer Betreuung eine aktive Rolle zu spielen. Partizipation ist also vielleicht nicht so leicht zu erreichen, wie es auf den ersten Blick erscheinen mag. Wie bereits erwähnt, werden in neueren Berichten über geburtshilfliche Einrichtungen zwei Arten der Beteiligung unterschieden: die Beteiligung an der Planung der persönlichen Betreuung und die Beteiligung an der Überwachung von Dienstleistungsangeboten. In der reichlich vorhandenen Literatur über die Einbeziehung von Einzelpersonen und Kommunen in die Gesundheitspflege werden aber auch noch andere Formen der Partizipation beschrieben. Diese Formen brauchen andere Arten der Unterstützung und Ermutigung von Seiten der Hebammen. Brearley (1990) hat die Literatur über PatientInnen-Partizipation untersucht und folgende Schlüsselbegriffe gefunden:

> *Selbsthilfe:* die aktive Beteiligung des Patienten oder der Patientin an der Betreuung;
> *Entmedikalisierung oder Entprofessionalisierung:* Ersatz der professionellen Betreuung durch Laienbetreuung;
> *Demokratisierung:* Mitwirkung der Betroffenen an gesellschaftlichen Entscheidungen im Bereich des Gesundheitswesens. (Bearley, 1990, S. 2–3)

Diese Aspekte des Konzepts verdeutlichen, dass Partizipation die Fähigkeit des einzelnen Menschen, für sich selbst und seine Familie zu sorgen, stärken und ihn aktiv an seiner Betreuung beteiligen will. Das setzt Unterweisung und Empfehlungen voraus, die z. B. in klinischen Ambulanzen für Schwangere oder auf den Wöchnerinnenstationen erfolgen können. Dass Laien professionelle HelferInnen ersetzen können, wird in den Kursen deutlich, die der National Childbirth Trust veranstaltet (wobei hier vielleicht das Konzept des professionellen Ehrenamts zum Tragen kommt), oder im Potenzial, das Laien bei der Hilfestellung in den ersten Tagen nach der Entbindung entwickeln können. Demokratisierung und Mitwirkung von Frauen an der Entwicklung von Angeboten drückt sich auch in der Arbeitsweise der Maternity Services Liaison Committees (Arbeitsgruppen zur Vernetzung geburtshilflicher Dienste) aus.

Auf kommunaler Ebene gibt es ebenfalls verschiedene Interpretationen von Partizipation oder Teilhabe der Gesellschaft am Gesundheitswesen, wie im Health-for-All-Modell dargestellt (siehe oben). Die Beteiligung der Bevölkerung an Fragen der Gesundheit basiert auf einer langen Tradition der Entwicklungsarbeit in anderen Bereichen, wie etwa der Landwirtschaft und den Selbstversorger-Bewegungen (Macdonald, 1993). Oakley (1989) hat in der Literatur über die Beteiligung der Basis in Gesundheitsfragen zwei Hauptansatzpunkte ausgemacht: «*Erkennen* und *verstehen* von Gesundheit und Gesundheitsproblemen; … Zugang zu Information und Wissen über Gesundheitseinrichtungen und -projekte» (Oakley, 1989, S. 13) Diese beiden Ansätze weisen erhebliche Unterschiede auf. Die bislang geführte Diskussion über Partizipation ist weitgehend mit der zweiten Definition von Mitwirkung verbunden, bei der Frauen besser informiert werden und leichteren Zugang zu den Angeboten bekommen sollen; wichtige Ziele für Einrichtungen, in denen es noch Defizite gibt, wie die oben zitierten Umfrageergebnisse erkennen lassen.

Oakley (1989) beschreibt die Unterschiede dieser beiden Ansätze folgendermaßen:

> Die erste Interpretation betont die Notwendigkeit, dass die Bevölkerung die Probleme der Gesundheitssicherung, sowie die Ursachen von schlechtem Gesundheitszustand erkennen und verstehen muss und betrachtet dies als Voraussetzung für deren künftige Mitwirkung an der Entwicklung des Gesundheitswesens. Die zweite Interpretation unterstreicht, dass Kommunen oder Gemeinschaften direkten Zugang zu spezifischer Information und spezifischem Wissen über Gesundheitsprogramme und -projekte haben müssen, als Voraussetzung für eine Beteiligung an Gesundheitsaktivitäten, die von Anderen ins Leben gerufen und geleitet werden. (Oakley, 1989, S. 13–14)

Die erste Definition ist deutlich radikaler als die zweite, sieht sie doch in der Beteiligung der Bevölkerung an Fragen der Gesundheit das Potenzial, Unterschiede im Gesundheitszustand auszugleichen. Auch Oakley (1989) betont wiederholt, dass es keine einzige, allgemeingültige Interpretation des Konzepts der Partizipation der Bevölkerung in Gesundheitsfragen gibt. Immerhin erlauben die verschiedenen Interpretationen den Schluss, dass diese Mitarbeit oder Partizipation auf mehreren Ebenen und Stufen zum Tragen kommen kann. Rifkin (1990) hat bei der Analyse von Gesundheitseinrichtungen für Mutter und Kind fünf Stufen gefunden und beschrieben. Die folgende Erläuterung der Partizipationsstufen beruht auf der Arbeit Rifkins (1990, S. 12–15):

1. Stufe: Partizipation am Nutzen eines Programms: Auf dieser Stufe sind die Personen passive Empfänger einer Leistung, ihr Beitrag besteht lediglich darin, dass sie das Angebot wahrnehmen, z. B. eine Schwangerenberatung aufsuchen.

2. Stufe: Partizipation an den Aktivitäten eines Programms: Bei diesen Programmen sind die Personen aktive Teilhaber an den von Fachleuten im Gesundheitswesen geplanten Aktivitäten. So wird z. B. eine im Stillen erfahrene Frau gebeten, in einem Geburtsvorbereitungskurs ein Gespräch über das Stillen zu leiten.

3. Stufe: Partizipation an der Umsetzung von Programmen: Auf dieser Stufe übernehmen Personen die Führungsverantwortung für das Programm. Auch hier werden die Aktivitäten von den planenden Personen vorgegeben und nicht von der Bevölkerung, sie «bestimmt jedoch, wie diese Aktivitäten ablaufen sollen» (Rifkin, 1990, S. 13). Diese Art der Teilhabe wird vom Newcastle Community Midwifery Care Project praktiziert, das zum einen der sozial benachteiligten Bevölkerungsschicht Hebammendienste besser zugänglich machen wollte, zum anderen darauf abzielte, das Selbstvertrauen und die Selbstsicherheit dieser Menschen zu stärken, so dass die Bevölkerung schließlich diese Stufe der Partizipation erreichte:

> Vielen wurde geholfen und Viele helfen sich nun immer mehr selbst, nicht zuletzt dadurch, dass sie Verantwortung für das Zentrum übernehmen. Anfangs gab es viel Vandalismus, aber seit sich die Bevölkerung am Gebäudeunterhalt beteiligt und in die Leitung einbezogen wurde, gibt es weniger Probleme damit. (Davies und Evans, 1991, S. 110)

4. Stufe: Partizipation an der Überwachung und Evaluation eines Programms: Hier ist das Gemeinwesen aufgefordert, Standards zu setzen, das Dienstleistungsangebot zu überwachen und die Ziele des Programms zu modifizieren. Die Arbeit des Maternity Services Liaison Committees ist ein Beispiel für die Beteiligung der Bevölkerung auf dieser Stufe, obschon Rifkin (1990) bemängelt, dass dieser Grad der Partizipation wohl am seltensten erreicht wird, weil der Programmevaluation wenig Beachtung geschenkt wird und klare Programmziele kaum vorhanden sind, was die Evaluation deutlich erschwert.

5. Stufe: Partizipation bei der Programmplanung: Hier entscheidet die Bevölkerung darüber, welche Gesundheitsangebote sie braucht, ist aber auch an allen anderen Stufen beteiligt.

> Auf dieser Stufe ist die Partizipation der Bevölkerung am stärksten und am weitreichendsten. Sie nimmt das Angebot wahr, beteiligt sich an Aktivitäten, setzt Projekte in die Tat um, ist bei der Evaluierung und Überwachung von Programmen dabei und trifft Entscheidungen über und übernimmt Verantwortung für Programminhalte und Leitungsaufgaben. Dieses Ideal streben viele Programme an. (Rifkin, 1990, S. 14–15)

Bei jeder Stufe fallen den im Gesundheitswesen tätigen Personen andere Rollen zu, auch den Hebammen, Frauen, ihren Angehörigen und den lokalen Behörden.

Auf der ersten Stufe übernehmen die Fachleute alle Verantwortung, doch der Grad ihrer Verantwortlichkeit nimmt ab, bis zu einem Punkt, an dem Bevölkerung und Fachleute in gleichem Maß beteiligt sind. Hebammen sind dabei aufgefordert, ihre persönlichen Arbeitsmodelle einer veränderten Rolle und der gleichberechtigten Teilhabe anzupassen, wofür die Hebammenausbildung entsprechend verändert werden müsste. Aber auch die Beziehungen innerhalb des Berufs und zu anderen Berufsständen müssten sich wandeln, damit Hebammen zusammen mit den Frauen ihren Teil der Verantwortung übernehmen können.

Das Ziel, die Frau an ihrer persönlichen Betreuung und auf organisatorischer Ebene zu beteiligen, stellt eine große Herausforderung dar. Da geht es Hebammen nicht anders als den Fachleuten anderer Bereiche des Gesundheitswesens, die sich dem Ziel der Partizipation verschrieben haben. Eine Arbeitsgruppe der WHO, die untersuchte, welche Bedingungen erfüllt sein müssen, damit diese Veränderungen stattfinden können, äußert sich so:

> Bis heute gibt es nur wenig Anhaltspunkte dafür, dass sich die Ausbildung der im Gesundheitswesen beschäftigten Fachleute dahingehend verändert hat, dass sie den Gedanken der Partizipation verstehen und als Teil ihrer beruflichen Tätigkeiten auch aktiv vertreten. Vielleicht liegt es daran, dass Partizipation an den Kern der Beziehung zwischen Fachleuten und ihrer Klientel rührt und die Leute in den Gesundheitsberufen zwingt, das Wesen dieser Beziehung zu hinterfragen (z. B. abzurücken von der Vorstellung Geber oder Empfänger zu sein, zugunsten des Gedankens der Partnerschaft). (WHO, 1991, S. 20)

Diese Diskussion hat gezeigt, dass viele Aspekte der Hebammenbetreuung verändert werden müssen, wenn Frauen in den Genuss von mehr Beteiligung, mehr Selbstbestimmung und mehr Selbstverantwortung kommen sollen. Auf gesellschaftlicher Ebene muss sich das Modell von Schwangerschaft und Geburt verändern und das ist bereits zu beobachten (WHO, 1985a; Department of Health, 1993a). Auch die formalen Strukturen von Gesundheitseinrichtungen müssen sich wandeln: Dem Personal ist größere Entscheidungsfreiheit einzuräumen und seine Einbindung in Entscheidungsprozesse muss abgesichert sein. Betreuungspersonen, die nicht zur aktiven Mitarbeit an ihrer Gesundheitseinrichtung aufgefordert werden, sind wahrscheinlich weniger bereit, die aktive Partizipation der von ihnen betreuten Frauen und ihrer Familien zu fördern. Hebammen brauchen eine andere innere Einstellung, damit sie die zur Partizipation notwendigen Fertigkeiten oder Eigenschaften fördern können, aber auch die Erwartungen der Frauen und ihrer Familie an die Interaktion mit Hebammen werden sich ändern müssen. Auch die Einstellung anderer Fachleute in der Geburtshilfe muss sich wandeln. Partizipatorische Betreuung durch eine Gruppe von Fachleuten, die nicht von anderen Gruppen unterstützt wird, kann zu Konflikten und Verunsicherung der schwangeren oder gebärenden Frau oder Wöchnerin führen. Um das Konzept der Partizipation bei der Betreuung einer jeden schwangeren Frau in die Tat umzusetzen, müssen alle Beteiligten ihr Modell von Schwangerschaft miteinander diskutieren. Es wird die Modifikation mancher Modelle erforderlich machen, die einer mehr kontrollierenden als partizipatorischen Betreuung Vorschub leisten.

4.6 Zusammenfassung

In diesem Kapitel wurden vier Modelle, Theorien und Konzepte vorgestellt, die das Umfeld bestimmen, in dem sich die Hebammentätigkeit abspielt. Jedes Modell hat die Art, wie Betreuung durch Hebammen stattfindet, nachhaltig beeinflusst, bzw. hat noch heute das Potenzial dazu. Das medizinische Modell ist so alt und so tief im Gesundheitswesen verankert, dass es oft nicht leicht ist, seine weitreichenden Auswirkungen zu erkennen. Dem medizinischen Modell sind die restriktiven Praktiken der geburtshilflichen Abteilungen, Wöchnerinnen- und Neugeborenenstationen zuzuschreiben, wobei die Bindungstheorie einen Aspekt davon verändert hat. Die Bindungstheorie mit ihrer Behauptung, es gäbe beim Menschen eine sensible Phase, hielt einer wissenschaftlichen Untersuchung zwar nicht stand, beweist aber, dass Modelle und Theorien manchmal trotzdem übernommen werden, wenn sich andere Ziele damit erreichen lassen. Im Gegensatz zum medizinischen Modell sind die Auswirkungen des Health-for-All-Modells weniger offensichtlich, die Diskussion darüber ist jedoch ein Hinweis, wie groß sein Einfluss auf der Planungsebene im Gesundheitswesen war. Die Konzepte des Modells besitzen das Potenzial, die geburtshilfliche Betreuung an Gesundheit zu orientieren und dieselbe wohnortnah anzubieten. Partizipation, ein Konzept des Health-for-All-Modells, wurde eingehend erläutert, um beispielhaft darzustellen, dass definiert werden muss, was diese vertrauten Konzepte tatsächlich bedeuten. Dann wurde erläutert, welches Potenzial partizipative Versorgung hat, welche Herausforderung sie darstellt und was sich ändern muss, damit sie praktisch umgesetzt werden kann.

4.7 Übungen

In diesem Kapitel konnte nur eine kleine Anzahl von Modellen und Theorien, die Hebammenarbeit beeinflussen, dargestellt werden. Folgende Übungen sollen helfen, andere Modelle, Theorien und Konzepte zu erkennen, sowie deren praktische Auswirkungen, aber auch die Folgen der hier beschriebenen Modelle.

1. Nennen Sie neben den am Anfang des Kapitels aufgezählten Disziplinen, Modellen, Theorien und Konzepten weitere, die das Umfeld der Hebammentätigkeit prägen.

2. Nehmen Sie eines der in Übung 1 gefundenen Modelle, Theorien oder Konzepte und beschreiben Sie dessen praktische Auswirkungen.
3. Welchen Einfluss hat das medizinische Modell auf Ihre berufliche Praxis?
4. Welche geburtshilflichen Veränderungen gab es in Ihrem Bereich oder an Ihrem Ort? Nennen und beschreiben Sie die Konzepte und Modelle von geburtshilflicher Betreuung, die diese Veränderungen ausgelöst haben.
5. Beschreiben Sie Vorkommnisse aus Ihrem Tätigkeitsbereich, die der Bindungstheorie zuzuschreiben sind. Welche Auswirkungen hatte diese Theorie auf Ihre berufliche Praxis?
6. Was müsste sich an der Hebammenausbildung ändern, wenn das Health-for-All-Modell in den geburtshilflichen Betreuungseinrichtungen Fuß fassen soll?
7. Erläutern Sie eines der fünf Konzepte des Health-for-All-Modells. Welche Folgen ergeben sich aus diesem Konzept für die Tätigkeit von Hebammen?
8. In welcher Form sind Frauen dort, wo Sie arbeiten, an ihrer Betreuung beteiligt?
9. In welcher Form sind Sie persönlich aktiv an der Entwicklung und Evaluation geburtshilflicher Einrichtungen beteiligt? Hat Ihre Beteiligung Einfluss auf Ihre Einstellung zum Thema Partizipation der Frauen an ihrer Betreuung?
10. Beschreiben Sie Indikatoren, die geeignet sind, das Ausmaß der aktiven Beteiligung der Frauen an ihrer Versorgung zu belegen.

5 Konzepte der Hebammenarbeit heute

Deshalb besteht die Hauptaufgabe einer Hebamme darin, mit ganzer Kraft dafür zu sorgen, dass sich ihre Klientinnen wohlfühlen und körperlich sowie seelisch entspannt sind. Ihre Fertigkeiten umfassen medizinische Techniken, daneben aber auch weniger konkret fassbare Fähigkeiten wie Intuition, Erinnerungen wachrufen und Lenkung. Ihre Hände sind wohl ihre kostbarsten Instrumente, denn mit der Berührung ihrer Hände spürt, segnet und heilt sie. Die Art, wie eine Hebamme eine Geburt begleitet, hat großen Einfluss darauf, ob sie als Freude empfunden wird und sicher abläuft. Sie dient als Spiegel, der zur richtigen Zeit angemessene Empfehlungen gibt. Sie strebt immer danach, kein Werturteil abzugeben und dennoch die Wahrheit zu sagen. (Davis, 1987, S.7)

5.1 Einführung

In Kapitel 4 wurden einige Modelle und Theorien aus einer Reihe von Disziplinen genannt, die das Umfeld bestimmen, in dem Hebammenarbeit stattfindet. Ferner wurde das Tätigkeitsfeld von Hebammen identifiziert. In diesem Kapitel sollen anhand der Hebammenliteratur die Modelle und Philosophien von Hebammen untersucht werden. Diese Modelle und Betreuungstheorien bestimmen, wie die Akteurin (die Hebamme) eine Situation beurteilt, und beeinflussen deren Handeln, also die Betreuung (siehe **Abb. 3-1** und **3-2**). In den meisten Fällen werden diese Modelle und Philosophien nicht ausdrücklich benannt, sind aber den Publikationen dieser Hebammen zu entnehmen. Die Modelle und die sich daraus ergebenden Handlungen bewegen sich an verschiedenen Punkten auf der Linie, die sich zwischen der Auffassung von Schwangerschaft als normalem Lebensereignis und dem geburtshilflichen/medizinischen Modell erstreckt, das Schwangerschaft nur im Rückblick als einen normalen Vorgang einordnet. Das Kapitel schließt mit einer Diskussion dieses Spannungsbogens.

Im vorliegenden Kapitel, geht es, wie eigentlich im ganzen Buch, darum, zu untersuchen und zu hinterfragen, wie Betreuungsmodelle, -philosophien und -theorien, die mentalen Bilder also, die Betreuung rund um die Geburt beeinflussen.

Welches Bild zeichnet das jeweilige Modell von Frauen, Schwangerschaft und Geburt? Wie beeinflusst das Modell die von der Hebamme im Assessment erhobenen Informationen? Wie stehen das Modell und die Partizipation von Frauen zueinander?

Dieses Kapitel ist zwangsläufig selektiv, dennoch soll es möglichst umfassend darstellen, wie in der britischen Hebammenliteratur über Betreuung gedacht wird.

5.2 Bilder von Hebammen und Hebammentätigkeit

Die folgende Beschreibung von Betreuungsmodellen baut auf Werke, die in den meisten Hebammenbibliotheken stehen und deshalb das Denken angehender Hebammen beeinflusst haben.

Beginnen wir mit Myles' *Textbook of Midwives*, einem der einflussreichsten Lehrbücher in Großbritannien. In der 10. Ausgabe wird die Professionalität der Hebamme besonders hervorgehoben:

> Die britische Hebamme, eine hoch kompetente Fachfrau, hat das gesetzlich abgesicherte Recht, normale Geburtshilfe zu leisten. Während der Schwangerschaft überwacht und unterweist sie die werdende Mutter; während der Wehen beobachtet sie, führt Untersuchungen durch und trifft Entscheidungen, von denen das Leben von Mutter und Kind abhängen; nach der Entbindung kümmert sie sich um die Mutter und das Neugeborene. (Myles, 1985, S. 1)

Ihre Ausbildung (von männlichen Geburtshelfern ist nicht die Rede) umfasst «eine gründliche Kenntnis der Physiologie der menschlichen Fortpflanzung, als wichtige Grundlage für eine meisterliche geburtshilfliche Arbeit». Ferner: «Um den Bedürfnissen einer aufgeklärten Gesellschaft mit verbesserten sozioökonomischen Standards gerecht zu werden, berücksichtigt die Hebamme, über die in unmittelbarem Zusammenhang mit geburtshilflicher Betreuung stehenden Konzepte hinaus, auch Konzepte anderer Fachrichtungen, wie beispielsweise soziologische, bildungsrelevante und psychologische Aspekte» (Myles, 1985, S. 1–2). Myles betont die Entwicklung praktischer Fertigkeiten und praktischen Könnens: «Ein Pluspunkt der britischen Hebamme ist ihr handwerkliches Können. Der Tendenz mancher Seiten, dieses wichtige Können gering zu schätzen, muss entgegen getreten werden» (Myles, 1985, S. 4). Die Hebamme hat ihren festen Platz im geburtshilflichen Team: «Es wäre ein Rückschritt, wenn sich die Hebamme allein um die werdende Mutter kümmern würde, denn nur das geburtshilfliche Team garantiert ihr eine optimale, wissenschaftlich abgesicherte Betreuung» (Myles, 1985, S. 2).

Die Hebamme wird auch als Lehrerin beschrieben:

> Eine der anspruchsvollsten und ureigensten Aufgaben der modernen Hebamme besteht in der angemessenen Unterweisung werdender Mütter, damit sie motiviert und entsprechend vorbereitet ihre reproduktiven und mütterlichen Rollen erfolgreich und gern übernehmen. (Myles, 1985, S. 3)

Die Hebamme ist auch eine Unterstützerin, obwohl diese Unterstützung von professioneller Art sein soll und in Anführungsstrichen gesetzt genannt wird: «Die Hebamme spielt auch die Rolle der Unterstützerin als fachliche Begleitperson und legt als wesentliches Merkmal guter geburtshilflicher Arbeit ein ‹fürsorgliches› Verhalten an den Tag» (Myles, 1985, S. 3).

Myles entwirft das praxisorientierte Bild einer Hebamme, die über große Fachkenntnisse verfügt und praktische, handwerkliche Fertigkeiten aufweist, darüber hinaus aber auch eine Lehrerin ist und in der Lage, Unterstützung und Betreuung zu bieten.

Die professionelle Hebamme sieht sich als Teil des geburtshilflichen Teams; sie orientiert sich innerhalb ihres Arbeitsteam (und dessen Grenzen) an den Bedürfnissen von Frauen. Die Hebamme handelt aufgrund ihrer Wissensbasis und entsprechend der organisatorischen Vorgaben ihrer Arbeitsstelle. Die Formulierungen dieses Lehrbuchs wurden von Leap (1993) zur Diskussion gestellt, weil sie die Einstellung der Autorin, die sich gegen «Permissivität» wendet, spiegeln. Sowohl die Beschreibung der Hebamme als auch die offen oder verdeckt geäußerte Haltung der Autorin, zu der sie auch Hebammen ermutigt, zeichnen das Bild einer distanzierten Fachfrau, die in einem geburtshilflichen Team arbeitet und das Modell einer geburtshilflichen Betreuung, die sich auf handwerkliche Fertigkeiten und physiologische Betreuung konzentriert, bei Bedarf aber auch Unterstützung, Beratung und Unterweisung umfasst.

Das Werk *Modern Obstetrics For Student Midwives* (Towler und Butler-Manuel, 1980) hingegen, befasst sich kaum mit dem, was Hebammen über ihre Arbeit denken. In einer knappen Einführung widmet sich dieses Buch der historischen Entwicklung des Hebammenwesens und endet mit dem Pflichtenkatalog, den der Central Midwives Board (Berufsverband) den Hebammen auferlegt. Der Rest dieses Buches von über 700 Seiten behandelt die normalen und normabweichenden Aspekte der Schwangerschaft und von Neugeborenen sowie die Strukturen der geburtshilflichen Angebote. Dieses Lehrbuch, wie viele andere auch, geht davon aus, dass Hebammenarbeit weitgehend aus handwerklichen Fertigkeiten und körperlicher Betreuung besteht. Ball (1987) bemerkt dazu:

> In meiner Hebammenausbildung bekam ich keinerlei Information über den psychologischen Prozess des Mutterwerdens. Es ist in der Tat so: Die meisten Lehrbücher vermitteln Hebammen, die Mutter sei, ist das Kind einmal sicher geboren, sofort im

Stande, ihre neue Rolle zu übernehmen. Die Lehrbücher erläutern die physiologischen Prozesse des Puerperiums, die Ernährungsbedürfnisse des Säuglings und streifen die Entstehung der Mutter-Kind-Beziehung, sagen aber überhaupt nichts darüber aus, wie Hebammen einer Frau helfen können, mit den verschiedenen Anforderungen und Erwartungen fertig zu werden, die mit Mutterschaft verbunden sind. (Ball, 1987, S. ix)

Neben dem Mangel an psychologischen und soziologischen Aspekten sagen die Lehrbücher auch wenig darüber aus, wie eine Frau zur Hebamme wird und wie aus deren persönlichen Ansichten, Haltungen und ihrem persönlichen Wissen Betreuungs- und Praxismodelle werden. In Wiedenbachs Werk sucht man vergeblich nach einer «Zusammenfassung der geistigen Grundlagen», nach Gedanken, Erkenntnissen oder Hinweisen für Auszubildende darüber, wie sie ihre Auffassung von Hebammenarbeit, ihr Modell erkennen können (Nickel, et al., 1992). Auch in neueren Lehrbüchern werden die Modelle kaum explizit genannt; sie müssen vielmehr erahnt werden. Ganz anders amerikanische Werke: Sie beginnen meist mit einem oder mehreren Kapiteln über die Philosophien und Modelle von Hebammen, wobei die von amerikanischen AutorInnen beschriebenen und für Hebammen relevant gehaltenen Modelle und Theorien überwiegend aus anderen Fachrichtungen stammen und mit praktischer Hebammenarbeit wenig zu tun haben (siehe Kapitel 4; Jensen et al., 1977; Moore, 1983).

In jüngst erschienenen Lehrbüchern und Artikeln kommen die Philosophien der VerfasserInnen deutlicher zur Sprache. Myles betont in der neuesten Ausgabe des *Textbook for Midwives* (Bennett und Brown, 1993) den unabhängigen Charakter der Hebammenarbeit und die Partnerschaft zwischen Hebamme und schwangerer Frau: «Die Betreuungstätigkeit einer Hebamme besteht aus der Balance zwischen Hilfeleistung und Stärkung der Fähigkeit der Frau, sich selbst zu betreuen» (Bennett und Brown, 1993, S. 5). Das hier gezeichnete Bild einer Hebamme orientiert sich streng an der Definition der International Confederation of Midwives, der zufolge eine Hebamme die Betreuung geschickt durchführt und regelt, Gesundheit und Kommunikation fördert, Frauen mit normalem Schwangerschaftsverlauf selbstständig betreut, mit anderen Fachleuten im Team zusammenarbeitet, neues Wissen erwirbt und neue Forschungsergebnisse zur Kenntnis nimmt, und zwar innerhalb des legalen Rahmens, verbunden mit ethischen Standards. Dieses Lehrbuch betont insbesondere, dass sich Hebammen fortbilden und ihre Arbeit genau dokumentieren müssen, aber auch mit den Familien, die sie betreuen, verantwortlich umzugehen haben.

Es werden ferner zwei weitere Verantwortungsbereiche der Hebamme genannt: ihre Verantwortung gegenüber dem Berufsstand und gegenüber der Gesellschaft. Diese Verantwortungsbereiche verpflichten die Hebamme, ihr Handeln an den bestehenden Standards zu orientieren und «hebammenrelevante Themen in die Öffentlichkeit zu tragen» (Bennett und Brown, 1993, S. 7). Im Hinblick auf die

Gesellschaft wird von einer Hebamme erwartet, dass sie Probleme wie Armut, schlechte Wohnbedingungen und rassistische Vorurteile erkennt und darauf angemessen reagiert: «Sie reagiert auf solche Gegebenheiten vielleicht mit warnenden Hinweisen, mit der Mobilisierung von Ressourcen oder dem Angebot aktiver Hilfe» (Bennett und Brown, 1993, S. 8). Diese Beschreibung einer Hebamme fußt auf einer Reihe von Konzepten, die den Autorinnen geeignet erscheinen, die Praxis dieser hinterfragenden, unabhängigen Fachkraft zu prägen, einer Person, die immer bestrebt ist, das Hebammenwesen weiterzuentwickeln und voranzubringen:

> Hebammen tragen Verantwortung für das Image ihres Berufs. Um das Ansehen des Berufsstand zu steigern, muss sich jede einzelne Hebamme bemühen, eine aktive Rolle beim Erhalt von Standards und bei der Verbesserung von Betreuung zu spielen. Das bedeutet für die Einen, dass sie Veränderungen anregen oder Versuche durchführen, für Andere, dass sie dem Weg, den Innovatorinnen gebahnt haben, folgen. (Bennett und Brown, 1993, S. 7)

Ein anderes Lehrbuch neueren Datums, *The Art and Science of Midwifery*, untersucht und stellt die theoretische wissenschaftliche Grundlage der Hebammenarbeit in den Mittelpunkt und damit, wie Silverton (1993) bemerkt, die Rolle der Hebamme und das Modell, an dem sie ihre Betreuungsarbeit ausrichtet. Es enthält ferner eine Beschreibung der historischen Entwicklung des Berufsstands, eine Kritik der Aushöhlung der Rolle von Hebammen durch die Medikalisierung von Geburt und eine Betrachtung der Auswirkungen der Krankenpflegekultur auf die Hebammenarbeit. Es betont den zentralen Platz, den Hebammen bei der Betreuung von Frauen mit normalem Schwangerschaftsverlauf einnehmen und erläutert eine Reihe von Programmen, die es Hebammen ermöglichen, alle ihre Fertigkeiten einzubringen. Diese Philosophie tritt in folgendem Textauszug klar zu Tage:

> Wenn das Hebammenwesen blühen soll, muss es Hebammen fördern, die sich Gehör verschaffen und ihren Stand gegenüber anderen Berufsgruppen, den Gesundheitsbehörden und der Öffentlichkeit repräsentieren können. Ihre praktische Arbeit muss eine feste wissenschaftliche Grundlage haben. Diese befähigt die Hebamme, ihr Handeln von einer festen theoretischen Grundlage aus zu begründen. Hebammen müssen auf die Bedürfnisse von Müttern und deren Familien eingehen. (Silverton, 1993, S. 15)

Page (1993) beschreibt in einem Artikel mit dem Titel «Redefining The Midwife's Role: Changes needed in practice» welche Eigenschaften Hebammen benötigen, um der Betreuung von Frauen am Ende des 20. Jahrhunderts gerecht zu werden. Die Hebamme soll «mit der Frau» sein, eine erfahrende Praktikerin, über die neuesten wissenschaftlichen Erkenntnisse auf dem Laufenden und eine erfahrene Begleiterin sein, sowie «über eine Grundlage aus klaren Konzepten, Theorien, wissenschaftlichen Beweisen und klinischer Erfahrung verfügen, um Situationen beurteilen und Entscheidungen treffen zu können» (Page, 1993, S. 23).

Page (1993) nennt sieben Ziele, die innerhalb der nächsten fünf Jahren erreicht werden sollen und bemerkt, dass dieser Prozess tiefgreifende Veränderungen voraussetzt. Eine nähere Betrachtung zeigt, welche Konzepte diesen Zielen zu Grunde liegen: Achtung vor dem Individuum, partizipative Versorgung, Betreuungskontinuität, kompetente Praxis, Erfolgskontrolle. Diese Konzepte gelten auch für die Betreuungstätigkeit von Hebammen (siehe **Tab. 5-1**).

Sollen Hebammen diese Ziele erreichen, müssen die Konzepte der Hebammenarbeit intensiver diskutiert und die Wechselbeziehungen zwischen den Konzepten wissenschaftlich untersucht werden. Ferner muss als Ausgangsbasis eine von allen akzeptierte Theorie gefunden werden.

Page (1993) plädiert hauptsächlich für die Förderung freier Hebammenpraxen und möchte, dass Hebammen so unabhängig und autonom arbeiten, wie sie es früher tun konnten, ein Konzept, das mit den Jahren immer mehr ausgehöhlt wurde, wie Myles (1985) bereits ausgeführt hat. Die Realität der Hebammentätigkeit unterscheidet sich, zumindest in manchen Fällen, erheblich von der Art von Betreuung und dem Typ von Hebamme, wie Page (1993) sie sich für die Zukunft vorstellt. Hunt und Symonds (im Druck) beispielsweise liefern eine erhellende Schilderung des Kontexts und Charakters von Hebammenarbeit.

---

1. Kontinuität der Betreuungsperson und Kontinuität der Betreuung während der ganzen Schwangerschaftszeit.
2. Eine bestimmte Hebamme beim Erstkontakt in der Gesundheitseinrichtung (die idealerweise auch die Betreuungskontinuität gewährleistet).
3. Eine Hebamme, die der Frau vertraut ist und zu der sie eine gute Beziehung hat, betreut sie während der Wehen und bei der Geburt ihres Kindes (idealerweise die bereits bekannte Hebamme).
4. Verfügbarkeit hebammengeleiteter Betreuungsangebote für Familien mit geringem Risiko, die ein solches Angebot wünschen.
5. Die Möglichkeit, Frauen und ihre Familien mit angemessenen Informationen über die relativen Vorteile bestimmter Behandlungsmethoden und Betreuungsansätze zu informieren.
6. Eine Organisationskultur, die das Recht der Frauen, ihre Betreuung selbst zu bestimmen und selbst zu verantworten ausdrücklich betont (choice, control).
7. Effektive Methoden der Evaluierung praktischer und organisatorischer Veränderungen.

(Tabelle 1, Page, 1993, S. 23; Abdruck mit freundlicher Erlaubnis des *British Journal of Midwifery*)

Tabelle 5-1: Das landesweite Entwicklungsprogramm für Hebammendienste. Pages Fünf-Jahresplan

Walker (1991) beschreibt die Erfahrungen einer Hebamme in den neunziger Jahren und deren Auseinandersetzung mit den realen Arbeitsbedingungen. Als sie diesen Beruf ergriff, hegte sie hohe Erwartungen und wollte unabhängig und autonom arbeiten, musste dann aber feststellen, dass die von Hebammen geleistete Betreuung von medizinischen Richtlinien eingeengt wurde, sie ihre besonderen Fertigkeiten und Kenntnisse nicht in vollem Maße einsetzen konnte, ihr die Organisation des Hebammenwesens Beschränkungen auferlegte und manche Frauen die Betreuung durch einen Arzt oder eine Ärztin höher bewerteten als die Arbeit einer Hebamme. Sie vermutet, dass es innerhalb des Berufsstands eine gewisse Trägheit gibt, ein Sich-Abfinden mit der eingeschränkten Rolle, die eher der einer geburtshilflichen Pflegekraft als der einer Hebamme gleicht, und ein Arrangieren mit dem hierarchischen System, das dafür sorgt, dass Verantwortung und Autonomie begrenzt bleiben. Walker (1991) beschreibt zwar ihre persönlichen Erfahrungen, dennoch ist ein solches Praxiskonzept wohl bei vielen Hebammen, die in geburtshilflichen Einrichtungen arbeiten, verbreitet, auch wenn diese Haltung in der Hebammenliteratur selten erwähnt wird. Sie wird eher in Berichten deutlich, die die Betreuungserfahrung von schwangeren oder gebärenden Frauen und Wöchnerinnen aus deren Perspektive schildern (siehe folgender Absatz).

Andere Bücher über Hebammenarbeit heben die Werthaltungen, Überzeugungen und Arbeitsmodelle der Hebammen als zentrale Faktoren hervor, weil sie darüber entscheiden, welche Betreuung die Frauen erfahren. Die AutorInnen gehen davon aus, dass eine Hebamme sich selbst verstehen muss, bevor sie andere Frauen betreut. Auch diese Beschreibungen liefern ein Bild von den Grundlagen (Konzepten) der Hebammenarbeit, obwohl sie nicht als «Modelle der Hebammenarbeit» bezeichnet werden (und manche der Autorinnen vor diesem Wort zurückscheuen würden).

Inch (1989) hat untersucht, wie Frauen betreut werden möchten und fasst die Erkenntnisse folgendermaßen zusammen:

> Frauen möchten eine persönliche, kontinuierliche Beziehung mit ihrer Hebamme, während der ganzen Dauer ihrer Schwangerschaft, während der Geburt und des Wochenbetts, damit sie ein Vertrauensverhältnis aufbauen können. Sie wünschen sich Ungestörtheit, eine entspannte und optimistische Einstellung zum Geburtsvorgang, Unterstützung und Exploration. (Inch, 1989, S. 71)

Diese persönliche, liebevolle Beziehung zwischen Frau und Hebamme wird beispielsweise auch von Flint (1989) und Davis (1987) hervorgehoben. Inch bemerkt: «All die Dinge (die sich Frauen wünschen), stellen sich fast automatisch ein, wenn die Frau und ihre Hebamme eine persönliche, kontinuierliche Beziehung herstellen können» (Inch, 1987, S. 71).

Diese Hebammen sehen Frauen, Gesundheit, Umwelt und Hebammentätigkeit mit den gleichen Augen und betonen, wie wichtig es ist, dass Hebammen sich selbst kennen. Die Individualität jeder Frau steht bei ihnen im Vordergrund, und die Betreuung ist daran ausgerichtet, die Frau und ihre Bedürfnisse zu verstehen. Erst wenn die Hebamme die Frau wirklich versteht, kann sie die Frau unterstützen, ihr Selbstbewusstsein stärken, – was für diese Autorinnen eines der wichtigsten Ziele der Betreuung ist – und Abweichungen vom normalen Verlauf erkennen: «Vielleicht stärkt es das Vertrauen der Frauen am allermeisten, wenn man ihnen zuhört, beachtet, was sie zu sagen haben und ihren kulturellen Hintergrund, ihre Vorstellungen und Gewohnheiten respektiert» (Flint, 1989, S. 17).

> Die Hebamme wird durch die gründliche pränatale Betreuung so vertraut mit ihrer Klientin, dass sie jede Abweichung von der Normalität sofort erkennt. Die Geburt ist die Krönung einer sorgfältig entwickelten Beziehung und Betreuung auf körperlicher, emotionaler und intellektueller Ebene. (Davies, 1987, S. 5)

Gesundheit wird in diesen Büchern mit soziologischen, psychologischen und körperbezogenen Begriffen beschrieben. Während dem körperlichen Wohlbefinden von Mutter und Kind große Aufmerksamkeit geschenkt wird (durch die empfohlene freundschaftliche Beziehung vielleicht gefördert), betonen diese Werke auch die soziologischen und psychologischen Aspekte von Schwangerschaft und Geburt. Flint (1989) beschreibt beispielsweise, dass sich Frauen im Kreißsaal wohler und entspannter fühlen, wenn sie ihre eigenen Nachthemden tragen, Musik hören oder Fotos, die ihnen wichtig sind, dabei haben können. Dieses Modell, das die Frau als Individuum betrachtet, hat Auswirkungen auf das Handeln; es zielt darauf ab, Frauen zu verstehen (durch Zuhören und Beobachten) und ihre individuellen Bedürfnisse zu befriedigen. Sind Individualität und Erhalt der psychischen Integrität der Frau nicht Teil des mentalen Bilds der Hebamme, können ihre Handlungen der Routine anheim fallen, wobei das innere Wachstum der Frau aus ihrem Blick gerät.

Ein solches Frauenbild hat zur Folge, dass das persönliche Umfeld der Frau berücksichtigt wird, einschließlich der familiären Beziehungen, die soziale Unterstützung, die kommunalen Gegebenheiten und andere Faktoren. Nur so kann die Hebamme in partnerschaftlichem Zusammenwirken mit der Frau deren Bedürfnisse befriedigen (Ackerman, 1980).

Diese Bücher zeichnen, und das ist am allerwichtigsten, ein genaues Bild von einer Hebamme (im Gegensatz zu den beschränkten Darstellungen anderer Lehrbücher, z.B. Towler und Butler, 1980; Myles 1985). Ihre Autorinnen betonen, dass Hebammen sich selbst kennen, für sich selbst sorgen und selbst bereit sein müssen, innerlich zu wachsen. Davies (1987) bemerkt: «Das Beste, was eine Hebamme zu bieten hat, ist ihre Einmaligkeit, ihre Individualität und ihre unabhängige Sicht der Dinge. Damit all diese Eigenschaften lebendig bleiben, müssen sie genährt werden.» (Davies, 1987, S. 183).

Flint bezieht sich mit dem Titel ihres Buchs, Sensitive Midwifery, auf diese Selbsterkenntnis und behauptet, dass niemand einfühlsam sein kann, der sich nicht selbst kennt:

> Die Arbeit einer Hebamme ist anstrengend, weil sie, wenn sie effektiv und einfühlsam arbeiten will, so viel von sich selbst gibt und sich so stark mit der Familie, die sie betreut, verbunden fühlt. Um Andere ständig stärken und ermutigen zu können, muss sie selbst Unterstützung und liebevolle Zuwendung erfahren. (Flint, 1989, S. 1)

Flint (1989) beschreibt, in welcher Form Hebammen Unterstützung und Zuwendung erfahren können, stellt aber auch die fehlende Unterstützung und Zuwendung zur Diskussion, unter der manche Hebammen, insbesondere in hierarchisch organisierten Einrichtungen, leiden, und weist darauf hin, welche Folgen dieser Mangel für das Verhalten der Hebammen untereinander sowie für die von ihnen betreuten Frauen und Familien hat (siehe Kapitel 3).

Dieser liebevoll betreuenden, selbstbewussten, eigenständigen Hebamme steht die eher distanzierte, geburtsmedizinisch orientierte, passive Hebamme mancher Lehrbücher gegenüber (Ackerman, 1986), aber auch die praktischen Erfahrungen von Hebammen, wie sie von Walker (1991) beschrieben werden. Diese Bücher (und viele andere) schildern zwar, wie Hebammen ihr Denken, ihre Ansichten, ihr Wissen und ihre Werte entwickeln und darstellen, ohne jedoch den Vorgang als das zu bezeichnen, was er ist, nämlich die Konstruktion ihres Arbeitsmodells.

5.3 Verschiedene Betreuungsphilosophien

Eine Philosophie ist, wie in Kapitel 2 dargestellt, eine «explizite Aussage über das, was du glaubst und welchen Werten du verpflichtet bist» (Pearson und Vaughan, 1986, S. 8).

In den vergangenen zehn Jahren haben die meisten geburtshilflichen Abteilungen und Hebammenteams dargelegt, von welcher Philosophie ihre Einrichtung und ihre Betreuungsarbeit getragen wird. Das Streben nach einer klar formulierten Philosophie ist teilweise auf die Publikation der Berichte des Maternity Services Advisory Committee (1982, 1984, 1985) zurückzuführen. Sie hatten große praktische Folgen, haben aber auch die Ausbildung stark beeinflusst (siehe z. B. Distance Learning Centre, 1992). Diese Berichte nennen Ziele, Richtlinien, Handlungsbereiche und Checklisten, die alle von der Philosophie des Kommittees zeugen. Sie wollen z. B. die Schwangerenbetreuung verbessern und vertreten daher ein Betreuungsmodell, das Konzepte wie Unterstützung, Gesundheitsförderung, Unterweisung und Rollenentwicklung enthält:

> Gesundheit und Wohlbefinden der Frau und des ungeborenen Kindes sollen so weit wie möglich sichergestellt werden. Schwangerschaft und Geburt stellen eine körperliche, seelische und soziale Veränderung für die werdenden Eltern dar, insbesondere für die Frau. Pränatale Betreuung sollte, als Vorbereitung auf die Elternschaft, Unterstützung bieten und Anleitung geben. (Maternity Services Advisory Committee. 1982, S. 1)

Das Konzept der Partizipation findet durch einen Punkt der Checkliste Berücksichtigung: «C2. Werden die individuell oder kollektiv ausgedrückten Ansichten der Eltern oder die des Personals bei der Neufassung der Stationsrichtlinien berücksichtigt?» (Maternity Services Advisory Committee, 1984, S. 12). Diese» Frage zielt auf stärkere Einbindung der Eltern und des Personals bei der Festlegung der Betreuungsrichtlinien.

Für die postnatale Zeit gilt folgende Aussage:

> Jede Mutter sollte so viel Anleitung bekommen wie sie braucht, um das Neugeborene zu betreuen und mit ihm zurecht zu kommen und darüber informiert werden, dass sie professionelle Hilfe suchen soll, wenn ihr zu Hause irgend ein gesundheitlicher Aspekt des Kindes Sorgen macht. Der Vater soll während des Krankenhausaufenthalts des Kindes in die Betreuung des Neugeborenen aktiv einbezogen werden. (Maternity Services Advisory Committee, 1985, S. 5)

Diese Beschreibung berücksichtigt als Schlüsselkonzepte postnataler Betreuung das Bedürfnis nach sozialer Unterstützung, nach Einbindung des Partners der Frau, nach Gesundheitsförderung und Unterweisung.

Solche Aussagen und viele andere zeugen von den Wertvorstellungen des Komitees, im Hinblick auf die Notwendigkeit individualisierter Betreuung, auf Betreuungskontinuität und Beteiligung der Frau und ihres Partners an der Betreuung. Die Dokumente erlauben ferner den Schluss, dass das Komitee der Auffassung ist, Geburten sollten in einer Klinik stattfinden. Erst wenn diese Wertvorstellungen benannt sind, kann beurteilt werden, ob sie in die Praxis umgesetzt wurden oder im Licht neuer Erkenntnisse modifiziert oder verändert werden müssen (House of Commons Health Committee, 1992).

Eine weitere, frühe Aussage über philosophische Grundlagen findet sich in dem Dokument «The Vision» das 1986 von der Association of Radical Midwives (ARM) mit dem Ziel erarbeitet wurde, die Betreuungsangebote rund um die Geburt zu verbessern. Acht Grundprinzipien drücken die Philosophie dieser Hebammen aus:

- Die Beziehung zwischen Mutter und Hebamme ist die Grundlage guter Betreuungsarbeit.
- Die Mutter steht im Mittelpunkt des Betreuungsprozesses.
- Frauen müssen gut informiert und dadurch in die Lage versetzt werden, eine echte Wahl zu treffen.

- Die Fertigkeiten und das Wissen der Hebamme sollen voll zum Einsatz kommen.
- Alle schwangeren und gebärenden Frauen und Wöchnerinnen sollen kontinuierliche Betreuung erfahren.
- Wohnortsnahe Betreuungsangebote.
- Die Betreuungseinrichtungen sind ihrer Klientel gegenüber rechenschaftspflichtig.
- Die Betreuung sollte Mutter und Kind keinen Schaden zufügen. (Association of Radical Midwives, 1986, S. 2)

Diese Grundsätze hatten zweifellos großen Einfluss auf Hebammen und Gesundheitspolitik (House of Commons Health Committee, 1992; Department of Health, 1993a), es wäre jedoch interessant festzustellen, wie weit diese von den philosophischen Grundsätzen der ARM und Flint (1986) geforderte «neue Einstellung», im Alltag von Hebammen tatsächlich verbreitet ist.

Wir wollen, dass das Hebammenwesen von der Öffentlichkeit anders wahrgenommen wird, damit wir unseren Beruf so ausüben können, wie wir ihn gelernt haben. Hebammen besitzen handwerkliches Geschick, Einfühlungsvermögen und Erfahrung, eine einmalige Kombination, um «mit Frauen» zu sein und sie durch eines der wichtigsten Lebensereignisse zu begleiten, das tiefgreifende Folgen für die einzelne Frau, die Familie und die Gesellschaft als Ganzes hat. Wir müssen eine neue Einstellung im Hebammenwesen entwickeln. Das schulden wir uns selbst und den Menschen, denen wir dienen. (Association of Radical Midwives, 1986, S. 12)

Auch in den Berichten des Maternity Services Association Committee und im Dokument des Royal College of Nursing (1993) werden die Betreuungsstandards der ARM und die Werthaltungen und Konzepte deren Vision deutlich:

Der Berufsstand der Hebammen dient der Gesellschaft und besitzt ein ganz spezielles Fachwissen. Dieses Wissen erwächst aus klinischer Praxis und fachbezogener wissenschaftlicher Forschung. Der Beruf sorgt sich um den Nachwuchs und setzt eigene Standards, indem er seine Angebote den veränderten Bedürfnissen und Anforderungen der Gesellschaft und des Berufsstands anpasst.

Jede Frau ist eine einmalige Persönlichkeit mit eigenen Anschauungen, Bedürfnissen, Rechten und Erwartungen. Das umfasst auch das Recht der Frau, über ihre Betreuung zu verhandeln, informiert zu werden und dann eine Wahl zu treffen. Hebammen sollten sich darauf einstellen, damit sie die Frau, ihr Kind und ihre Familie effektiv und individuell betreuen können. Die Hebamme ist aufgrund ihres Wissens, ihrer Fertigkeiten und Berufserfahrung dafür verantwortlich, die Voraussetzungen dafür zu schaffen. Die Hebamme spielt bei der Betreuung zwar die wichtigste Rolle, der Beitrag anderer Teammitglieder wird jedoch ausdrücklich anerkannt. Zusammenarbeit und gegenseitige Anerkennung der jeweiligen Rollen sollten die Betreuungsstandards heben.

Die Philosophie berücksichtigt das Bedürfnis nach einer sicheren, unterstützenden Umgebung als Voraussetzung für das umfassende Wohlergehen der Frau und ihres Kindes. Das Betreuungsmodell sollte Autonomie, Vertrauen und Selbstwertgefühl fördern und dazu beitragen, dass die Geburt für die Frau und ihre Familie zu einem befriedigenden Erlebnis wird. (Royal College of Nursing, 1993, S. 2)

Diese Philosophie enthält folgende, für das Hebammenwesen relevante Wertvorstellungen: Hebammenarbeit ist eine Dienstleistung; Hebammenarbeit beruht auf einem Wissenskomplex; Hebammenarbeit reagiert auf veränderte Bedürfnisse; Hebammenarbeit findet innerhalb eines Teams statt. Sie drückt auch Werte aus, die mit der schwangeren oder gebärenden Frau oder Wöchnerin zu tun haben: Hebammenarbeit erkennt die Individualität einer jeden Frau an, Hebammenarbeit ermutigt Frauen, über die Art ihrer Betreuung zu verhandeln; Hebammenarbeit will zur Entwicklung des Selbstvertrauens von Frauen beitragen. Die folgenden Aussagen zu Standards, wie z. B. über den Zugang zu Angeboten, die Flexibilität der Angebote und frauenzentrierte Betreuung, nennen Kriterien von Struktur, Prozess und Ergebnis, die örtlich begrenzt übernommen werden können, um zu prüfen, inwieweit sich die Philosophie in der Praxis niederschlägt. Anhand dieser Kriterien kann beurteilt werden, wie stark die in der Philosophie genannten Konzepte die erfolgte Betreuung tatsächlich prägen. Ohne die klare Benennung der Konzepte ist unmöglich festzustellen, ob Frauen tatsächlich Wahlmöglichkeiten geboten werden, ob sie über ihre Betreuung bestimmen können oder Betreuungskontinuität erfahren.

Auf lokaler Ebene können die von Hebammen entwickelten Philosophien aufzeigen, bis zu welchem Grad sie ihre Werte und Konzepte mit staatlichen Philosophien (siehe oben) und internationalen Richtlinien (siehe unten) teilen. In Kapitel 7 wird ein lokal entwickeltes Modell und eine lokal entwickelte Philosophie erläutert (Telfer, 1991; Carter, 1992). Die Philosophie, auf der dieses Modell beruht, ist in folgender Aussage zusammengefasst:

Betreuungsphilosophie
Hebammen sollen eine Betreuung durchführen, die
- geeignet ist, den individuellen Bedürfnissen von Müttern, Kindern und ihrer Familien Rechnung zu tragen,
- geprägt ist von Achtung vor der Autonomie und Würde, den Werten und Überzeugungen der individuellen Persönlichkeit,
- mit der Frau und ihrer Familie partnerschaftlich geplant wird,
- die Frau und ihre Familie in die Lage versetzt, eine eigene Wahl zu treffen und über den Betreuungsplan zu entscheiden,
- körperliche, psychologische, soziale, kulturelle, spirituelle und bildungsbezogene Bedürfnisse berücksichtigt,
- sich an den entsprechenden Forschungsergebnissen orientiert,
- von Mitgefühl, Engagement, Gewissenhaftigkeit, Vertrauen und Kompetenz getragen ist (compassion, committment, conscience, confidence and competence),
- Assessment, Planung, Umsetzung, Dokumentation und Evaluation der Betreuung auf systematische Weise durchführt,
- davon ausgeht, dass Schwangerschaft ein normaler physiologischer Vorgang ist,
- sicherstellt, dass es effektive Kommunikationswege zwischen Hebamme und der Frau samt Familie und Mitgliedern anderer Heilberufe gibt,

- der Kontinuität von Betreuung Priorität einräumt und sie durch ein Hebammenteam sicher stellt,
- die vorhandenen Ressourcen angemessen berücksichtigt,
- von Hebammen ausgeübt wird, die ermutigt werden, ihre persönliche und professionelle Entwicklung voranzutreiben und sich nachweislich einer laufenden Fortbildung unterziehen,
- mit den lokalen und gesetzlichen Anforderungen im Einklang steht. (Carter, 1992)

Die von den Hebammen der West Glamorgan Health Authority vertretene Philosophie zeigt, dass Hebammen aus verschiedenen Landesteilen ihre Arbeit weitgehend an den gleichen Werten und Konzepten orientiert haben:

> Schwangerschaft und Geburt sind normale, physiologische Ereignisse im Leben der meisten Frauen. Die Hebamme hat das Privileg, diese Erfahrungen mit Frauen und ihren Familien zu teilen. Die Beziehung zwischen Mutter und Hebamme ist für die Qualität der Hebammenbetreuung entscheidend.
> Die Mutter steht immer im Mittelpunkt des Betreuungsprozesses. Sie hat das Recht, eine wohlbegründete Wahl zu treffen und eine Betreuung zu erfahren, die sie aus sicheren und echten Alternativen auswählt und in einer ihren Bedürfnissen entsprechenden Umgebung stattfindet.
> Es fällt in den Verantwortungsbereich der Hebamme, jede Frau so zu stärken und zu informieren, dass sie in der Lage ist, echte Wahlentscheidungen zu treffen.
> Durch ihre klinische Erfahrung und kommunikativen Fertigkeiten will die Hebamme erreichen, dass die Frau während Schwangerschaft, Geburt und in der ersten Zeit der Mutterschaft ein Optimum an körperlichem und seelischem Wohlbefinden erlebt.
> Wenn Komplikationen vorauszusehen sind oder auftreten, zieht die Hebamme einen Arzt oder eine Ärztin oder eine andere, entsprechende Fachkraft des Betreuungsteams hinzu, wobei sie die Frau weiterhin betreut und unterstützt. (West Glamorgan Health Authority, 1992, S. 3)

Diese philosophischen Aussagen enthalten Konzepte, die auch im International Code of Ethics for Midwives zu finden sind, der 1993 von der International Confederation of Midwives übernommen wurde (International Confederation of Midwives, 1993). Dieser Kodex oder diese Philosophie, die «Richtschnur der Hebamme für Ausbildung, Praxis und Forschung» (ICM, 1993, S. 169) basiert auf folgenden Konzepten: Achtung der Persönlichkeit der Frau, Gerechtigkeit für alle Menschen, gleicher Zugang zu Gesundheitsbetreuung für alle, Vertrauen und die Würde aller Mitglieder der Gesellschaft (ICM, 1993). Diese Konzepte sind in den verschiedenen Abschnitten des Kodex enthalten, die die Beziehung zwischen Hebamme und Frau beschreiben und Hebammentätigkeit, die beruflichen Verantwortungsbereiche der Hebamme beschreiben und sich mit dem Fortschritt von Hebammenwissen und -praxis befassen. Folgende Beispiele illustrieren das Konzept der Achtung von Personen (was die Achtung der Kolleginnen einschließt) und zeigen, dass Hebammen auch die jeweiligen Sitten und Gebräuche berücksichtigen:

Hebammen achten das Recht der Frau, eine wohlinformierte Wahl zu treffen und fördern die Übernahme der Verantwortung für die Ergebnisse ihrer Wahl.

Hebammen unterstützen und bestärken sich gegenseitig in ihren beruflichen Rollen und nähren bewusst ihr eigenes Selbstwertgefühl und das ihrer Kolleginnen.

Hebammen stellen die Betreuung von Frauen und deren Familien rund um die Geburt sicher und respektieren die kulturelle Vielfalt, wobei sie auf die Elimination schädlicher Praktiken innerhalb der jeweiligen Kulturkreise hinwirken. (International Confederation of Midwives, 1993, S. 169)

Der soeben zitierte Kodex führt neu auch das Konzept der Beachtung von Gesundheitspraktiken in der erweiterten Gesellschaft ein, während die Philosophie des New Zealand College of Midwives auch das Konzept des Lebenszyklus enthält:

Der Beruf der Hebamme befasst sich mit der Förderung der Gesundheit von Frauen. Er hat mit Sexualität und Reproduktion zu tun und betrachtet Frauen als gesunde Personen, die den Zyklus des Lebens durchlaufen.

Hebammenarbeit ist vom Wesen her dynamisch, gründet auf einer Integration von handwerklichem und wissenschaftlichem Wissen, wird von Erfahrung und Forschung untermauert und im Zusammenwirken mit anderen im Gesundheitswesen tätigen Berufsgruppen ausgeübt.

Hebammenarbeit ist ihrem Wesen nach ganzheitlich, indem sie die sozialen, emotionalen, kulturellen, spirituellen, seelischen und körperlichen Aspekte weiblicher Reproduktionserfahrung berücksichtigt, das Wohlbefinden der Frau aktiv fördert und schützt, ihre Angehörigen für gesundheitliche Fragen sensibilisiert und den Gesundheitszustand des Kindes im Verlauf der Schwangerschaft überwacht.

Hebammen führen ihre Betreuungstätigkeit auf flexible, kreative, bestärkende und unterstützende Weise durch.

Die Hebamme übt ihre Tätigkeit in Partnerschaft mit Frauen aus.

Betreuungskontinuität fördert und schützt den normalen Verlauf von Schwangerschaft und Geburt. (New Zealand College of Midwifery, 1992, S. 7)

In Neuseeland ist das Hebammenwesen in den letzten Jahren wieder zu einer dynamischen Kraft im geburtshilflichen Betreuungsangebot geworden (Abel und Kearns, 1991). Die neuseeländischen Hebammen betonten die Wechselbeziehungen zwischen Hebammen und Frauen, indem sie ihr Logo mit dem kreisförmig angeordneten Satz «Hebammen brauchen Frauen brauchen Hebammen» umgeben haben (New Zealand College of Midwives, Inc, 1992, S. 6). Die hier zitierte neuseeländische Philosophie, deren ethischer Kodex und Praxisstandards spiegeln das dynamische Wesen der Hebammenarbeit. Auch diese Standards scheinen der Verantwortung, die Hebammen dem Gemeinwesen gegenüber tragen, einen höheren Rang einzuräumen als es britische Hebammen in ihren Äußerungen tun.

Dieser kurze philosophische Streifzug durch die verschiedenen Philosophien von Hebammenarbeit beweist, dass Hebammen seit den frühen achziger Jahren bei der Definition der wesentlichen Elemente ihrer Betreuungsarbeit, gewaltige Schritte nach vorn getan haben. Eine nähere Betrachtung der Konzepte lässt erkennen, dass es wohl einen kulturübergreifenden Konsens über die wichtigsten Grundlagen der Betreuung von Frauen und ihren Familien rund um die Geburt gibt. Eine Möglichkeit der Theorieentwicklung bestünde darin, Aussagen wie sie oben angeführt wurden, zu untersuchen, deren Konzepte zu benennen, die Verbindungen zwischen den Konzepten zu betrachten und diese Beziehungen durch Forschung zu testen, um so die theoretischen Grundlagen der Betreuungsarbeit von Hebammen zu verstehen. Dieser Ansatz der Theorieentwicklung wird von den Arbeiten Mercers (1986) und Lehrmans (1981) illustriert, die im Kapitel 6 erläutert werden.

Die Beschreibung der von Hebammen vertretenen Wertvorstellungen und der Art und Weise, wie sie ihren Beruf ausüben sollten oder könnten, belegen die enorme Bandbreite der verschiedenen Berufsauffassungen von Hebammen. Man könnte sagen, dass die Überzeugungen auf verschiedenen Punkten einer Linie liegen, an deren einem Ende sich das Modell von Schwangerschaft als normalem Lebensereignis befindet, am anderen Ende das Modell von Schwangerschaft als nur in der Retrospektive normal, also das medizinisch/geburtshilflichen Modell von Schwangerschaft. Dieses Kontinuum soll nun im Licht der unterschiedlichen Berufsauffassungen von Hebammen näher erläutert werden. Dabei werden auch die Folgen der verschiedenen Modelle auf die praktische Arbeit untersucht.

5.4 Schwangerschaft als normales Lebensereignis versus Schwangerschaft im medizinisch/ geburtshilflichen Modell

Das Kontinuum zwischen diesen beiden Modellen und die Hauptaussagen und praktischen Folgen dieser Modelle werden in **Abbildung 5-1** auf S. 140 dargestellt.

Das medizinische Modell von Schwangerschaft definiert Schwangerschaft als einen potenziell pathologischen Zustand, der einer medizinischen Intervention bedarf. Es betont die körperliche Betreuung, weniger die Betreuung des ganzen Menschen (Weitz und Sullivan, 1985). Schwangerschaft gilt als Krankheit, und Frauen wird nahe gelegt, sich als Patientinnen zu betrachten (Comaroff, 1977). Bei diesem Modell werden die Betreuungsergebnisse mit physikalischen und physiologischen Kriterien gemessen (Oakley, 1980). Chalmers et al. (1980) drücken den Sachverhalt so aus: «Kliniker betrachten die Fortpflanzung als medizinischen und potenziell pathologischen Vorgang, dessen Erfolg oder Misserfolg sich an perinatalen Mortalitätsraten misst und der von Fachleuten überwacht werden muss» (Chalmers et al., 1985, S. 844).

Medizinisches Modell	**Normales Lebensereignis**
Perspektiven	*Perspektiven*
1. Normal im Ansatz	1. Normal nur im Rückblick
2. Der ungewöhnliche Fall ist interessant	2. Jede Schwangerschaft ist einmalig
3. Prävention körperlicher Komplikationen	3. Persönliche Entwicklung durch die Schwangerschaftserfahrung
4. Arzt übernimmt die Verantwortung	4. Frau und Familie sind die wichtigsten Entscheidungsträger
5. Informationen werden zurückgehalten	5. Informationen werden weitergegeben
Ergebnisse	*Ergebnisse*
6. Lebende, gesunde Mutter und Baby	6. Lebende, gesunde Mutter und Baby und Befriedigung der individuellen Bedürfnisse

(Nachdruck aus Bryar (1985), Diagramm 5.3, S. 61)

Abbildung 5-1: Gegenüberstellung des medizinischen Modells von Schwangerschaft und des Modells von Schwangerschaft als normalem Lebensereignis

Diese Fixierung auf das Unnormale hatte zur Folge, dass die Betreuungsmaßnahmen auf alle Frauen ausgedehnt wurden, ungeachtet ihres jeweiligen Risikos:

> Der Peel Report hat den Trend, im Krankenhaus zu entbinden, sehr verstärkt und das halten wir für gut. Selbst in Fällen mit geringem Risiko besteht die Gefahr, dass es während des Geburtsvorgangs zu Komplikationen kommt und zwar in 10 % aller Fälle. Deshalb sind wir davon überzeugt, dass alle Entbindungen in einem Krankenhaus stattfinden sollen. (Royal College of Obstetrician and Gynaecologists, 1982, S. 24, zitiert von Opoku, 1992, S. 120)

Oakley (1987, 1980) schreibt dem medizinisch/geburtshilflichen Modell folgende Merkmale zu: die Definition von Schwangerschaft als einen medizinischen und deshalb pathologischen Prozess, wofür die Ärzteschaft die alleinigen Experten sind; die beschränkte Definition der Kriterien für reproduktiven Erfolg in Form von perinatalen Sterblichkeitsraten und Müttersterblichkeitsraten; die Abspaltung von Reproduktion, als eine Krankheit, vom gesellschaftlichen Kontext und der Festlegung von Frauen als von Natur aus mütterliche Wesen.

Das alternative Modell von Schwangerschaft sieht darin ein natürliches Lebensereignis:

> Der medizinischen Definition von Schwangerschaft steht, sowohl innerhalb der Gesundheitseinrichtungen wie in der Gesellschaft allgemein, die feste Überzeugung gegenüber, dass Schwangerschaft und Geburt normale Vorgänge sind und als solche am besten von der Frau selbst bestimmt werden, wobei ihr Fachleute zur Seite stehen sollen, weniger um sie zu kontrollieren als ihr zu helfen. (Comaroff, 1977, S. 115)

Dieses Modell betrachtet Schwangerschaft als normalen Vorgang und eine Zeit des inneren Wachstums (Breen, 1975; Weitz und Sullivan, 1985), in der die Entscheidungsmacht wieder in die Hand der Frauen gelegt wird, womit die potenziell schwerwiegenden Folgen der passiven Rolle, die das medizinische Modell ihnen zuschreibt, verhindert werden (Gaskin, 1977; National Childbirth Trust, 1981; Brackbill et al., 1984). Es stellt die Frau in den Mittelpunkt, nicht den ärztlichen Geburtshelfer oder die Hebamme. Sie gilt als Person, die fähig ist, Entscheidungen zu treffen, die von ihr gewünschte Art von Versorgung zu wählen und festzulegen, wo ihr Kind geboren werden soll, wobei sie sich auf Informationen u. a. von Hebammen, Ärzteschaft und GeburtshelferInnen stützt, die mit ihrer Betreuung zu tun haben.

Die WHO-Studie *Having a Baby in Europe* (1985 a) betont ausdrücklich, dass die sogenannten sozialen Aspekte berücksichtigt werden müssen:

> Die Krankenhausgeburtshilfe in Europa orientiert sich heutzutage am biologischen Vorgang der Geburt und vergisst, dass es sich dabei auch um ein soziales Phänomen handelt. Man hat vergessen, welchen Stellenwert die Geburtserfahrung für die persönliche Entwicklung jeder Frau einnimmt und wie diese Entwicklung ihre Schwangerschaft, die Geburt selbst und die Art, wie sie als Mutter zurecht kommt, beeinflusst. Jeder Mensch muss lernen, neue und/oder schwierige Situationen zu bewältigen. Coping heißt, die eigene Situation klar erkennen und so bewusst wie nur irgend möglich zu steuern. Deshalb ist Selbstbestimmung für eine positive Geburtserfahrung der Frau von so entscheidender Bedeutung. Sie ist das wichtigste Instrument, um in schwierigen Zeiten die Kontrolle zu behalten. (WHO, 1985a, S.97)

Gleich am Anfang dieses Berichts steht die erstaunliche Aussage, in Europa wisse man überhaupt nicht mehr, was eine normale (i. e. «nicht-medikalisierte») Geburt ist, ein Hinweis, dass bei der Betreuung von Schwangerschaft und Geburt in ganz Europa das medizinisch/geburtshilfliche Modell vorherrschend ist.

Opoku (1992) untersucht die zwei Bedeutungen des Begriffs «normal» in der Literatur. Er wird zum einen im Sinne von «allgemein üblich» gebraucht und bezieht sich dabei auf «allgemein übliche Praktiken wie Episiotomie, Amniotomie, intravenöse Infusionen und elektronische Überwachung des Feten» (Opoku, 1992, S. 121). In seiner zweiten Bedeutung wird der Begriff «normal» für eine natürliche Geburt ohne jede Interventionen verwendet. Auf dem oben erwähnten Kontinuum umfasst jedoch das Modell von Schwangerschaft als normalem Lebensereignis mehr als diese im Kern medizinischen Definitionen, nämlich auch das innere Wachstum und die Entwicklung der einzelnen Frau.

Currel (1990) betont die Notwendigkeit, die Frau in den Mittelpunkt zu stellen (und nicht die professionelle Betreuungsperson). Das hat zur Folge, dass Schwangerschaft und Geburt als Teil des gesamten Lebensprozesses einer Frau betrachtet werden und als eine Zeit, die zwar große Wachstumschancen birgt, andererseits aber auch eine Zeit, die das Wachstum gefährden und beinträchtigen kann. Hebammen und ärztliche GeburtshelferInnen haben deshalb eine Schlüsselposition inne: Sie können das innere Wachstum der Frau, und potenziell auch das des Kindes, fördern oder verhindern. Hebammen in den USA haben diese Rollenveränderung und das persönliches Wachstum in den Mittelpunkt ihrer Modelle vom mütterlichen Rollenerwerb gestellt (siehe Kapitel 6; Rubin, 1984; Mercer, 1986).

Das medizinisch/geburtshilfliche Modell von Schwangerschaft und das Modell von Schwangerschaft als normalem Lebensereignis wurde an die beiden Endpunkte einer gedachten Linie gesetzt. Nun lautet die Frage: Welches Modell oder welche Modelle haben die Hebammen? Opoku (1992) sieht im Widerstand von Hebammen gegen medizinische Interventionen und ihrem Bestreben, auch Zwillingsgeburten und Steißgeburten zu betreuen, einen Beweis, dass sie für das Modell von der «normalen» Geburt eintreten. Dieses Instrument wird in ähnlicher Weise wie die Bindungstheorie eingesetzt, um die Macht eines anderen Berufsstands zu begrenzen, damit sich die klinische Betreuung von Müttern und Kindern verändert (siehe Kapitel 4). Dennoch ist den Studien der 70er und frühen 80er Jahre zu entnehmen, dass sich auch Hebammen das medizinische Modell von Schwangerschaft zu eigen gemacht haben. Die Mehrzahl der Hebammen arbeitet in Krankenhäusern, in denen die Frauen als Patientinnen bezeichnet werden (Thomson, 1980; Kirkham, 1983; 1989). Comaroff (1977) hat Hebammen bei ihrer Arbeit beobachtet und nachgewiesen, dass sie das medizinische Modell übernommen haben:

> Dieses Paradigma zeigte sich auf verschiedenen Ebenen: In der ausdrücklichen Bezeichnung von Frauen als «Patientinnen»; im Ausschluss nicht-medizinischer Aspekte von der Kommunikation mit den Frauen; in der Aufforderung, sich auf die medizinische Wehenüberwachung zu verlassen; sowie in der Weigerung, technisches Wissen den Frauen gegenüber, mit denen sie zu tun hatten, zu entmystifizieren. (Comaroff, 1977, S. 126)

Kirkham (1983) hat beobachtet, dass Hebammen den Frauen oft Informationen vorenthalten, was deren Entscheidungsmöglichkeiten einschränkt. Laryea (1980) stellte fest, dass sich Frauen nach der Geburt emotionale Unterstützung und Anleitung wünschen, während Hebammen die körperliche Versorgung betonten und sich dabei am medizinischen Modell von Schwangerschaft und Geburt orientierten. Die Frauen teilten sich den Hebammen nicht mit, weil sie gar nicht damit rechneten, verstanden zu werden. In einer Studie über Schwangerenbetreuung kommt Methven (1982; 1989) zu dem Schluss, dass sich Hebammen über die Grenzen des medizinisch/geburtshilflichen Modells klar werden und ihre eigene Rolle finden und leben müssen. Weitere Beweise für das medizinische Modell von Hebammen finden sich in einer Studie über die Einführung von individualisierter Betreuung auf einer Entbindungs- und Wöchnerinnenstation. Die Hebammen waren an der Erstellung eines umfassenden Anamnesefragebogens beteiligt. Von den insgesamt 134 Fragen bezog sich die Mehrzahl auf medizinisch/geburtshilfliche Aspekte, weniger als 20 Fragen deuteten auf ein erweitertes Verständnis von Schwangerschaft hin, also darauf, dass dies auch eine Zeit für Bildung und persönliches Wachstum darstellt (Bryar, 1985).

Die Mehrdeutigkeit des Begriffs «normal» führt, wie Opoku (1992) bemerkt, dazu, dass damit auch eine Betreuung bezeichnet wird, die viel Kontrolle durch Fachleute zulässt:

> Das «normale» Modell ist nicht gegen Hausgeburten, wenn im Notfall auf die Dienste einer Klinik zurückgegriffen werden kann und befürwortet Geburten mit «geringem Einsatz von Technik» in Beratungsstellen oder Arztpraxen. (Opoku, 1992, S. 121)

Arney (1982) meint, dass diese in verdeckter Form ausgeübte Kontrolle, wie Opoku (selbst eine Hebamme) sie beschreibt, in alternativen Betreuungsformen häufig vorkommt. Die große Angst von ärztlicher GeburtshelferInnen, vermutet Arney (1982), ist nicht der in einer Tragödie endende, schlecht betreute Fall, sondern die Frau, die ihr Kind außerhalb des geburtshilflichen Betreuungssystem bekommt und ohne dessen Wissen. Sie schreibt, dass alternative Geburtszentren und -häuser, wie etwa die Farm in Tennessee (Gaskin, 1977) zwar andere Formen der Betreuung anbieten, diese aber unter medizinisch/geburtshilflicher Kontrolle stehen. Diese Alternativen wurden innerhalb des medizinischen Modells entwickelt, das bekanntlich Sicherheit über alle anderen Faktoren stellt. Durch das Angebot solcher Alternativen, behauptet Arney (1982) wird der Frau die Verantwortung für ihre Sicherheit aufgebürdet (für die Einhaltung der geburtshilflichen Grundsätze), was es ihr noch mehr erschwert, sich dem Betreuungssystem zu entziehen:

> Geburtsalternativen sind nicht aus Opposition gegen die Regel entstanden, dass eine Geburt innerhalb eines flexiblen Systems geburtshilflicher Alternativen stattfinden soll, in dem das Erleben der Frau in den Vordergrund und geburtshilfliches Fachwissen und der Sicherheitsaspekt in den Hintergrund rücken kann; Alternativen sind *innerhalb* dieses Regelwerks entstanden. Die Regeln bestimmen und ermöglichen Alternativen, werden aber ihrerseits wieder bekräftigt, indem sie ihre offensichtlichen Reglementierungen und Einschränkungen immer mehr lockern. Die Regeln werden so immer mehr einer befreienden, weniger einer einschränkenden Kraft ähnlich... Die Welt der vorstellbaren Möglichkeiten wird reduziert auf Optionen, die innerhalb der Regeln möglich sind. Die Regel des «flexiblen Systems» schränkt die Vorstellungskraft ein; sie verstärkt die Gitter der Gefängnisanlage innerhalb der das Geburtsgeschehen abzulaufen hat. (Arney, 1982, S. 240)

DeVries (1993) beklagt den Machtverlust von Hebammen und stellt fest, dass der Berufsstand in Gefahr ist, weil er seinen Handlungsbereich auf das Normale, das

Ungefährliche beschränkt. Er behauptet, dass fachliches Können und Status eines Berufs mit der Betonung von Risiko assoziiert und verbunden werden. Welford (1993) dagegen äußerte in einer Diskussion um Geburtszimmer die Vermutung, dass diese Definition die Macht des Hebammenwesens eher verstärkt. Durch die Definition von Risiko und geringem Risiko, werden ärztliche GeburtshelferInnen von der Betreuung ausgeschlossen. Sie findet nun, in der Form wie Hebammen sie in Geburtszimmern praktizieren, im Krankenhausbereich statt, was das geburtshilfliche Risiko herabsetzt (Arney, 1982). Welford (1992) glaubt, dass die Einrichtung von Geburtszimmern in Wirklichkeit die Wahlmöglichkeit von Frauen einschränkt und das Entstehen radikal anderer Angebote verhindert:

> Ich würde behaupten, dass Geburtszimmer, wie wir sie kennen, eigentlich ein Kompromiss sind zwischen echten, radikalen Veränderungen, die den Ort der Geburt zu einer Stätte machen, die Frauen und Hebammen Eigenmacht vermittelt und dem, womit sich traditioneller eingestellte Kolleginnen noch wohl fühlen. (Welford, 1993, S. 35)

Die Analysen von Arney (2982) und Welford (1993) mögen sich für Hebammen schmerzlich anhören, müssen bei den Bemühungen um eine Identifikation von Modellen der Hebammenarbeit jedoch berücksichtigt werden. Diese beiden Autorinnen betonen die Notwendigkeit, jede Wertvorstellung sorgfältig und gründlich auf ihre wahre Bedeutung hin zu untersuchen und zu prüfen, wie sie sich auf die Praxis auswirkt.

Hebammen, so manche AutorInnen, orientieren sich offensichtlich an einem medizinisch/geburtshilflichen Modell von Schwangerschaft, einem Modell, das in manchen Fällen vom Setting ihres Arbeitsplatzes noch verstärkt wird. Die Übernahme des medizinischen Modells mag für die Hebamme auf persönlicher und professioneller Ebene Vorteile bieten. Präsentiert sich eine Hebamme als stereotype Person, sind ihre «Patientinnen» womöglich weniger geneigt, schwierige Themen mit ihr zu besprechen (Jourard, 1971; Comaroff, 1977). Das alternative Modell kann dazu führen, dass Themen angeschnitten werden, über die die Hebamme, weil sie sich ihnen (emotional oder fachlich) nicht gewachsen fühlt, nur ungern spricht: Man denke z. B. an die emotionalen Bedürfnisse der Frau oder psycho-soziale Aspekte der Schwangerschaft (Breen, 1975; Laryea, 1980; siehe Kapitel 2).

Der Ort, an dem die Hebamme arbeitet und die innerhalb der Institution vorhandenen Rollenbeziehungen (siehe **Abb. 3-1** und **3-2**), haben wohl ebenfalls großen Einfluss auf ihre Betreuungsleistung (siehe Kapitel 3) und die Betreuungsmodelle von Hebammen. Weitz und Sullivan (1985) haben beispielsweise festgestellt, dass Laien-Geburtshelferinnen, die bislang ein Modell vertraten, das die Frau im Blick hatte, nach Abschluss ihrer formalen Berufsausbildung gewisse Aspekte des medizinischen Modells übernahmen. Das führt zu dem Schluss, dass die formale Ausbildung, so sehr sie auch begrüßt wird – wie etwa vor kurzem in Kanada eingeführt – auch unerwartete Folgen für die Betreuung zeitigen kann.

Eine Studie über Pflegekräfte in einem australischen Krankenhaus hat ergeben, dass sich Pflegekräfte so sehr mit anderen Teammitgliedern identifizieren, dass die PatientInnen darunter leiden. So waren Pflegende sehr darauf bedacht, ÄrztInnen vor den Kranken nur ja nicht bloßzustellen. Eine Pflegekraft schildert beispielsweise folgende Situation: Ein Arzt hatte Schwierigkeiten beim Einführen einer Kanüle. Sie hätte ihn darauf hinweisen können, dass er den Patienten quäle. Doch sie berichtete: «Der Patient weinte, aber er hörte einfach nicht auf herumzustochern. Es war schrecklich; schade, dass ihn niemand gepackt und ihm Einhalt geboten hat» (Buckenham und McGrath, 1983, S. 57). Diese Pflegekraft fühlte sich dem Team so sehr verantwortlich, insbesondere dem «ihr übergeordneten Teammitglied» (S. 57), dass sie nicht einschritt. Die Bedürfnisse der ÄrztInnen waren den Bedürfnissen der PatientInnen übergeordnet und die Stellung der Pflegenden als Teil des Arbeitsteams blieb unangetastet. Das war ihnen wichtiger als die sehr viel beschwerlichere Rolle, die sie ihren KollegInnen gegenüber einzunehmen gezwungen gewesen wären, wenn sie den Patienten in den Mittelpunkt ihrer Bemühungen gestellt und sich folglich zu dessen FürsprecherInnen gemacht hätten (Buckenham und McGrath, 1983). Die von Garcia et al. (1990) gelieferte Beschreibung politischer und anderer Zwänge, denen Hebammenarbeit ausgesetzt ist, lässt vermuten, dass sich die Verhältnisse, wie sie im Pflegebereich herrschen, auch auf die Arbeit von Hebammen übertragen lassen.

5.5 Zusammenfassung

In diesem Kapitel wurden die Konzepte von Hebammen aufgezeigt, wie sie sich in den schriftlichen Äußerungen über ihre Betreuungsarbeit darstellen. In den meisten Fällen waren die Konzepte in der Literatur eher implizit als explizit vorhanden. Äußerungen über Betreuungsphilosophien liefern eine explizitere Beschreibung dieser Konzepte. Aus der Fülle relevanter Literatur wurde hier ein kleiner Ausschnitt näher betrachtet. Daraus ergab sich die Erkenntnis, dass sich die Konzepte und Modelle der Hebammenarbeit seit den 80er Jahren erheblich verändert haben. Es stellt sich die Frage, inwieweit sich diese neuen Modelle in der Praxis niederschlagen.

Das Kapitel endete mit einer Diskussion des medizinischen Ansatzes einerseits und dem Ansatz, Schwangerschaft und Geburt als normale Lebensereignisse zu betrachten, andererseits. Es wurde erläutert, wie organisatorische und fachliche Einschränkungen innerhalb des zweiten Modells das medizinische Modell heimlich stützen und festgestellt, dass es für schwangere oder gebärende Frauen und Hebammen Folgen hat, ob sich die Betreuung am medizinisch/geburtshilflichen

Modell, am Modell von Schwangerschaft als normalem Lebensereignis oder an einem Modell orientiert, das zwischen diesen beiden Extremen angesiedelt ist.

5.6 Übungen

Ich schlage vor, nach der Lektüre dieses Kapitels folgende Übungen durchzuführen. Sie werden Ihnen helfen, die Konzepte zu identifizieren, die Ihrer Arbeit zugrunde liegen.

1. Nennen Sie die Konzepte, die von den Autorinnen der im ersten Teil dieses Kapitels genannten Bücher als Grundlage der Hebammenarbeit vorgeschlagen werden.
2. Untersuchen Sie ein Hebammenlehrbuch genauer und nennen Sie dessen Hebammenmodell sowie die Konzepte, aus denen sich das Modell zusammensetzt.
3. Untersuchen Sie die an Ihrem Arbeitsplatz entwickelte Berufsphilosophie. Aus welchen Konzepten besteht diese Philosophie? Welche messbaren Kriterien gibt es, um festzustellen, ob diese Philosophie in die Praxis umgesetzt wird?
4. Sind die in der dritten Übung festgestellten Konzepte die gleichen, wie die in Ihrer eigenen Arbeitsphilosophie im Kapitel 2 festgestellten Konzepte? Wenn nicht, welche Folgen haben die Unterschiede zwischen Ihren Konzepten und den philosophischen Konzepten vor Ort für Ihre praktische Arbeit?
5. Welche Aussagen trifft das medizinisch/geburtshilfliche Modell über Frauen, Schwangerschaft und Geburt? Wie bestimmt dieses Modell die von der Hebamme beim Assessment eingeholten Informationen? Wie beeinflusst es die Beteiligung der Frau an ihrer Versorgung?
6. Erläutern Sie die von Arney (1982) und Welford (1993) vorgebrachten Argumente. Welche Wahlmöglichkeiten haben Frauen im Hinblick auf den Ort der Geburt in Ihrem Arbeitsbereich? Wie werden die Wahlmöglichkeiten eingeschränkt?
7. Welche Aussagen trifft das Modell von Schwangerschaft als normalem Lebensereignis über Frauen, Schwangerschaft und Geburt? Wie bestimmt dieses Modell die von der Hebamme beim Assessment eingeholten Informationen? Wie beeinflusst es die Beteiligung der Frau an ihrer Betreuung?
8. Denken Sie an Ihre eigene Arbeitsweise und nennen Sie Situationen, bei denen die Bedürfnisse anderer Mitglieder im Betreuungsteam über die Bedürfnisse der betreuten Frauen gestellt wurden. Welche Maßnahmen könnten Sie ergreifen, um sicherzustellen, dass die Bedürfnisse der schwangeren, gebärenden Frauen oder Wöchnerin künftig angemessener berücksichtigt werden?

6 Fünf Theoretikerinnen

Ich versichere der Leserschaft, dass ich von der Glaubwürdigkeit alternativer Ansätze überzeugt bin und lege ihr verschiedene Modelle der Hebammenarbeit zur Prüfung vor. Das Hebammenwesen muss sich durch Forschungsarbeit kontinuierlich weiter entwickeln; das ist von allergrößter Wichtigkeit. (Lehrman, 1988, S. 119)

6.1 Einführung

Wie in Kapitel 5 dargelegt, arbeiten Hebammen mit vielen verschiedenen Konzepten, und die Bandbreite der Vorstellungen, die sie über ihre Tätigkeit haben, ist groß. Kapitel 5 führt einen bestimmten Ansatz zur Theorieentwicklung näher aus, indem geschildert wird, wie Hebammen die Grundlagen ihrer Tätigkeit beschreiben. Diese Beschreibungen können dann von Anderen diskutiert, überarbeitet und angepasst werden, doch ihre klare Formulierung ist die Voraussetzung. In diesem Kapitel wird die im Kapitel 5 begonnene Exploration fortgesetzt und festgestellt, wie einzelne Personen die Situation definieren (siehe **Abb. 3-1**).

Es folgt nun die Beschreibung der Arbeiten von vier Pflegekräften mit Hebammenqualifikation und einer Hebamme, die sich ganz speziell der Identifikation von Theorien gewidmet haben, die der Hebammentätigkeit zu Grunde liegen. Diese fünf Fachfrauen haben untersucht, welche Modelle und welche Theorie die Grundlagen der Praxis bilden und alle, außer einer (Wiedenbach), unternahmen es dann in einem zweiten Schritt, die Konzepte wissenschaftlich zu testen und eine Theorie zu formulieren oder ein Modell herzustellen.

Oft wurde behauptet, im Hebammenwesen gäbe es keine Theorieentwicklung. Im vorigen Kapitel wurde gezeigt, dass es immer ein Ziel, wenn auch ein implizites, der Lehrhebammen oder Hebammen in Führungspositionen war, die praxisleitenden Konzepte zu erklären, das vorliegende Kapitel jedoch erbringt den Beweis, dass seit den sechziger Jahren gezielte Forschungs- und Theorieentwicklungsarbeit geleistet wurde.

6.2 Reva Rubin: Aneignung der Mutterrolle

Rubin ist eine Pflegekraft mit Hebammenausbildung, deren Forschungsarbeit und Theorieentwicklung die Betreuung von Frauen während Schwangerschaft, Geburt und Wochenbett in den USA stark beeinflusst hat. Sie bezog ihre wissenschaftlichen Fragestellungen aus der Rollentheorie und interessierte sich für die Entwicklung der Mutterrolle. Ihre Arbeit ist also ein Beispiel für deduktive Forschung: Die Wissenschaftlerin wurde von der Rollentheorie angeregt, Fragen zu stellen, worauf sie anfing, Daten zu sammeln, um festzustellen, in welchen Schritten und durch welche Aktivitäten Frauen sich die Mutterrolle aneignen. Auf diese Weise wurde durch induktives Nachdenken (über die Daten) in Verbindung mit deduktivem Nachdenken (über die vorhandene Theorie), die Theorie der mütterlichen Rollenaneignung entwickelt (siehe Kapitel 2).

Rubin (1967a und 1967b) beschreibt die theoretischen Fragestellungen ihrer Forschungsarbeiten über Rollen und Rollenerfüllung. Dabei unterscheidet sie zwischen dem Konzept der Position, mit dem der zugeschriebene soziale Status einer Person bezeichnet wird (z. B. einem Lehrer oder einer Mutter) und dem Konzept der Rolle, das Aktivitäten und Aktionen einer Person meint, die anzeigen, dass sie eine bestimmte Position inne hat. Menschen haben in verschiedenen Stadien ihres Lebens verschiedene Positionen und oft mehrere Positionen gleichzeitig inne, z. B. Tochter, Mutter, Freundin. «Rollen bestehen aus Aktionen, die mit Positionen verbunden sind» (Rubin, 1967a, S. 237).

Rollen eignet man sich in einem Lernprozess an, der durch eine Reihe von Aktivitäten ausgelöst wird. Rubins Arbeit möchte die Frage beantworten, wie Frauen die Mutterrolle erwerben und welche Interventionen oder Aktionen demzufolge diesen Prozess fördern oder negativ beeinflussen.

Die theoretische Basis ihrer Untersuchungen wird in ihrem Werk Maternal Identity and the Maternal Experience (Rubin, 1984) eingehender dargelegt, doch die Kernfrage der Arbeit, die sich über viele Jahre erstreckte, lautet:

> Das hier dargestellte und untersuchte Thema war: Wie erwirbt eine erwachsene Person eine bestimmte Rolle, besonders die Rolle einer Mutter? Welche Prozesse laufen dabei ab? An welchen Modellen oder Vorbildern orientieren sich mütterliche Rollenerwartungen? (Rubin, 1967a, S. 237–238)

Für die erste Studie sammelten Studentinnen im Abschlusssemester bei ihrer Betreuungsarbeit in Schwangerenberatungsstellten und Nachsorgeeinrichtungen Daten durch Interviews und Telefongespräche. Nach der Interaktion, die zwischen einer und vier Stunden dauern konnte, wurden die so gewonnenen Daten von den Studentinnen schriftlich festgehalten (wobei sich natürlich aus einer solchen Methode der Datensammlung methodologische Fragen ergeben). Daten, die mit den Problemen des Mutterwerdens zu tun hatten, wurden dann codiert und analysiert. Daraus ergaben sich, laut Rubin, vier Aufgaben, die eine Frau beim Erwerb der Rollenidentität einer Mutter zu bewältigen hat. Diese Analyse wurde durch die Beobachtung von über 6000 Frauen in den folgenden 20 Jahren ergänzt und modifiziert.

Rubins Forschungsarbeiten und Veröffentlichungen erstrecken sich über ein Viertel Jahrhundert, wobei sich ihre Terminologie im Laufe der Jahre verändert hat. Folgende Beschreibung der vier Aufgaben, die eine Schwangerschaft mit sich bringt, ist Rubins (1984) Werk entnommen:

> Während der Schwangerschaft muss eine Frau dafür sorgen, dass: a) die Schwangerschaft und Geburt für sie und ihr Kind sicher verläuft, b) die eigene soziale Akzeptanz und die des Kindes sichergestellt ist, c) das verwandtschaftliche Band verstärkt wird, durch die Konstruktion der eigenen Identität, des «Ich» und der Konstruktion des «Du» und d) sie die tiefere Bedeutung von transitivem Geben und Nehmen versteh. (Rubin, 1984, S. 10)

Josten (1981) beschreibt diese während Schwangerschaft und Puerperium anstehenden Aufgaben in knapperer Form. Die Frau soll:

> 1. ihr eigenes und das physische Wohlbefinden des Kindes sichern,
> 2. die soziale Akzeptanz wichtiger Bezugspersonen für sich und das Kind herstellen,
> 3. Zuneigung und Bindung zum Neugeborenen entwickeln und
> 4. die Vielschichtigkeit von Mutterschaft und Mütterlichkeit verstehen.

Rubin (1967 a) nennt aufgrund des Datenmaterials drei Aspekte mütterlicher Rollenidentität: «Das Idealbild, das Selbstbild und das Körperbild» (S. 240).

Das Idealbild besteht aus allen Vorstellungen, die die Frau von den positiven Eigenschaften und Aktivitäten von Frauen, die Mütter sind, hegt. Das Selbstbild besteht aus allen Eigenschaften, von denen die Frau, aufgrund ihrer Erfahrung, glaubt, sie zu besitzen: «Das Selbstbild diente der stimmigen Darstellung des eigenen Ich…» (Rubin, 1967a, S. 240). Das Körperbild bezieht sich auf Veränderungen des Körpers während der Schwangerschaft und die Bedeutung dieser Veränderungen im Hinblick auf das Fortschreiten der Schwangerschaft.

Die mütterliche Identität entsteht prozesshaft durch Aktivitäten des Aufnehmens (taking-in activities), des Übernehmens (taking-on activities) und des Loslassens (letting-go activities). Rubin hat 1967 die fünf Vorgänge oder Wege beschrieben, die es der Frau ermöglichen, die Mutteridentität in ihr Selbstbild zu integrieren:

- Aktivitäten des Aufnehmens: Fantasie und Introjektion-Projektion-Rejektion
- Aktivitäten des Übernehmens: Nachahmung und Rollenspiel
- Aktivitäten des Loslassens: Trauerarbeit

Im Jahr 1984 wurden Nachahmung und Rollenspiel zusammengezogen und als Replikation bezeichnet; Fantasie bleibt ein eigener Vorgang, schließt aber Trauerarbeit mit ein; und Introjektion-Projektion-Rejektion wird zu Ent-Differenzierung (Rubin, 1984).

Nachahmung umfasst die Replikation der Handlungs- und Verhaltensweisen von Rollenvorbildern (z. B. von anderen Frauen, die schwanger waren) und das Lernen über das, was auf sie zu kommt – z. B. wie die Entbindung und wie das Neugeborene in den ersten Tagen sein wird –, wobei die Frau aus vielerlei Quellen schöpft:

> Die Umgebung wird nach Vorbildern abgesucht (Rubin, 1967a). Die Welt scheint plötzlich voll zu sein mit Frauen, die schwanger sind oder waren und geboren haben, was weniger der tatsächlichen Häufigkeit, als selektiver Wahrnehmung zuzuschreiben ist. Zeitungsartikel, Magazine, Bücher, Fernsehprogramme, Lebensmittelläden und Einkaufspassagen, das Wartezimmer und das Café in der Nähe der Arztpraxis, aber auch Erinnerungen an Familienanekdoten und Geschichten bei Treffen mit verschiedenen Leuten scheinen nur dieses Thema zu kennen. So werden die günstigen und die ungünstigen Erfahrungen zu situationsspezifischen Modellen, die, wenn sie positiv sind, übernommen, im anderen Fall abgelehnt werden. (Rubin, 1984, S. 40)

Im Rollenspiel üben sich Frauen in Rollen, die sie künftig übernehmen werden. Sie hüten z. B. die Kinder von Freundinnen, füttern oder kümmern sich um sie. Dieses Rollenspiel kann tatsächlich, aber auch nur in der Vorstellung stattfinden.

Replikationen (Aktivitäten des Übernehmens) helfen der Frau, dem von Rubin vorgeschlagenen Modell zufolge, zu verstehen, wie sich eine Schwangere oder frisch gebackene Mutter verhält. Fantasie und die anderen Vorgänge der Phase des Aufnehmens vermitteln der Frau eine Vorstellung davon, wie sie sich künftig verhalten wird.

Die Frau malt sich ihre Zukunft aus, z. B. den Geburtsverlauf, was sie dem Neugeborenen anziehen wird und wie sich die Beziehungen zu anderen Familienmitgliedern entwickeln werden.

Bei der Trauerarbeit blickt die Frau auf frühere Rollen zurück und sondert Rollen aus, die nicht mehr angemessen oder möglich sind: Sie lässt los.

> Trauerarbeit ist der gedankliche Rückblick auf die Bindungen und damit verbundenen Ereignisse einer früher eingenommenen Rolle. Die zwischenmenschlichen und situativen Erfahrungen, die mit dem früheren Selbst verbunden sind, umfassen das Aktuelle und das Erhoffte, das Angenehme und das Unangenehme. Das Erinnern an Details des früheren Selbst dient der Lockerung von Bindungen zum früheren Selbst. (Rubin, 1967, S. 243–234)

Introjektion-Projektion-Rejektion ist ein aktiver Prozess, bei dem sich die Frau mit den ihr zur Verfügung stehenden Modellen vergleicht und aktive Entscheidungen darüber trifft, ob sie ein bestimmtes Modell übernimmt oder ablehnt. Diese Aktivität unterscheidet sich von Nachahmung, bei der etwas kopiert wird, beispielsweise das Tragen von Schwangerschaftskleidung. So kann es nach der Geburt zu Nachahmung kommen, wenn eine Frau die «Badeprozedur» ihres Neugeborenen mitmacht (oder in manchen Fällen dazu gedrängt wird), wohingegen Introjektion-Projektion-Rejektion stattfindet, wenn sie sich zu Hause auf der Basis dessen, was sie im Krankenhaus oder woanders gelernt hat, ihre eigene Meinung über das Baden bildet.

> Introjektion-Projektion-Rejektion waren Ergebnis und Inhalt der Mehrzahl anscheinend so belangloser Frauengespräche. Es ging dabei um Bekleidung, Kochen, Spaziergänge, Unterhaltungen, Kindererziehung, Schwangerschaft und persönliche Beziehungen. Es ging um den Kern und die Essenz dessen, was es heißt, eine Frau zu werden oder zu sein und insbesondere, was es heißt, eine Mutter zu werden oder zu sein und zwar bis in die Details. (Rubin, 1967 a, S. 243)

Die in diesem Modell beschriebene mütterliche Rollenidentität umfasst die Bewältigung der vier Aufgaben einer Schwangerschaft, was durch Aktivitäten der Nachahmung, des Rollenspiels usw. geschieht. Rubin (1967 a und 1967 b) empfiehlt, sich dieses Modell als einen Kreis vorzustellen: Die mütterliche Rollenidentität steht in der Mitte und wird von Tätigkeiten oder Vorgängen umgeben. Dem Übernehmen (Nachahmung und Rollenspiel) gehen Aufnahme und Loslassen voran. Deshalb bilden sie die äußeren Ringe des in **Abbildung 6-1** dargestellten Modells.

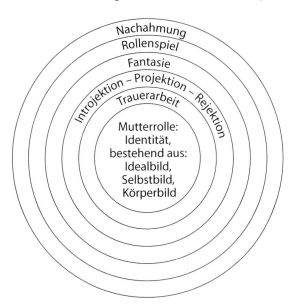

Abbildung 6-1: Das Modell des mütterlichen Rollenerwerbs von Rubin

Das Modell kann auch in linearer Form bildlich gemacht werden (siehe **Abb. 6-2**).

Im Folgenden soll nun Rubins Modell im Hinblick auf die Schlüsselkonzepte Person, Gesundheit, Umwelt und Hebammentätigkeit erläutert werden. Sie sind die vier zentralen Konzepte der Betreuungsarbeit von Hebammen, wie im Kapitel 2 ausgeführt wurde. Ihr Modell legt den Schwerpunkt stärker auf Person und Umwelt, als auf Gesundheit und Hebammenarbeit.

Person: Das von Rubin aufgrund einer großen Menge empirischer Daten entwickelte Modell der Integration von Theorie, stellt die Person in den Mittelpunkt: die Frau, die Entwicklung der Frau und ihre Identität als Frau, Mutter und Mitglied der Gesellschaft, das Mutter ist, wobei das zentrale Anliegen des Modell darin besteht, dass die Frau eine positive Identität als Mutter erwirbt. Die Frage, ob diese Rolle erworben wurde, kann beantwortet werden, wenn feststeht, ob die vier Aufgaben von Schwangerschaft erfüllt wurden. So kann z. B. durch körperliche Befunde und den Gesundheitszustand von Kind und Frau festgestellt werden, ob es der Frau gelungen ist, für sich und ihr Kind Sicherheit herzustellen. Ob sie es geschafft hat, das Kind in ihre soziale Situation zu integrieren, kann durch die Einschätzung ihres Unterstützungssystems, ihrer finanziellen Situation oder Unterbringung geklärt werden.

Gesundheit: Eine der Aufgaben, die in einer Schwangerschaft anstehen, ist die Absicherung von Frau und Kind einschließlich der Sicherung der Gesundheit. Die mütterliche Identität umfasst in Rubins Modell, das Ideal-, Selbst- und Körperbild. Während der gesamten Dauer der Schwangerschaft steht der Körper im Mittelpunkt der Aufmerksamkeit, so dass Gesundheit und Gesundheitswahrnehmung in dieser Zeit beunruhigender oder ganz neuer körperlicher Veränderungen einen besonderen Stellenwert erhalten.

Umwelt: Die Umwelt, oder das soziale System, bildet den zweiten Hauptschwerpunkt dieses Modells. Rubin sieht das mütterliche Verhalten überwiegend als eine soziale Aktivität, die sich in Interaktionen und Beziehungen zu anderen Menschen im sozialen Umfeld der Frau äußert. Auch in diesem Punkt lässt sich beurteilen, ob und inwieweit die Frau diese Schwangerschaftsaufgabe erfüllt hat, indem ihre Beziehungen zum Kind, zur Familie, zu FreundInnen, KollegInnen und Fachleuten des Gesundheitswesens betrachtet werden.

Hebammenarbeit: Rubins Modell beschreibt die schwangere Frau als eine am Prozess ihrer Entwicklung aktiv beteiligte Person. Sie sucht sich während dieser Zeit aktiv Personen als Vorbilder aus und integriert diese Rollenmodelle dann in ihr Selbstbild. Die Frau ist die Hauptakteurin in diesem Prozess. In Rubins Modell besteht die Aufgabe der Hebamme darin, Interventionen durchzuführen, die

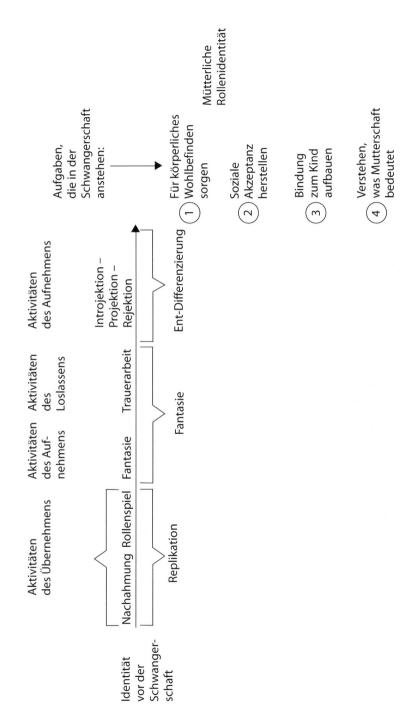

Abbildung 6-2: Lineare Darstellung des Modells vom mütterlichen Rollenerwerb nach Rubin

diese Vorgänge und die Erfüllung der mütterlichen Aufgaben fördern. Indem die Hebamme z. B. bereits im frühen Stadium der Schwangerschaft über Ernährung und Gymnastik informiert, bietet sie der Frau ein Modell, an dem sie sich orientieren kann. Indem sie die Frau über die verschiedenen Möglichkeiten der Entbindung informiert, bietet sie ihr die Möglichkeit zu Introjektion-Projektion-Rejektion und verhilft ihr durch Beobachtungen während der Wehen zu einem sicheren Geburtsverlauf.

Es wird ganz deutlich, dass dieses Modell das Hauptaugenmerk auf die neue Rolle der Frau richtet, weshalb es in die Reihe der Pflegemodelle gestellt werden kann, die den Schwerpunkt auf Entwicklung und Reifung legen, obwohl die Wurzeln dieses Modells im symbolischen Interaktionismus liegen. Rubin weist nach, dass Modelle sehr wohl aus mehreren, unterschiedlichen Traditionen oder Paradigmen schöpfen können und nicht nur aus einer oder einem (siehe Kapitel 2). Ihr Modell erlaubt es, Faktoren zu identifizieren, die im weitesten Sinne die Gesundheit der Frau anzeigen (im Rahmen des Modells). Während der Schwangerschaft können diese Indikatoren, die dann beweisen, ob und inwieweit die anstehenden Aufgaben erfüllt wurden, gemessen werden (Josten, 1981). Somit kann die Betreuungstätigkeit nach ihrem Abschluss evaluiert und festgestellt werden, ob die mütterliche Rollenidentität erreicht wurde. Das Modell kann als Grundlage für die praktische Arbeit verwendet werden, als Basis zur Beurteilung praktischer Arbeit und als Impuls für weitere Forschungsfragen.

Der von Josten (1981) beschriebene Prenatal Assessment Guide illustriert die praktische Anwendung dieses Modells. Dieser Leitfaden wurde mit dem Ziel entwickelt, Frauen kenntlich zu machen, die dazu tendieren, ihre Kinder zu vernachlässigen oder zu missbrauchen. Er nennt eine Reihe von Indikatoren, die mit den vier Schwangerschaftsaufgaben zu tun haben und enthält Musterfragen, mit deren Hilfe sich feststellen lässt, ob diese Aufgaben erfüllt wurden. Hier ein Beispiel aus diesem Leitfaden:

III. Akzeptanz des Kindes durch Bezugspersonen.

A. Klärung der Frage, ob die Bezugspersonen diese neue, mit einem Kind verbundene Verantwortung akzeptieren.

Positiv:
2. Der Partner akzeptiert die mit einem Kind verbundene, neue Verantwortung.
3. Die Schwangerschaft wird den Bezugspersonen früh mitgeteilt.

Mögliche Fragen:
1. Wie reagiert Ihr Partner auf die Schwangerschaft?
2. Wie reagieren Ihre Eltern?
5. Was wird Ihr Partner wohl für ein Vater sein?
8. Haben Sie mit Ihrem Partner darüber gesprochen, wie das Kind Ihr Leben möglicherweise verändern könnte? (Josten, 1981, S. 115)

Dieser Leitfaden wurde in Verbindung mit einem anderen, der sich mehr auf Kindsmissbrauch und Kindesvernachlässigung konzentriert, eingesetzt. Der Artikel berichtet ferner, dass aufgrund dieser Fragen in 87 % der Fälle vorausgesagt werden konnte, welche Betreuung die Frau ihrem Kind angedeihen lassen würde. Zugleich wurde den Frauen Unterstützung und praktische Hilfe angeboten, wenn sich abzeichnete, dass sie die Schwangerschaftsaufgaben nicht alleine bewältigen konnten.

Cranley (1981) hat die Bindung zwischen Mutter und Kind während der Schwangerschaft untersucht und festgestellt, dass in allen Teilen eines Modells die Beziehungen zwischen den Konzepten getestet werden müssen und führt diesen Test auch durch. Es wurde ein Fragebogen entwickelt, der von den Frauen während der Schwangerschaft und kurz nach der Entbindung ausgefüllt wurde. Dieses Instrument misst anhand einer Skala sechs Aspekte von Bindung und fragt nach Interaktionen, z. B.: «Ich stupse das Kind, damit es reagiert» (Cranley, 1981, S. 282), nach persönlichem Einsatz und den praktischen Vorbereitungen auf das Neugeborene. Die Ergebnisse zeigten, welche Bindungsaktivitäten während der Schwangerschaft stattfanden.

Teile des Modells wurden auch für die Zeit nach der Entbindung eingesetzt. Martell und Mitchell (1984) nennen nicht weniger als neun Hebammen-Lehrbücher, die sich beim Thema der postnatalen Betreuung auf die Aufnahme- und Festigungsphase (taking-in und taking-hold) beziehen. Rubin (1984) schreibt in ihren späteren Arbeiten, dieser Prozess fände während der ganzen Schwangerschaft statt (wie oben beschrieben, siehe **Abb. 6-2**), fügt dann aber 1961 hinzu, sie habe beobachtet, dass Taking-in (aufnehmen) und Taking-hold (festigen) unmittelbar nach der Geburt stattfänden. Taking-in, die Phase, in der die Frau mehr auf sich selbst und die soeben bewältigte Entbindung konzentriert war, überwog in den ersten drei Tagen, während Taking-hold, also die stärkere Orientierung auf Andere und das Streben nach größerer Unabhängigkeit, zwischen dem dritten und zehnten Tag überwog.

Martell und Mitchell (1984) und Ament (1987) haben Daten gesammelt und ausgewertet, um festzustellen, ob und wie viele Aktivitäten des Taking-in und Taking-hold Aktivitäten stattfanden. Ament (1989) fand heraus, dass Frauen Taking-in und Taking-hold Verhalten zeigten, Taking-in aber nur am ersten Tag überwog, Taking-hold Aktivitäten aber ab dem zweiten Tag vorherrschten. Martell und Mitchell (1984) jedoch fanden keinen Beweis für eine Taking-in Phase, sondern Beweise dafür, dass die Taking-hold Phase statt fand, die am zweiten Tag am stärksten ausgeprägt war.

Diese Studien belegen die Notwendigkeit, die Ergebnisse von Arbeiten, die sich auf Beobachtungen stützen, aber auch deren theoretische Vorgaben zu testen. Die Autorinnen erläutern die kulturellen und organisatorischen Veränderungen der Geburtsbedingungen und postnatalen Betreuung seit den sechziger Jahren, z. B.

die Verkürzung des Krankenhausaufenthalts, die auch deutliche Auswirkungen auf das Auftreten dieser Phasen hatten.

Rubin hat ein Modell des mütterlichen Rollenerwerbs entwickelt und zwar durch deduktives Denken, verbunden mit ausführlicher, über fünfundzwanzigjähriger Beobachtungstätigkeit. Mögen auch manche sprachlichen Details des Modells und manche Beschreibungen mütterlicher Eigenschaften kulturspezifisch sein, so liefert es doch ein Bild des Prozesses, den Frauen durchlaufen, wenn sie Mütter werden und bietet einen Bezugsrahmen, der Hebammen zeigt, wie sie Frauen bei diesem Rollenerwerb unterstützen können.

6.3 Ramona T. Mercer: Theorien von Antepartum-Stress und mütterlichem Rollenerwerb

Mercer ist die einzige Theoretikerin, deren Werk, das sich ausschließlich mit den Vorgängen rund um die Geburt befasst, in eine Sammlung von Arbeiten der bedeutendsten Pflegetheoretikerinnen aufgenommen wurde (Marriner-Tomey, 1989). Bee und Oetting (1989) beschreiben Mercers hervorragende akademische Laufbahn, die sich über dreißig Jahre erstreckte. Ihre Arbeiten wurden stark von Rubin beeinflusst, die an der Universität, an der Mercer ihren Doktortitel erwarb, Hebammen ausbildete. Mercer hat bis 1988 vier Bücher herausgebracht und über 55 Artikel, Beiträge und Berichte verfasst; eine Arbeitsleistung, die allein beweist, dass Hebammen zur Entwicklung von Theorien der Betreuung schwangerer und gebärender Frauen und Wöchnerinnen und ihrer Familien in erheblichem Maße beigetragen haben.

Darüber hinaus war Mercer für die Entwicklung einer Reihe wissenschaftlicher Messinstrumente verantwortlich, die dann von anderen Forscherinnen gern eingesetzt wurden (siehe z.B. Fawcett et al., 1993, für die Verwendung der Skala der Geburtswahrnehmung; Marut und Mercer, 1979). Mercer hat sich auch mit der praktischen Anwendung ihrer Forschungsergebnisse und mit Theoriebildung befasst:

«Die von Mercer theoretisch erarbeiteten Konzepte fanden in zahlreiche Hebammen-Lehrbücher Eingang. Oft wird gesagt, sie habe die Arbeiten von Rubin aufgenommen und deren Anwendungsbereich erweitert. Ihre Theorie ist äußerst praxisorientiert.» (Bee und Oetting, 1989, S. 299). Die Frage, welche Folgen eine Theorie für die Pflegeinterventionen hat, wird in First-Time-Motherhood (Mercer, 1986) aufgeworfen, aber auch in Artikeln wie «The Nurse and Maternal Tasks of the Early Postpartum» (Mercer, 1981 a). So erläutert Mercer beispielsweise in diesem Artikel Aufgaben, die die Frau in den ersten Tagen nach der Entbindung zu bewältigen hat und weist darauf hin, dass diese Aufgaben weit mehr umfassen als «Bonding» (Mercer, 1981 a, S. 344). Eine der theoretisch festgestellten und durch wissenschaftliche Beobachtungen bestätigte Aufgabe besteht darin, die Wehen- und Geburtserfahrungen in das eigene Leben zu integrieren. Dabei können Hebammen der Frau dabei auf verschiedene Arten behilflich sein:

> Wenn die Pflegekraft fragt: «Wie war die Geburt?», muss sie kreativ zuhören und merken, was die Frau mit ihrer Antwort tatsächlich mitteilt. Eine Möglichkeit, die «fehlenden Puzzleteile» einzusetzen und das Geburtserlebnis zu integrieren wäre, zusammen mit der Hebamme, die dabei war, Rückschau auf Wehen und Entbindung zu halten. (Mercer, 1981 a, S. 344)

Ein weiteres interessantes Merkmal von Mercers Arbeit, ist, wie Bee und Oetting (1989) bemerken, auch anderen Pflegetheoretikerinnen eigen: Viele der von Mercer betreuten Studierenden der Abschlussklassen haben ihre Arbeiten verwendet. Ein Forschungsprogramm, das laufend fortgeschrieben wird, liefert weitere Beweise für die Nützlichkeit der Theorie oder aber Informationen, die zu ihrer Modifikation führen.

In allen Arbeiten Mercers wird deutlich, dass sie deduktives Denken aus der Literatur oder einer anderen Theorie, mit induktiver Theoriebildung durch Beobachtungen aus der Praxis verbindet. Das zeigt sich beispielsweise in einem Artikel über die Konstruktion von drei Modellen, die das Studium von antenatalem Stress von Familien (Mercer, 1986) erleichtern. Sie werden im folgenden Abschnitt dargestellt. Ihre Arbeit befasst sich mit der wissenschaftlichen Überprüfung der Modelle und der systematischen Sammlung von Daten, um damit die Beziehungen zu testen, von deren Vorhandensein die Modelle ausgehen.

Mercer hat sich mit Theoriebildung und der Erforschung von zwei Themenbereichen beschäftigt: den Auswirkungen von Stress in der Schwangerschaft und dem Erwerb der Mutterrolle.

6.3.1 Stress in der Schwangerschaft und seine Auswirkung auf die Familie

In der britischen Literatur über die Schwangerenbetreuung kommt der Wunsch zum Ausdruck, Frauen aus ärmeren Schichten, Frauen ohne soziale Unterstützung und Frauen mit geringem Selbstbewusstsein während der Schwangerschaft Hilfestellung zu leisten und damit die Auswirkungen dieser ungünstigen Umstände zu mildern (Chalmers et al. 1981). In der Einführung eines Berichts des Newcastle Community Midwifery Care Project wird festgestellt, dass eine Häufung dieser Problemlagen oft zu einem unglücklichen Verlauf von Schwangerschaft und Geburt führt (Oakley et al., 1990). Die Evaluation der Newcastle-Studie erläutert die Auswirkungen des Projekts auf die Betreuungskontinuität, die Schwangerschafts- und Geburtsverläufe sowie den Anteil der Überweisungen von Neugeborenen auf eine Intensivpflegestation, die Wahl der Ernährungsform und den Anteil stillender Mütter. Mercers Forschungsarbeit beschäftigt sich mit einer Reihe anderer Auswirkungen von pränatalem Stress auf die Familie als Ganzes. Mercer und ihre Kolleginnen haben sich für die Auswirkungen interessiert, die pränataler Stress auf das familiäre Zusammenleben, auf das Paar und den Gesundheitsstatus hat.

Mercer et al. (1986) haben die wissenschaftliche Literatur gesichtet und herausgefunden, dass es sechs Variablen gibt, die den Gesundheitszustand, die Paarbeziehungen und das Familienleben beeinflussen: Stress in der Schwangerschaftszeit, das soziale Netz, Selbstwertgefühl und Vertrauen in die eigenen Fähigkeiten, Angst und Depression. Die Ergebnisvariablen (oder abhängigen Variablen) werden folgendermaßen definiert:

Wie der Gesundheitszustand beurteilt wird, hängt davon ab, «wie Mutter und Vater ihre eigene, frühere Gesundheit einschätzen, wie sie ihren aktuellen Gesundheitszustand einschätzen, welche gesundheitlichen Erwartungen sie haben, wie sie ihre Resistenz gegen Krankheiten beurteilen, welche gesundheitsbezogenen Befürchtungen sie hegen, ferner auch von ihrer Krankheitsorientierung und Zurückweisung der Krankenrolle» (Mercer et al., 1986, S. 342). Der kindliche Gesundheitsstatus wird definiert als das Ausmaß eines wie immer gearteten pathologischen Zustands, verbunden mit der elterlichen Beurteilung des gesundheitlichen Allgemeinzustands ihres Kindes.

Pränataler Stress wird auf eine Kombination negativer Lebensereignisse und den Grad der mit einer Schwangerschaft verbundenen Risiken zurückgeführt: «Pränataler Stress wird als Schwangerschaftskomplikation oder Gefahrenlage diagnostiziert (Schwangerschaftsrisiko) und als Folge negativ empfundener Lebensereignisse» (Mercer et al., 1986, S. 339).

«Die Familie wird als dynamisches System mit Subsystemen definiert, das aus Individuen (Mutter, Vater, Kind) und Dyaden (Mutter-Vater, Mutter-Kind, Vater-Kind) besteht.» (Mercer et al., 1986, S. 339)

Jede der unabhängigen Variablen, z. B. das soziale Netz und das Selbstwertgefühl, wird definiert und deren theoretische Grundlage erläutert. Dann werden drei Modelle vorgestellt, die davon ausgehen, dass es Beziehungen gibt zwischen den unabhängigen und den abhängigen Variablen des Gesundheitszustands (des Individuums), der Paarbeziehungen und des familiären Zusammenlebens. Diese Modelle erläutern pränatalen Stress zum einen im Hinblick auf das Individuum, aber auch auf das Paar und das Funktionieren der Familie.

Die Familie wird als großes System beschrieben, das Subsysteme umfasst, die Mutter-Vater-Dyade, die Mutter-Kind-Dyade und andere. Wie wir zuvor gesehen haben (Kapitel 3), werden Systeme von außen beeinflusst, weshalb Mercer et al. (1986) den Schluss ziehen, dass Ergebnisse (Handlungen, die auf das familiäre Zusammenleben oder den Gesundheitsstatus gerichtet sind) ebenfalls von äußeren Einflüssen abhängig sind. Diese umfassen das ganze Spektrum negativer

Lebensereignisse. Mercer et al. (1986) betonten jedoch ausdrücklich, dass die Auswirkungen negativer Lebensereignisse und das Schwangerschaftsrisiko abgeschwächt (oder verstärkt) werden können, je nachdem, wie sich die einzelnen Familienmitglieder verhalten und ob ein soziales Netz zur Verfügung steht oder nicht.

In einem späteren Artikel präsentieren Mercer et al. (1988) das Ergebnis einer Studie, die eines der drei Modelle von pränatalem Stress näher untersuchte und sich speziell mit dessen Auswirkungen auf das Funktionieren der Familie konzentrierte (den dritten Auswirkungsbereich, wie oben erwähnt). Das Modell geht davon aus, dass Variablen entweder negative oder positive Auswirkungen haben, was in folgender Modellbeschreibung zum Ausdruck kommt:

> Stress durch negative Lebensereignisse und Schwangerschaftsrisiken wurden direkt mit negativen Einflüssen auf das Selbstwertgefühl und den Gesundheitsstatus in Verbindung gebracht; Selbstwertgefühl, Gesundheitsstatus und soziales Netz wurden direkt mit positiven Auswirkungen auf das Vertrauen in die eigenen Fähigkeiten in Verbindung gebracht, Letzteres wiederum mit direkten, negativen Auswirkungen auf Angst und Depression, die ihrerseits das Funktionieren der Familie negativ beeinflussen. (Mercer et al., 1988, S. 269)

Diese Beziehungen werden in der **Abbildung 6-3** auf S. 160 dargestellt. Das Modell wurde an Frauen getestet, die wegen einer Hochrisikoschwangerschaft in ein Krankenhaus eingewiesen wurden. Sie verglich diese Gruppe mit einer Gruppe von Frauen mit geringem Schwangerschaftsrisiko. Ferner wurden die Partner der Hälfte aller Frauen beider Gruppen befragt. Mercer et al. betonen, dass Schwangerschaften bislang überwiegend vom Standpunkt der Frau aus untersucht und der Standpunkt des männlichen Partners vernachlässigt wurde, obwohl beide das Funktionieren der Familie bestimmen. Es wurden jeweils zu den sechs unabhängigen Variablen (Selbstwertgefühl, soziales Netz und Andere) Daten erhoben und zwar mit Hilfe verschiedener Instrumente, wie z. B. mit einem Index des gesundheitlichen Allgemeinzustands und der Messung der sozialen Unterstützung. Die abhängige Variable, das Funktionieren der Familie, wurde mit einem speziell dafür geeigneten Instrument gemessen. Die Daten wurden gesammelt, als die Frauen zwischen 24 und 34 Wochen schwanger waren.

Um die Studienhypothesen zu erhärten, wurden die Daten dann analysiert und einer Reihe statistischer Tests unterzogen:

> Hypothesen:
> 1. Stationär aufgenommene Frauen mit Hochrisikoschwangerschaften und ihre Partner werden mit dem Funktionieren der Familie weniger zufrieden sein als Frauen mit normalen Schwangerschaften und ihre Partner.
> 2. Der werdende Vater und die werdende Mutter weisen beide den gleichen Grad der Zufriedenheit mit dem Funktionieren der Familie auf. (Mercer et al., 1988, S. 269)

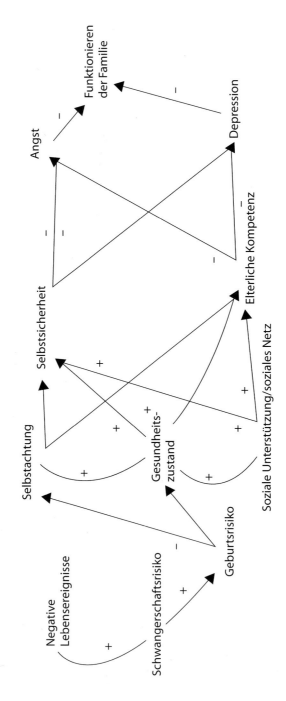

Abbildung 6-3: Das Modell der Beziehung zwischen Ante-partum-Stress und Funktionieren der Familien

Die Studie ergab, dass die erste Hypothese richtig war, die zweite im Hinblick auf die Partner der Frauen mit normalem Schwangerschaftsverlauf jedoch nicht. Mit Hilfe statistischer Tests weisen die Wissenschaftlerinnen die Auswirkung jeder der Variablen auf das Funktionieren der Familie nach und bestimmen den Vorhersagewert jeder der verschiedenen Variablen für die Gruppe mit geringem und die Gruppe mit hohem Risiko. Sie konnten daraufhin ihr Modell der Auswirkung von pränatalem Stress auf das Funktionieren der Familie korrigieren. Aus den Daten ergeben sich zwei Modelle. Eines stellt die Beziehung der Variablen im Falle der Frauen mit geringem Schwangerschaftsrisiko dar, das andere tut das Gleiche für Hochrisikoschwangere. Die Modelle können nun weiter getestet und modifiziert werden. Die so gewonnenen Informationen über Variablen, die für die Vorhersage von pränatalem Stress und dessen Auswirkungen auf das Funktionieren der Familie von besonderer Bedeutung sind, können nun in die Praxis einfließen und bestimmen, in welchen Bereichen Hebammen schwerpunktmäßig aktiv werden möchten.

6.3.2 Mütterlicher Rollenerwerb

Mercers Arbeiten werden von ihrem Interesse am Erwerb der Mutterrolle geleitet: «Mutterwerden bedeutet, eine neue Identität annehmen. Das Annehmen einer neuen Identität zieht eine völlig neue Vorstellung von der eigenen Person, eine völlig neue Selbstdefinition nach sich» (Mercer, 1986, S. 3). Das Interesse amerikanischer Hebammen am mütterlichen Rollenerwerb mag keiner besonderen Begründung bedürfen, Mercer weist dennoch darauf hin, dass es wichtig ist, sich mit diesem Thema zu befassen, weil es manchen Frauen schwer fällt, die Mutterrolle zu übernehmen, was Folgen für deren Kinder haben kann: «Während die meisten Frauen problemlos in die Rolle hineinwachsen, gibt es [in den USA] etwa ein bis zwei Millionen Mütter, die damit Probleme haben, was die Zahl der missbrauchten oder vernachlässigten Kinder beweist» (Mercer, 1981 b).

Mercer bedient sich, wie Rubin auch, zum Verständnis des Prozesses der Übernahme einer neuen Rolle, des interaktionistischen Ansatzes. Dieser beruht auf der Annahme, dass die Art, wie eine Person eine bestimmte Rolle annimmt und ausfüllt, von den Reaktionen der Menschen in ihrer Umgebung, ihres Partners oder ihrer Partnerin, des Neugeborenen, ihrer Familie und anderen Leuten abhängig ist sowie von den Interaktionen mit diesen Personen:

> Mütterlicher Rollenerwerb ist ein interaktionistischer, entwicklungsorientierter Prozess, der eine gewisse Zeitspanne in Anspruch nimmt, während der die Mutter das Neugeborene lieb gewinnt, die Fähigkeit erwirbt, die mit der Mutterrolle verbundenen Versorgungstätigkeiten auszuüben und sie ihrer Freude über und Befriedigung durch die

> Rolle Ausdruck verleiht. Rollenübernahme setzt die aktive Interaktion der beiden Rollenpartner voraus; beide reagieren aufeinander und verändern ihr Verhalten je nachdem, wie die Reaktion des Anderen ausfällt. (Mercer, 1986, S. 24)

Die Art, wie ein Mensch eine Rolle ausfüllt, wird auch von dessen früheren Erfahrungen und Selbstbild abhängen (Mercer, 1981b, 1986; Dunnington und Glazer, 1991). Mercer (1981b) beschreibt die theoretische Grundlage ihrer Forschungen zum Rollenerwerb und nennt vier Phasen dieses Vorgangs: die antizipatorische, formale, informale und persönliche Phase des Rollenerwerbs:

> Die antizipatorische Phase ist die Zeit vor der Übernahme einer Verpflichtung, also wenn ein Mensch anfängt, sich über die Erwartungen zu informieren, die mit einer bestimmten Rolle verbunden sind und sozial und psychologisch entsprechend anpasst. Die formale Phase beginnt, wenn das Ereignis tatsächlich eintritt. In dieser Zeit wird das Rollenverhalten weitgehend von den formalen, von allen geteilten Erwartungen der Menschen im eigenen sozialen Umfeld bestimmt. Die informelle Phase setzt ein, wenn der Mensch eigene Wege geht und einen Umgang mit der Rolle entwickelt, der von den Vorgaben des sozialen Systems abweicht. Während der letzten, der persönlichen Phase des Rollenerwerbs, prägt der Mensch seinen eigenen Stil der Rollenerfüllung, der dann von den Anderen weitgehend akzeptiert wird. Soziale Anpassung wurde durch Rollenmodifikation erreicht, die psychologische Anpassung ergab sich aus dem Gefühl der Übereinstimmung von eigenem Selbst mit der Rolle. (Mercer, 1981b, S. 74)

Während Rubin schreibt, dass viele Aktivitäten, die mit der Übernahme der Mutterrolle verbunden sind, während der Schwangerschaft und bis zu sechs Monate nach der Geburt des Kindes auftreten (Mercer, 1981b), erlaubt Mercers Modell den Schluss, dass die Mehrzahl der entsprechenden Aktivitäten nach der Geburt des Kindes vorkommen und der mütterliche Rollenerwerb auch noch zwischen dem dritten und zehnten Monat nach der Entbindung stattfinden kann. Mercer hat elf unabhängige Variablen gefunden, die den mütterlichen Rollenerwerb (die abhängige Variable) beeinflussen und eine Reihe vermischter Variablen. So beeinflusst z. B. der kulturelle Hintergrund der Frau die Art, wie sie ihre Mutterrolle auffasst und übernimmt. Vermischte Variablen beeinflussen sowohl die unabhängigen als auch die abhängigen Variablen.

Mercer hat die Beziehung zwischen den Variablen und mütterlichem Rollenerwerb eingehend untersucht und ausführlich beschrieben. Diese Variablen können in mütterliche, kindliche und andere/vermischte Variablen eingeteilt werden.

Mütterliche Variablen
1. Alter der Mutter bei der ersten Geburt
2. Wahrnehmung der Geburtserfahrung
3. Frühe Trennung von Mutter und Kind
4. Soziale Notlage

5. Soziale Unterstützung
6. Selbstverständnis
7. Persönlichkeitsmerkmale
8. Auffassungen von Kindererziehung
9. Gesundheitszustand der Mutter

Kindliche Variablen
1. Temperament des Kindes
2. Gesundheit des Kindes

Andere/vermischte Variablen
1. Ethnischer/kultureller Hintergrund
2. Familienstand
3. Sozioökonomischer Status

Ein interessanter Aspekt an Mercers Arbeit ist die Wichtigkeit, die sie dem Neugeborenen und seiner Persönlichkeit im Hinblick auf den mütterlichen Rollenerwerb beimisst. Mercer (1981b; 1986) befasst sich mit jeder der oben aufgelisteten Variablen, legt jeweils deren theoretische Grundlage dar und führt die wissenschaftlichen Beweise an. Sie nennt als Beispiel die soziale Unterstützung und beschreibt vier Arten von Unterstützung, die wissenschaftlich erwiesen sind: emotionale, informationelle, körperliche Unterstützung und Würdigung/Bewertung. Sie bietet folgende Definition an:

> *Emotionale Unterstützung* bedeutet, sich geliebt, umsorgt und verstanden zu fühlen und zu spüren, dass einem Vertrauen entgegen gebracht wird. *Informationelle Unterstützung* hilft der Person, sich selbst zu helfen, indem ihr Informationen zur Verfügung gestellt werden, die zur Bewältigung des Problems und/oder der Situation beitragen. *Körperliche Unterstützung* ist die direkte Art der Hilfe, wie Babysitten, Geld leihen etc. *Unterstützung durch Würdigung* besteht aus Information, die der Person, die die Rolle übernommen hat, mitteilt, wie sie die Rolle spielt; sie befähigt die Person, sich selbst mit anderen Personen in gleicher Lage zu messen. (Mercer, 1986, S. 14)

Mercer (1989) beschreibt ferner die wissenschaftlich erwiesene Notwendigkeit, dass Väter, aber auch andere Personen, während der Schwangerschaft und nach der Geburt, die verschiedenen Arten der Unterstützung bieten.

Der Einfluss dieser Variablen wurde von Mercer in einer Längsschnittstudie von 242 Frauen zwischen 15 und 42 Jahren erforscht (Mercer, 1986). Hauptziel der Studie war, festzustellen, ob das Alter einen Einfluss auf den mütterlichen Rollenerwerb hat. In zweiter Linie sollten die Auswirkungen anderer Variablen, von einzelnen oder verschiedenen Variablen zusammen, erhellt werden, um anhand des gesammelten Datenmaterials zu prüfen, ob noch andere Faktoren auf die Mutterrolle einwirken (Mercer, 1981b; 1986). Die Studie bestand in der Sammlung von Daten mit Hilfe verschiedener Messinstrumente bei den Frauen des

Samples und zwar zu fünf verschiedenen Zeitpunkten, angefangen von den ersten Tagen nach der Entbindung bis zum Ende des ersten Jahres.

Die Erkenntnisse aus dieser Studie sind sehr umfangreich. Bei ihrer Darstellung werden die Frauen in drei Altersgruppen unterteilt: Frauen zwischen 15–19, 20–29 und 30–40 Jahren. Eine der wichtigsten Erkenntnisse ist, dass das Alter der Mutter «keine Vorhersagen über den mütterlichen Rollenerwerb zuließ, wenn Ethnie, Bildungs- und Familienstand berücksichtigt wurden» (Mercer, 1986, S. 320). Die jüngeren Mütter waren allerdings durch ihr geringes Einkommen und ihr schwach ausgeprägtes Selbstkonzept behindert, wobei Mercer allerdings darauf hinweist, dass fast die Hälfte der Frauen in dieser Altersgruppe die Schule abgebrochen hatte. Allerdings wurden Beziehungen zwischen dem Alter und anderen gemessenen Variablen gefunden, die darauf hinweisen, dass das Alter eine wichtige Variable eines jeden Modells ist, das zum Verständnis des mütterlichen Rollenerwerbs beitragen soll.

Die Studie enthält zahlreiche Statistiken und lange Auszüge aus Interviews mit den Frauen während des ersten Jahres. Mercer (1986) verwendet die Daten für ein Modell der Adaptation an die Mutterrolle im ersten Jahr und führt vier Phasen der Adaptation in drei Ebenen zusammen. Diese vier Phasen sind:

> … *die körperliche Genesungsphase,* von der Entbindung bis zu einem Monat; die *Erfüllungsphase,* vom zweiten bis vierten oder fünften Monat; eine *Unterbrechungsphase,* vom sechsten bis achten Monat; und eine *Reorganisationsphase,* die nach dem achten Monat beginnt und über den zwölften Monat hinaus anhält. (Mercer, 1986, S. 300)

Die drei Ebenen der Anpassung sind die biologische, die psychologische und die soziale Ebene. Die biologische Ebene umfasst die körperliche Genesung der Frau und ihre Adaptation an das Wachstum und die Entwicklung des Neugeborenen. Die psychologische Ebene bezieht sich auf die Reaktionen der Frau auf das Muttersein und ihre Wahrnehmung des Mutterseins, während soziale Adaptation die Veränderungen in ihrem Leben und ihren sozialen Beziehungen im Laufe des ersten Jahres meint. In dieser Zeit variiert der Grad der Adaptation in den verschiedenen Ebenen, wie in **Abbildung 6-4** dargestellt. In der körperlichen Erholungsphase steht die biologische Ebene im Vordergrund, in späteren Phasen dann die soziale oder psychologische. Wichtig ist, dass sich die Adaptation in späteren Phasen verzögert, wenn aus früheren Phasen ungelöste Probleme mitgeschleppt werden – so kann ein schlechter körperlicher Gesundheitszustand verhindern, dass die in einer anderen Phase anstehenden psychologischen und sozialen Ziele erreicht werden.

Die Daten bestätigen das Vorhandensein dieser Ebenen und Phasen und deren Folgen für die praktische Arbeit. Diese setzt, so Mercer (1986), mit der Information über das, was die Frau bei der Entbindung und im Wochenbett erwartet,

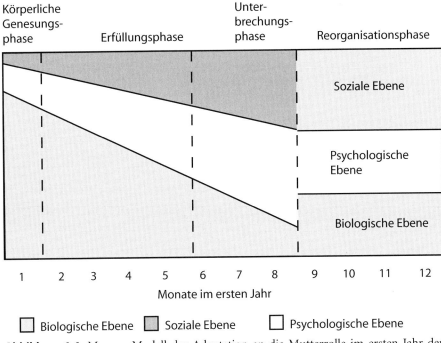

Abbildung 6-4: Mercers Modell der Adaptation an die Mutterrolle im ersten Jahr der Mutterschaft

bereits vor der Geburt ein. Sie beschreibt Maßnahmen, die sich in jeder dieser Phasen günstig auswirken können. In der Erfüllungsphase z. B. muss Frauen laut Mercer (1986) geraten werden, sich untersuchen zu lassen, wenn sie irgend ein körperliches oder psychologisches Problem haben. Sie fand heraus, dass vier Monate nach der Entbindung mehr Frauen über Gesundheitsprobleme klagen als einen Monat danach. Zwei Drittel der Frauen berichteten von Gesundheitsproblemen, 44 % hatten ein, 22 % zwei Probleme. Bei 25 % der Frauen traten Erkältungskrankheiten auf, es wurde aber auch von Infektionen des Genitaltrakts berichtet, von chronischen Erkrankungen, gastro-intestinalen Problemen, Brustproblemen, Gelenk- oder Muskelbeschwerden, emotionalen Spannungen oder Kopfschmerzen, Haarausfall, Anämie, Verletzungen oder Unfällen (Mercer, 1986, S. 164-165). Diese Erkenntnisse decken sich mit denen von MacArthur et al. (1991) in Birmingham. Auch sie stellen bei Frauen sechs Wochen nach der Entbindung einen hohen Morbiditätsgrad fest. MacArthur et al. (1991) meinen, genau wie Mercer (1986), dass durch geeignete Maßnahmen vor der Entbindung einige dieser Probleme vermieden werden könnten und Frauen möglicherweise bis zu sechs Monaten nach der Entbindung betreut werden müssen.

Mercer äußert sich nicht explizit über ihre Definitionen von Person, Gesundheit, Umwelt und Betreuung durch Pflegekraft und/oder Hebamme, doch die von ihr entwickelten Modelle enthalten Elemente, die Rückschlüsse auf ihr Denken erlauben (Bee und Oetting, 1989). Wie bereits erwähnt, ist im Modell von pränatalem Stress die Gesundheit ein zentrales Anliegen. Sie betont aber auch, dass die Auswirkungen der sozialen und anderer Faktoren im Umfeld der Frau beachtet werden müssen, weil sie wichtige Elemente des Rollenerwerbs sind. Was das Konzept der Person betrifft, so geht sie bei ihrer Theorie des Rollenerwerbs davon aus, dass die Frau «durch lebenslange Sozialisation einen relativ stabilen Persönlichkeitskern hat», der bestimmt,

> wie eine Mutter gewisse Ereignisse definiert und wahrnimmt. Ihre Wahrnehmung der kindlichen Reaktionen, die Reaktionen Anderer auf ihre mütterlichen Tätigkeiten, zusammen mit ihrer allgemeinen Lebenssituation, das ist die Lebenswirklichkeit, auf die sie reagiert. (Bee und Oetting, 1989, S. 297)

Aus Mercers Veröffentlichungen schält sich heraus, dass die Rolle der Hebamme darin besteht, der Frau bei der Aufgabe, sich der Mutterrolle anzupassen, beizustehen, aber auch zu bemerken und zu intervenieren, wenn es Faktoren gibt, die den mütterlichen Rollenerwerb behindern oder zu pränatalem Stress beitragen.

Diese Darstellung des Werks von Ramona T. Mercer hat den Prozess der Theorieentwicklung aufgezeigt sowie den Test, der die praktische Anwendung der Theorie und die Forschungsergebnisse erläutert. Mercers Werk hat große Verbreitung gefunden; es wurde häufig getestet und angepasst. So haben z. B. Dunnington und Lazer (1991) die Unterschiede in der Rollenauffassung und Identität als Mutter zwischen Frauen, die ursprünglich unfruchtbar waren und solchen, die es bislang nicht waren, untersucht. Pridham und Chang (1992) haben die Problemlösungsfertigkeiten von Frauen in den ersten drei Lebensmonaten ihres Kindes untersucht. Rhoades (1989) hat anhand einer Studie illustriert, wie die von Mercer entwickelten Instrumente zur Datensammlung in der Forschung eingesetzt wurden. Sie untersuchte in dieser Arbeit, wie hoch der Grad der Unterstützung ist, die von den verschiedenen Personen im Umfeld der Frau nach der Geburt des ersten Kindes geboten wird. Bee und Oetting (1989) zitieren McBrides Würdigung von Mercers Beitrag zur Theorieentwicklung und liefern damit vielleicht die beste Bemerkung zum Abschluss der Diskussion ihres Werks:

> Dr. Mercer ist es, die den vollständigsten theoretischen Bezugsrahmen zum Studium eines bestimmten Aspekts von Elternschaft entwickelt hat, nämlich zum Studium der Faktoren, die im ersten Jahr der Mutterschaft den mütterlichen Rollenerwerb beeinflussen. (Bee und Oetting, 1989, S. 300–301)

6.4 Ela-Joy Lehrman: Komponenten der Hebammenarbeit

Es gibt in Großbritannien und anderen Ländern ein beträchtliches Forschungsinteresse an den Inhalten und dem Prozess pränataler Betreuung (Field, 1990). Robinson et al. (1983, und Robinson, 1985) haben die Rolle der Hebamme untersucht und umfassende Informationen über die klinischen Aufgaben und Beratungstätigkeiten von Hebammen vorgelegt. So führen Hebammen beispielsweise abdominale Untersuchungen durch, bieten Stillberatung an und informieren über Gesundheitsfragen in der Schwangerschaft. Macintyre (1980) hat pränatale Betreuung beobachtet und aufgezeigt, dass es einen großen Unterschied gibt zwischen der offiziellen Rhetorik über den Wert von Vorsorgeuntersuchungen in der Schwangerschaft und der tatsächlich erfolgten, nämlich höchst unpersönlichen Betreuung, die Frauen in einer Fachklinik erfuhren. Die Erkenntnis, dass zwischen der Identifikation von Risikofaktoren und der Effektivität pränataler Betreuung im Hinblick auf die körperliche Seite des Schwangerschaftsverlaufs eine Kluft besteht, hat in Aberdeen zu einer gründlichen Untersuchung der pränatalen Betreuungsangebote geführt (Hall et al., 1985).

Lehrman (1981) hingegen ist noch einen Schritt zurückgegangen und hat nach den Konzepten gesucht, die das Fundament der Betreuungsangebote bilden.

Im Kapitel 2 wurde das Modell von Hayward (1975), das die Konzepte von Information, Angst und Schmerz miteinander verbindet, erläutert. Um feststellen zu können, wie groß die Angst oder der Schmerz einer Person tatsächlich war, musste Hayward messbare Indikatoren finden, wie etwa den Verbrauch von Analgetika oder den Grad auf einer Schmerzskala. Robinson et al. (1983) beschäftigten sich in ihrer Studie mit der Rollenverantwortung von Hebammen, weshalb die Fragebögen Informationen über den Verantwortungsbereich von Hebammen liefern sollten. Diese Art der quantitativen Information ist für die Überwachung und Weiterentwicklung der Hebammenarbeit von allergrößter Bedeutung, darüber hinaus ist es jedoch erforderlich, die Betreuungsvorstellungen und -konzepte praktizierender Hebammen zu kennen, auf welchem Niveau der Betreuungsverantwortung sie auch arbeiten mögen.

Lehrman (1981) und Morton et al. haben sich der Erforschung dieser Konzepte gewidmet. Wenn es gelingt, die von Hebammen vertretenen Konzepte zu verstehen und mit den Ergebnissen von Studien zu verbinden, etwa mit denen von Robinson et al. (1983), wird man die qualitativen Unterschiede in der Betreuung, die Frauen erfahren, feststellen können. So wird deutlich, in welchem Ausmaß Hebammen in der Lage sind, ihre Betreuungskonzepte in die Praxis umzusetzen. Lehrman (1981) stellt die Frage: Was macht die Betreuung durch Hebammen so wichtig? Robinson et al. (1983) meinen, dass, wenn von der Wichtigkeit der Hebammenarbeit ausgegangen wird, die Frage lauten muss: In welchem Ausmaß sind Hebammen im Stande, diese Betreuung tatsächlich zu leisten?

Lehrman (1981) ist eine amerikanische Hebamme, die es sich zur Aufgabe gemacht hat, die Arbeit examinierter Hebammen zu untersuchen. Interessanterweise stammen ihre Daten über Hebammensprechstunden alle aus Einrichtungen, die in Großbritannien als freie Hebammenpraxen gelten würden. Ihre Studie sucht eine Antwort auf die Frage: Aus welchen Komponenten besteht die Schwangerenbetreuung durch examinierte Hebammen? (Lehrman, 1981, S. 27)

Lehrman entwickelte ihre Konzepte der Komponenten von Hebammentätigkeit durch eine Kombination von induktivem und deduktivem theoretischen Denken. Sie schnitt jeweils drei Besuchstermine auf Tonband mit und entwickelte daraus die primären Kategorien oder Praxiskonzepte. Glaser und Strauss (1967) haben diesen Ansatz zur Theorieentwicklung neu eingeführt und Grounded Theory genannt (Field und Morse, 1985). Darüber hinaus hat Lehrman die von Hebammen in den letzten 25 Jahren verfasste Literatur untersucht: «In diesen Artikeln tauchten durchwegs immer wieder Konzepte auf, die als Aspekte der Hebammentätigkeit gelten konnten. Sie wurden gesammelt und acht Aspekten zugeordnet» (Lehrman, 1981, S. 29).

Diese acht Konzepte beschreiben die Philosophie, die, wie sich aus der Literatur und der Theoriearbeit Lehrmans ergibt, in den USA offenbar Grundlage der Schwangerenbetreuung ist. Um festzustellen, ob sich diese Konzepte in der Praxis nachweisen lassen, definierte und beschrieb Lehrman die Konzepte in messbaren Begriffen (sie operationalisierte die Konzepte). Diese acht Konzepte sind:

Betreuungskontinuität
Familienzentrierte Betreuung
Unterweisung und Beratung als Bestandteil von Betreuung
Nicht-interventionistische Betreuung
Flexible Betreuung
Partizipative Versorgung
Fürsprache für das Klientel/Klientenanwaltschaft
Zeit

Das Konzept der partnerschaftlichen Betreuung (oder, wie britische Hebammen es ausdrücken würden, das Prinzip von Selbstbestimmung und Selbstverantwortung der Frau) wird folgendermaßen definiert: «Die von Klientin und Gesundheitsdienstleister gemeinsam durchgeführte Einschätzung, Evaluierung und Planung eines Programms.» (Lehrman, 1981, S. 29). Die Arbeitsdefinition dieses Konzepts lautet:

> Das Vorkommen von mindestens einer Situation während der auf Tonband mitge-
> schnittenen Konsultation, bei dem durch Zusammenarbeit von CNM [Certified Nurse-
> Midwife, examinierte Pflegekraft mit Hebammenausbildung] und Klientin eine Ent-
> scheidung oder Schlussfolgerung zustande kam; oder das Vorkommen einer Situation
> während der Konsultation, bei der die Klientin an ihrer Gesundheitsbetreuung beteiligt
> ist und/oder dafür Verantwortung übernimmt. (Lehrman, 1981, S. 29–30)

Es mag den Anschein haben, dass diese Definition nur einen Minimumstandard
von Beteiligung und partnerschaftlicher Betreuung festlegt, dennoch bietet sie ein
klares Kriterium, an dem die beobachtete Betreuung oder die beobachteten Daten
gemessen werden können. Lehrman hat die acht Konzepte durch die Sammlung
von Daten in Form von 40 Tonbandmitschnitten von Schwangerenbetreuungs-
terminen, die von 23 Pflegekraft-Hebammen durchgeführt wurden, untersucht
und dann quantitativ analysiert, um festzustellen, wie häufig diese acht Konzepte
in der Praxis vorkommen. Die Konsultationen (keine war vorher terminiert worden), nahmen durchschnittlich 23, 7 Minuten in Anspruch. Die **Tabelle 6-1** zeigt
Lehmans Erkenntnisse im Hinblick auf die acht Konzepte.

Tabelle 6-1: Analyse der verschiedenen Aspekte, die Hebammen bei ihrer Betreuungsarbeit berücksichtigen

Aspekt	Vorkommen bei Konsultationen in %	Durchschnittliche Dauer in min.	Durchschnitt bei allen Konsulta-tionen in min.
Zeit	100.0	23.7	23.7
Betreuungs-kontinuität	97.5	1.2	1.1
Unterweisung und Beratung	82.5	6.0	4.9
Nicht-interventionistische Betreuung	52.5	1.7	0.9
Partizipative Betreuung	47.5	1.6	0.8
Flexible Betreuung	42.5	1.5	0.6
Vertretung der Klienteninteressen	30.0	1.9	0.6
Familienzentrierte Betreuung*	72.5	2.5	1.9

* Gemessen an der Häufigkeit ihres Auftretens pro Konsultation, nicht an der Dauer
(Auszug aus: Tabelle 3, Analyse der verschiedenen Aspekte, die Hebammen bei ihrer Arbeit berücksichtigen)

Die Analyse der Daten zeigt, dass diese theoretischen Konzepte oder Komponenten von Schwangerenbetreuung durch Hebammen bei den Konsultationen zu beobachten waren und in der Mehrzahl der untersuchten Fälle tatsächlich vorkamen. Allerdings mag die Art, wie sie mit manchen Konzepten umging, Fragen aufwerfen. So wird z. B. das Konzept von Zeit dahingehend definiert, dass die Hebamme gelassen ist und nicht unter Zeitdruck steht, was aber nicht durch exakte Messung der Konsultationsdauer festgehalten wird. Auch ist zu hinterfragen, ob die Messung von Kontinuität mit der Feststellung, dass in der Vergangenheit ein Betreuungstermin stattgefunden hat oder ein künftiger geplant ist, genügt, um von Betreuungskontinuität zu sprechen, die sie so definiert: «Die Durchführung von Gesundheitsbetreuung, die in der Vergangenheit, der Gegenwart oder der Zukunft die individuellen Bedürfnisse der Klientin befriedigt.» (Lehrman, 1981, S. 29). Auch Lehrman bemerkt, dass erst eine Längsschnittstudie über die gesamte Zeit der Schwangerschaft eine genauere Messung der Konzepte erlauben würde.

In der Analyse liefert Lehrman Informationen über die bei den Konsultationen angesprochenen Themen und durchgeführten Aktivitäten, sowie darüber, wie lange die Hebamme, die schwangere Frau und andere anwesende Personen redeten und Fragen stellten. Es wurde ferner festgestellt, dass zwischen einzelnen Komponenten der Konsultationen Beziehungen bestehen.

> Ferner scheint es einen Zusammenhang zu geben zwischen körperlicher Untersuchung und partnerschaftlicher Betreuung, etwa wenn die Hebamme die Frau dazu ermutigte, das Kind im Bauch zu ertasten oder ihrer Begleitperson die fetalen Herztöne hören ließ. (Lehrman, 1981, S. 36)

Eine solche Beziehung hat weitreichende Folgen, wenn sie mit der Tatsache in Verbindung gebracht wird, dass in den Schwangerenambulanzen von Kliniken 33,4 % der abdominalen Untersuchungen von der Ärzteschaft durchgeführt werden und nicht von Hebammen, was deren Möglichkeit, eine partnerschaftliche Betreuungsform zu fördern, erheblich einschränkt (Robinson et al., 1983).

Lehrman hat in dieser Studie acht Komponenten oder Konzepte identifiziert, die in den USA das Fundament der Schwangerenbetreuung bilden und bewiesen, dass sie in der Praxis tatsächlich vorkommen. Die durchschnittliche zeitliche Dauer einiger Komponenten, die in den beobachteten Konsultationen vorkamen, mag sehr kurz erscheinen, was möglicherweise auf die Art, wie die Komponenten eingesetzt wurden, zurückzuführen ist. Indem Lehrman diese Konzepte identifiziert und nachweist, dass sie in der Praxis vorkommen, liefert sie ein Instrument, das geeignet ist, die Ergebnisse von Schwangerenbetreuung zu messen und in Relation zu ihren Komponenten oder grundlegenden Konzepten zu setzen. So können nun beispielsweise Fragen wie diese gestellt werden: Welche Beziehung besteht zwischen flexibler Betreuung und den körperlichen, sozialen und psychologischen Ergebnissen der Betreuung? Gibt es eine Beziehung zwischen partizipativer Versorgung und bestimmten Ergebnissen? Wenn die Konzepte in messbaren Begriffen beschrieben werden, können diese Beziehungen untersucht werden. Wenn sie in Worte gefasst werden, die uns in Großbritannien geläufiger sind, kann nachgefragt werden, ob die Frau bei ihrer Betreuung Selbstbestimmung (Flexibilität), Selbstverantwortung (partizipative Versorgung) und Kontinuität (Betreuungskontinuität) erfahren hat und welche sozialen, psychologischen und körperlichen Ergebnisse diese Betreuung hervorgebracht hat. Welche Folgen haben die oben erwähnten acht Konzepte für das Handeln von Hebammen und die Betreuungsergebnisse der Frau, ihres Kindes und ihrer Familie?

Morten und ihre Kolleginnen (Morten et al., 1991) haben die von Lehrman in der postnatalen Betreuung festgestellten Konzepte erforscht und bemerken:

> Lehrman bezeichnet sie als Kernkomponenten, weil diese Geisteshaltungen, die manche für Aspekte des Prozesses halten mögen, bestimmen, was mit der Klientin geschieht. Diese Unterscheidung wurde bislang so nirgendwo in der Literatur getroffen und ist auch aus heutiger Sicht einmalig. (Morten et al., S. 277)

In dieser Studie wurden Nachsorgekonsultationen auf Tonband aufgenommen und analysiert, um festzustellen, ob die acht Komponenten vorkommen. Die Daten ergaben, dass alle acht vorhanden waren, drei neue wurden gefunden: therapeutische Techniken; Ermächtigung (Empowerment) und ebenbürtige Beziehung. Diese Konzepte wurden folgendermaßen definiert und angewandt: «Therapeutische Techniken sind Kommunikationsprozesse, die Wachstum und Heilung begünstigen und/oder fördern» (Morten et al., 1991, S. 281). Der Einsatz therapeutischer Techniken wurde daran gemessen, ob «aktiv zugehört und nachgefragt wurde, ob Erklärungen gegeben wurden und Humor dabei war, ob eine wertneutrale Haltung eingenommen wurde, Ermutigung und Förderung stattfanden und Erlaubnisse ausgesprochen wurden» (S. 281).

Eine ebenbürtige Beziehung bedeutet, dass die «Hebamme bevorzugt Interaktionen durchführt, die von Offenheit, gegenseitiger Wertschätzung und dem Gedanken der Gleichstellung geprägt sind, womit zwischen Hebamme und Klientin ein Gefühl der Verbundenheit erzeugt wird» (Morten, et al. 1991, S. 281). Eine ebenbürtige Beziehung zeigte sich durch: «Übereinstimmung, Empathie und das Mitteilen von Erfahrungen und/oder Gefühlen; alles Elemente, die für Ebenbürtigkeit typisch und zuträglich sind» (S. 281).

Der Begriff Ermächtigung (empowerment) wird so umschrieben: «Sie ist der Prozess, durch welchen Macht, Kraft und Ich-Stärkung vermittelt oder empfangen werden» (S. 281). Ermächtigung fand statt, «wenn die Hebamme durch ihre Haltung und ihren Betreuungsansatz die inneren Energien und Ressourcen der Klientin förderte» (Morten et al., S. 281). Die Daten lieferten Hinweise auf den

Prozess der Ermächtigung, wenn das Gespräch «Bestätigung, Wertschätzung, Bestärkung und Unterstützung vermittelte» (S. 281).

Die Autorinnen sind der Meinung, dass die acht von Lehrman identifizierten Konzepte einen breiten konzeptuellen Bezugsrahmen bieten und die drei Prozesse von Ermächtigung, therapeutischer Technik und ebenbürtiger Beziehung spezifischere Hinweise darauf geben, wie die umfassenderen Konzepte (z. B. das der nicht-interventionistischen Betreuung) in die Praxis umgesetzt werden. Die drei Prozesskomponenten sind miteinander verquickt und beeinflussen sich gegenseitig, sind aber auch mit den acht von Lehrman identifizierten Komponenten verbunden und von ihnen beeinflusst. Lehrman hat einige dieser Beziehungen aufgezeigt; sie bedürfen jedoch weiterer Untersuchungen. **Abbildung 6-5** zeigt, dass jedes Konzept in diesem Modell die Hebamme beeinflusst und die Betreuung bestimmt (die Handlungen). Richtet sich eine Betreuung an diesem Modell aus, sollen die elf Komponenten nachweisbar sein. Es wäre interessant, darüber zu spekulieren, ob das Modell seine Wirkungen nach beiden Richtungen hin entfaltet, ob also eine Frau, die eine flexible, nicht-interventionistische Betreuung erfährt, ihrerseits den Hebammen gegenüber Empathie zeigt, sie ermächtigt und die Ebenbürtigkeit der Beziehung fördert, das Modell also wechselseitig bestärkend wirkt.

Das Werk von Lehrman und Morten mit ihren Kolleginnen liefert ein Modell für die Praxis von Hebammen, im Gegensatz zu Rubin und Mercers Arbeiten, deren Modelle die Frau und ihre Rollenentwicklung in den Mittelpunkt stellen. Lehrman und Morten et al. liefern ein Modell, das die Bereiche der Hebammenaktivitäten klar absteckt, während bei den von Mercer und Rubin entwickelten Modellen die Folgerungen für die Hebammenarbeit abgeleitet werden müssen. So kann beispielsweise folgender Schluss gezogen werden: Wenn die Frau bei Nachahmungsaktivitäten in Bezug auf Ernährung unterstützt werden soll, muss die Hebamme sie über angemessene Ernährung während der Schwangerschaft informieren und sie bei dieser Aktivität unterstützten (Nachahmung). Lehrman und Morten et al. liefern ein prozess- oder praxisorientiertes Modell, während Mercer und Rubins Modelle auf ein Ziel hin orientiert sind, z. B. auf den Erwerb der Mutterrolle. Obwohl sich die Merkmale dieser beiden Modellgruppen überschneiden, können sie durchaus kombiniert werden. Mütterlicher Rollenerwerb geht womöglich leichter vonstatten, wenn die Hebamme ein Betreuungsmodell praktiziert, das familienbezogen und flexibel ist, ebenbürtige Beziehungen herstellt und weitere der oben beschriebenen Komponenten aufweist. Die vermutete Stärke der Beziehungen zwischen diesen Konzepten wird sich durch Tests erweisen.

Ich möchte die Erläuterung des Werks von Lehrman und Morten et al. mit einer kurzen Validierung eines der Konzepte abschließen. Während der Arbeit an diesem Buch baten mich einige Lehrhebammen, mit ihnen über theoretische Fragen der Hebammenarbeit zu sprechen, woraufhin sie den Auftrag bekamen, über die

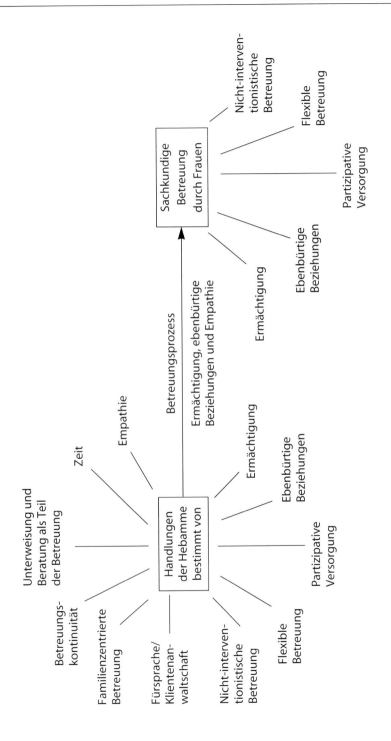

Abbildung 6-5: Betreuungskonzepte und ihre Beziehungen nach Ela-Joy Lehrman und Morten et al.

Betreuungsaktivitäten von Hebammen nachzudenken. Eine der Lehrhebammen äußerte, ihre Sicht der Praxis beruhe auf dem Konzept der vorbehaltlos positiven Einstellung, wie Carl Rogers sie beschrieben hat. Eine vorbehaltlos positive Einstellung trägt zu Offenheit und Gleichstellung bei, was Morten et al. als ebenbürtige Beziehung beschreiben. Sie verweisen bei ihrer Beschreibung einer ebenbürtigen, therapeutischen Beziehung auf Rogers (1961) theoretischen Beitrag. Diese Schilderung des Betreuungsansatzes einer Lehrhebamme erlaubt den Schluss, dass das Konzept der ebenbürtigen Beziehung, mit seiner vorbehaltlos positiven Einstellung den Hebammen in Großbritannien wohl nicht ganz fremd ist. Die anderen Mitglieder der Gruppe reagierten auf die Äußerung ihrer Kollegin etwas überrascht, denn obwohl sie alle zusammenarbeiteten, war ihnen bislang verborgen geblieben, dass eine ihrer Kolleginnen die Betreuung im Licht dieses Modells sah. Es mag in Großbritannien weniger üblich sein, sich über Konzepte und Modell zu unterhalten als dies in den USA der Fall ist. Diese kleine Begebenheit zeigt jedoch, dass sich die Konzepte britischer Hebammen vielleicht gar nicht so sehr von den Konzepten ihrer amerikanischen Berufskolleginnen unterscheiden, auch wenn sich diese aufgrund ihrer anderen Ausbildung anders (nurse-midwives) nennen!

Lehrman (1988) hat sich auch mit der Entwicklung einer Theorie mittlerer Reichweite für die Arbeit von Hebammen befasst und das Nurse-Midwifery Practice Model entwickelt. In der Diskussion über die Gründe dafür wies Lehrman (1988) auf das Fehlen einer theoretischen Basis für die Hebammentätigkeit hin und betonte die Notwendigkeit, dass Hebammen von den körperlichen Resultaten als Maßstab ihrer Bemühungen abrücken. Theorien mittlerer Reichweite mit vorhersagendem Charakter, wie in Kapitel 2 dargestellt, gelten als praxisnäher als große Theorien (grand theories) oder Modelle.

Die in dieser Theorie enthaltenen Konzepte beruhen auf der Philosophie des American College of Nurse-Midwives, einer Literaturrecherche, Lehrmans eigener Praxiserfahrungen, Gesprächen mit schwangeren Frauen und Hebammen sowie vorbereitender, wissenschaftlicher Arbeit. Das Nurse-Midwifery Practice Model ist ein «multikausales Modell mit sechs Graden und fünf Stufen, das die ganze Bandbreite von Hebammentätigkeit umfasst» (Lehrman, 1988, S. 26). Das Modell deckt das ganze Spektrum der Hebammenarbeit ab. Lehrman (1988) bemerkt, dass nun weitere Forschungsarbeit ansteht, um die Beziehungen zwischen den im Modell genannten Konzepten zu testen.

Lehrman (1988) hat für ihre Doktorarbeit den Teil des Modells herausgegriffen, der sich mit der Betreuung während der Geburt befasst (einer Stufe der Betreuung), wobei sie sich auf das «Testen der psychosozialen Variablen der Mutter konzentrierte und sich dabei an den Betreuungsstandards des Nurse-Midwifery Practice Models orientierte» (Lehrman, 1988, S. 38). Ihre Forschungsarbeit förderte eine gewaltige Datenmenge zu Tage, wobei ein Teil der Daten die im Modell angenommenen Beziehungen bestätigte, ein anderer sie widerlegte. Lehrman (1988) dazu: «Von besonderer Bedeutung ist die deutliche Bestätigung des Konzepts der positiven Präsenz, sowie die Bestätigung, dass Hebammen einen erheblichen Beitrag dazu leisten können, dass Frauen mit ihrem Wehen- und Geburtserlebnis zufrieden sind, Hebammen aber auch ihr Selbstkonzept positiv beeinflussen können.» (Lehrman, 1988, S. 131). Diese Arbeit bietet allen, die sich mit der Entwicklung einer Theorie für das Hebammenwesen befassen, viel Stoff zum Nachdenken. Es ist bedauerlich, dass sie bislang nicht veröffentlicht und damit zugänglicher gemacht wurde (Lehrman, 1993).

6.5 Ernestine Wiedenbach und der Hilfebedarf

Ernestine Wiedenbach ist eine Pflegetheoretikerin, die sich als Hebamme qualifizierte, als sie bereits über 40 war. Sie ist wahrscheinlich am meisten durch ihre Zusammenarbeit mit den Philosophinnen Dickoff und James in den sechziger Jahren bekannt geworden (Dickoff et al. 1992a and b). Sie arbeitete mit Dickoff und James, als sie an der Yale University School of Nursing lehrte, wo sie einen Graduiertenkurs für Hebammen entwickelte. Sie gilt als eine der frühesten Pflegetheoretikerinnen. In Yale arbeitete sie mit anderen Pionierinnen der Pflegetheorie zusammen, auch mit Ida Orlando und Virginia Henderson (Raleigh, 1989; Nickel et al., 1992). Nickel et al. (1992) haben Wiedenbachs beruflichen Werdegang und ihre Konzeptualisierung einer familienorientierten Betreuung rund um die Geburt faszinierend beschrieben.

Wiedenbach legte 1925 ihr Krankenpflegeexamen ab und arbeitete dann auf verschiedenen Gebieten, auch 20 Jahre lang als fest angestellte Autorin des Nursing Information Bureau. Dann absolvierte sie 1946 ihre Hebammenausbildung und arbeitete im klinischen Bereich, bis sie 1952 nach Yale berufen wurde. Nickel et al. (1992) merken an, dass Wiedenbach in den späten vierziger Jahren an einem Projekt der Geburtsvorbereitung arbeitete, das sich an den Theorien von Dr. Grantley Dick-Read orientierte.

Wenn Wiedenbachs Beitrag zur Pflegetheoriebildung diskutiert wird, steht ihr Buch Clinical Nursing: *A Helping Art* (1964) im Vordergrund. Sie hat bereits 1958 das Werk *Family-Centred Maternity Nursing* verfasst, weil es bislang keine Lehrbücher gab, die die Familie in den Mittelpunkt stellten. Sie schrieb das Buch damals zufällig zeitgleich mit Margaret Myles einflussreichem, neu bearbeitetem Text, der in Großbritannien erschien. Die Kommentare von Dickoff und James zu diesem Lehrbuch scheinen ihr Nachdenken über Theorie angeregt zu haben (Nickel et al., 1992). Wiedenbach gilt als Wissenschaftlerin, die ihre Theorie induktiv aus Erfahrung und Praxisbeobachtung entwickelt hat (Danko et al., 1989). Obwohl sie 20 Jahre lang als Pflegekraft wirkte, entwickelte sie diese Theorie während ihrer Tätigkeit als Hebamme.

Im Vorwort zur zweiten Ausgabe von Family-Centered Maternity Nursing fasst Wiedenbach (1967) ihre Theorie mit folgenden Worten zusammen:

> Die Theorie der Verantwortlichkeit, die dem Pflegekonzept, das in diesem Buch vorgestellt wird, zu Grunde liegt, betrachtet die Pflegekraft nicht nur als verantwortlich für das, was sie tut, sondern auch weitgehend verantwortlich für das Ergebnis ihres Tuns. Ihre Reaktionen, anders als die Reflexe, leiten sich, dieser Theorie zufolge, davon ab, wie sie die Tatsachen, die eine bestimmte Situation ausmachen, in die sie sich zu irgend einem Zeitpunkt gestellt sieht, wahrnimmt. Annahmen, die sich aus ihrer Wahrnehmung und dem Wert, den sie diesen beimisst, ableiten, färben den Charakter ihrer Reaktionen und bestimmen nicht nur ihre unmittelbare Handlung, sondern auch in beträchtlichem Ausmaß die Art der Reaktion, die ihr vom Adressaten ihrer Handlung entgegen kommt. (Wiedenbach, 1967, S. v)

Dieses breit angelegte konzeptuelle Modell besteht aus fünf Elementen, die Wiedenbach als die Realitäten der Pflegepraxis bezeichnet:

> Der Handelnde: die Pflegekraft, Hebamme oder eine andere Person
> Der Rezipient: die Frau, Familie, soziale Gemeinschaft
> Das Ziel: das Ziel der Intervention
> Die Mittel: die Methode, mit der das Ziel erreicht werden soll
> Der Rahmen: die sozialen, organisatorischen und berufsbezogenen Bedingungen.
> (Wiedenbach, 1967)

Die Beziehungen zwischen den Realitäten der Pflegepraxis werden in **Abbildung 6-6** dargestellt. Diese Elemente entstanden aus Diskussionen über Wiedenbachs andere Arbeiten.

1. Die handelnde Person – die Hebamme

Raleigh (1989, S. 91) zitiert Wiedenbachs (1964) Identifikation der «vier Elemente» der klinischen Pflege: Philosophie, Zweck, Praxis und Kunstfertigkeit. Sie stellt fest, dass Pflege auf der Basis einer expliziten Philosophie ausgeübt wird und nennt drei philosophische Grundprinzipien der Pflege:

> a. Ehrfurcht vor dem Geschenk des Lebens,
> b. Achtung vor der Würde, dem Wert, der Eigenständigkeit und Individualität jedes einzelnen Menschen,
> c. die Entschlossenheit zu tatkräftigem Handeln in Übereinstimmung mit den eigenen Überzeugungen. (Raleigh, 1989, S. 91)

Raleigh (1989) bemerkt, man könne nicht davon ausgehen, dass alle Pflegenden die gleiche Philosophie haben, hält dieses Modell jedoch für geeignet, darauf hinzuweisen, dass die Überzeugungen der einzelnen Hebamme und die ihrer Kolle-

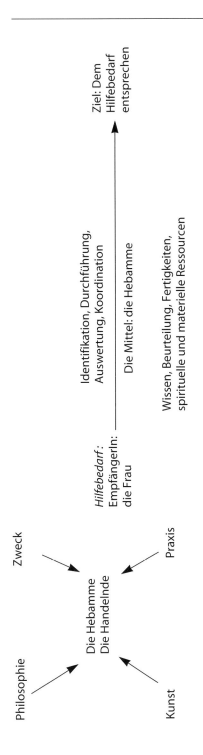

Abbildung 6-6: Ernestine Wiedenbachs Modell der Pflegepraxis (Hebammenpraxis)

ginnen überdacht werden müssen. Wiedenbachs (1967) eigene Betreuungsphilosophie wird in ihrer Beschreibung des «obersten Ziels der Betreuung schwangerer und gebärender Frauen und Wöchnerinnen» (S. 22) deutlich:

> Sie geht über die unmittelbaren Bedürfnisse von Mutter und Kind hinaus und erstreckt sich auf die weitreichenderen Bedürfnisse der Mutter und des Vaters, die innere Stärken entwickeln sollen, d. h. Kraftreserven, aus welchen sie vertrauensvoll und sachlich begründet schöpfen können, wenn sie sich auf ihre Elternrolle vorbereiten oder diese ausfüllen. (Wiedenbach, 1967, S. 22)

2. Das Ziel

Wiedenbach sieht das Ziel von Pflege darin, den Hilfebedarf eines Menschen zu befriedigen. Danko et al. (1989) zitieren Wiedenbachs Definition (1964): «Hilfe umfasst alle Maßnahmen oder Handlungen, die von einem Menschen gebraucht oder gewünscht werden und ihm dazu verhelfen, die impliziten Anforderungen seiner Situation zu bewältigen» (Danko et al., 1989, S. 241).

Bedürfnisse müssen von der Pflegekraft oder der Hebamme erkannt und, diesem Modell zufolge, auch von der hilfebedürftigen Person anerkannt werden. Danko et al. (1989) bemerken dazu, dass diese Definition die Anwendung des Modells einschränkt, weil z. B. ein Kleinkind oder eine komatöse Person den Hilfebedarf nicht erkennen oder ausdrücken kann. Wiedenbach (1967) illustriert jedoch die Nützlichkeit dieses Gedankens im Bereich der Hebammentätigkeit mit einer Beschreibung der Identifikation postnataler Bedürfnisse:

> Ist ein Hilfebedarf gegeben, so drückt sich dieser meist in einem bestimmten Verhalten aus – in körperlichem, emotionalem oder psychologischem Sinne –, das sich vom normalen oder gewohnten Verhaltensmuster unterscheidet. Die aufmerksame Pflegekraft [Hebamme] wird es wahrnehmen. Wahrnehmungsvermögen ist deshalb ein wichtiges Element der Wochenbettpflege. Die Tatsache allein, dass ein Bedürfnis wahrgenommen wurde, heisst aber noch nicht, dass es befriedigt wird. Erst muss es erkannt werden, und dazu braucht es ein geübtes Auge, ein erwartungsvoll geöffnetes Ohr, fühlende Hände, die sensibel berühren oder palpieren und einen Geist, der das Beobachtete versteht und richtig interpretiert. Ist das Bedürfnis einmal erkannt und und von der bedürftigen Person auch bestätigt, kann es mit der angemessenen Handlung befriedigt werden. (Wiedenbach, 1967, S. 353–354)

3. Die Empfängerin/der Empfänger

EmpfängerIn der Dienste der Pflegekraft und/oder Hebamme kann die Frau, die Familie oder die soziale Gemeinschaft sein, die, aus welchem Grund auch immer, nicht fähig ist, ihre aktuellen Bedürfnisse zu befriedigen. Nickel et al. (1992) bemerken, dass Wiedenbachs Philosophie die Achtung vor dem Individuum ausdrücklich betont. Raleigh (1989) fasst Wiedenbachs Sicht des Rezipienten von Pflege oder Betreuung so zusammen:

> Das Individuum wird als kompetent angesehen und fähig zu bestimmen, ob ein Hilfebedarf besteht. Pflegekräfte müssen nur intervenieren, wenn ein Hindernis vorliegt, das es dem Individuum erschwert, die situationsbedingten Anforderungen angemessen zu bewältigen. (Raleigh, 1989, S. 92)

4. Die Mittel

Die Mittel zur Erreichung des Betreuungsziels drücken sich in der Praxis aus, die vier Phasen durchläuft:

> a. *Identifikation* des Hilfebedarfs des Patienten oder der Patientin,
> b. *Verabreichung* der benötigten Hilfe,
> c. *Validierung*, d. h. Feststellung, ob die gewährte Hilfe tatsächlich der benötigten entsprach,
> d. *Koordination* der für die geleistete Hilfe in Anspruch genommenen Ressourcen. (Raleigh, 1989, S. 91–92)

Das Modell nennt Eigenschaften, die eine Hebamme haben muss, um die oben genannten Betreuungsschritte bewältigen zu können: Wissen, Urteilsvermögen und Fertigkeiten:

> *Wissen* umfasst alles, was verstanden wurde,
> *Urteilsvermögen* bezeichnet die Fähigkeit der Pflegekraft, vernünftige Entscheidungen zu treffen,
> *Fertigkeiten* sind die Fähigkeiten der Pflegekraft, die angemessenen Ergebnisse zu erzielen. (Raleigh, 1989, S. 91)

Indem die Pflegekraft oder Hebamme dem Hilfebedarf des Individuums entspricht, demonstriert sie die Kunst der Pflege oder Hebammenarbeit. Diese Kunstfertigkeit wird in der obigen Beschreibung der Identifikation von Bedürfnissen deutlich. Sie ist das Ergebnis von Beobachtung und Intuition, verbunden mit Wissen:

> Im Versuch, das Konzept [Kunstfertigkeit] genauer zu erklären, stellt Wiedenbach fest, dass es aus bewussten Handlungen besteht, die aus der Intuition zu kommen scheinen. Es handelt sich dabei um professionelle Intuition, die von Wissen und Urteilsvermögen beeinflusst ist. Sie stellt ferner fest, dass die Pflegekraft vor der bewussten Durchführung einer Handlung, die Information durch Wahrnehmungen, Gefühle und dem Einsatz von Urteilsvermögen analysiert, dabei aber deren Hauptzweck für den Patienten oder die Patientin nicht aus dem Auge verliert. (Raleigh, 1989, S. 96)

Wiedenbach entwickelte ihr Modell von der Pflege als helfender Kunst induktiv aus der Erfahrung ihrer Pflege- und Hebammenpraxis. Das Modell hilft, Komponenten der Hebammen- oder Pflegepraxis zu identifizieren, die den Pflegezielen entsprechen. Dieses Modell, das sich eher am Handeln als am Ergebnis orientiert, kann mit dem von Lehrman (1981) entwickelten Modell verglichen werden. Wiedenbachs Hauptinteresse gilt dem Einfluss von Wissen, Werthaltungen und Theorien der Hebammen (und Pflegekräfte) auf das Betreuungshandeln. Danko et al. (1989) vermuten, dass Wiedenbachs Konzepte derzeit im Pflegebereich häufiger angewandt werden als in den fünfziger und sechziger Jahren. Sie beziehen sich auf einen Artikel, den Wiedenbach 1949 verfasste, in dem sie beschreibt, welche Art von natürlicher Geburt Frauen wünschen und bemerken dazu: «Doch erst in den 70er Jahren wurden einige oder die meisten dieser Bedürfnisse befriedigt. In den 80er Jahren stellte die Gesundheitsindustrie endlich das angeblich einmalige Konzept der Familienzentrierten Betreuung zur Verfügung, das Wiedenbach bereits 20 Jahre zuvor gefordert hatte.» (Danko et al., 1989, S. 249).

Wiedenbach leistete einen erheblichen Beitrag zur Entwicklung einer Hebammentheorie und trug dazu bei, die verschiedenen Faktoren, die eine gute Praxis ausmachen, zu skizzieren und zu erklären. Sie beschreibt in ihrem Werk *Familiy-Centred Maternity Nursing* die geschickte, kenntnisreiche und kreative Praxis einer Hebamme, die die Betreuung koordiniert, um die Bedürfnisse der Frau und ihrer Familie zu befriedigen und illustriert dies mit zahlreichen Fallgeschichten. Ihr Modell bereichert die Debatte um die theoretischen Grundlagen, die sie für entscheidend wichtig hält: «Sie betont, dass nur durch überlegte und systematische Exploration unserer Überzeugungen und Absichten ein Weg zur Verbesserung der Betreuungspraxis gefunden werden kann.» (Nickel et al., 1992, S. 166). Sie war überzeugt, dass Theorie «untrennbar mit der Praxis verbunden ist, deren Basis bildet und für ihren Charakter und ihre Qualität verantwortlich ist» (Wiedenbach, zitiert von Nickel et al., 1992, S. 166).

6.6 Jean Ball – die Liegestuhl-Theorie vom emotionalen Wohlbefinden der Mutter

Jean Ball, eine britische Hebamme, hat die Bedürfnisse, die Frauen nach der Entbindung haben, eingehend erforscht, ist aber auch der Frage nachgegangen, welche Folgen unterschiedliche Organisationsformen der Betreuungsangebote für die Frauen haben. (Ball, 1981; 1987; 1989). In ihrem Buch *Reactions to Motherhood* (1987) beschreibt sie folgendes Ziel der Betreuung post partum:

> Zweck jeder Schwangeren- und Wöchnerinnenbetreuung ist es, die Frau fit zu machen fürs Muttersein. Der Erfolg misst sich nicht nur an den damit verbundenen physiologischen Prozessen, sondern ebenso an den psychologischen und emotionalen Prozessen, die den Wunsch nach Elternschaft und Elternsein hervorrufen. (Ball, 1987, S. 127)

Dieses Ziel kann als Balls persönliches Ziel oder persönliche Betreuungsphilosophie gelten. Die Betrachtung des in **Abbildung 5-1** dargestellten Kontinuums erlaubt die Einordnung von Balls Position. In der Praxis ist es wohl so, dass sich die Art der Betreuung in vielen Institutionen eher am geburtshilflich/medizinischen Modell von Schwangerschaft orientiert, bei dem die Betreuung in den Tagen nach der Geburt nur eine minimale Rolle spielt (schließlich wurde die Entbindung bereits bewältigt), weshalb sie im Betreuungsangebot rund um die Geburt ein Aschenputteldasein führt.

Wie bereits beschrieben, können Schwangerschaft und Wochenbett als eine Zeit betrachtet werden, in der die neue Rolle angenommen wird. Ball (1987) hat für die theoretische Basis ihrer Studie über die Betreuung post partum, den Literaturangaben zufolge, Werke über Rollentheorie, Veränderungstheorie, Stresstheorien, Coping und Unterstützung hinzugezogen. Die untersuchten Konzepte stammen aus Coping-Theorien und Theorien der Unterstützungssysteme, die untersuchten Variablen beziehen sich auf die Persönlichkeit der Frau, auf Lebensereignisse, persönliche und familiäre Umstände, mit der Geburt verbundene Faktoren, dem nachgeburtlichen Verlauf, der Betreuung aus Sicht der Frau, Unterstützung und dem emotionalen Wohlbefinden.

Die Studie geht von folgenden Hypothesen aus:

> Die emotionale Reaktion einer Frau auf die Veränderungen, die nach der Geburt eines Kindes eintreten, ist von ihrer Persönlichkeit und der Qualität der Unterstützung abhängig, die sie von ihrer Familie und den sozialen Unterstützungssystemen erhält. Die Art der von Hebammen geleisteten Betreuung in den Tagen nach der Geburt beeinflusst die emotionale Reaktion von Frauen auf die Veränderungen, die nach der Geburt eines Kindes eintreten. (Ball, 1987, S. 37)

Die Variablen wurden durch Informationssammlung bei 279 Frauen untersucht. Dies geschah durch strukturierte Interviews vor der Entbindung und in den ersten Tagen nach der Geburt, sowie durch Fragebögen, die sechs Wochen danach zugeschickt wurden. Die Informationen der Frau wurden ergänzt durch Daten aus Interviews, die von den Hebammen durchgeführt wurden, die für den Transfer der Frau nach Hause zuständig waren und durch postalisch zugestellte Fragebögen an Distrikthebammen, die mit den Frauen zu tun hatten. Die Daten wurden quantitativ analysiert, um die Faktoren zu identifizieren, die das emotionale Wohlbefinden der Frau beeinflussen und den Grad der Zufriedenheit mit der Mutterschaft bestimmen. **Abbildung 6-7** auf S. 182 zeigt die relevanten Faktoren, die Ball (1987) so kommentiert:

Hohe Punktezahlen bei all diesen Faktoren führten zu einem hohen Grad von emotionalem Wohlbefinden, während niedrige Punktzahlen bei allen Faktoren auf beträchtliches Missbehagen schließen ließen. Da diese Faktoren aber auch interagieren und niedrige Punktzahlen bei bestimmten Faktoren von hohen Punktzahlen bei anderen ausgeglichen werden können, kann das potenzielle emotionale Ergebnis durchaus verbessert werden. (Ball, 1987, S. 118)

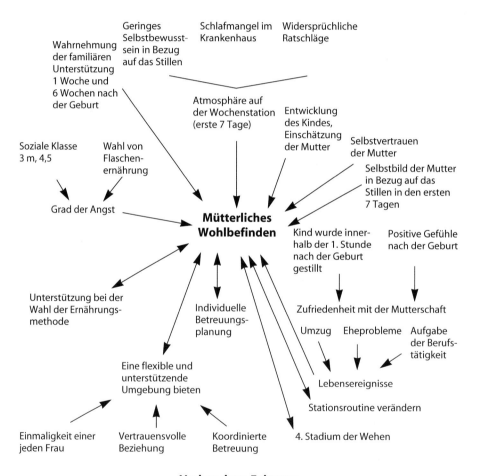

Abbildung 6-7: Faktoren, die das mütterliche Wohlbefinden beeinflussen, nach Jean Ball

Die Analyse unterstützte beide Hypothesen der Studie, nämlich dass das Wohlbefinden der Frau nach der Entbindung von ihrer eigenen Persönlichkeit abhängt, von ihrem persönlichen Unterstützungssystem und von der Unterstützung durch Fachkräfte. Ball (1987) illustriert die Beziehungen dieser drei Elemente untereinander, indem sie das Bild eines Liegestuhls zeichnet (**Abb. 6-8**). Die geburtshilflichen Angebote bilden das Unterteil des Liegestuhls; es steht auf den Ansichten der Gesellschaft über Familien. Die Seitenstützen bestehen aus der Persönlichkeit der Frau, ihren Lebenserfahrungen usw., die Mittelstütze aus ihrer Familie und ihrem Unterstützungssystem. Das Wohlbefinden der Mutter, der Sitz des Liegestuhls, ist abhängig vom effektiven Zusammenwirken all dieser Elemente:

> Ist ein Liegestuhl nicht richtig aufgestellt, wird er unter dem Gewicht der Person zusammenbrechen; wenn er nicht auf festem Grund steht, wird er umkippen; und wenn die Teile nicht gut zusammenpassen, kann die Person zwar Platz nehmen, wird sich dabei aber nicht wohl fühlen und angespannt sein. (Ball, 1987, S. 120)

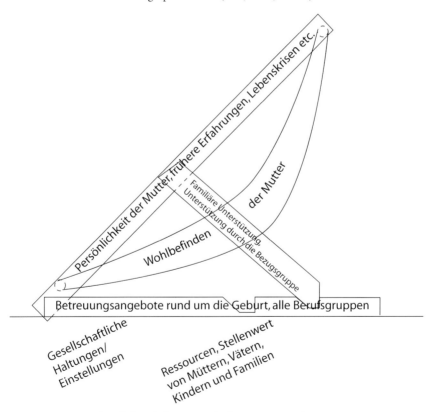

(Ball, 1987, Fig. 7.1, p. 121, mit freundlicher Erlaubnis von Cambridge University Press)

Abbildung 6-8: Systeme, die das Wohlbefinden der Mutter stützen

Das Bild vom Liegestuhl weist Ähnlichkeiten mit dem handlungsrelevanten Bezugsrahmen auf, bei dem die gesellschaftlichen Ansichten, die Definition des Individuums seiner Situation und die Organisation der Betreuungsangebote die Handlung bestimmen, deren Ziel das Wohlbefinden der Frau in ihrem Muttersein (siehe Kapitel 3) ist. Es können auch zwischen der Arbeit von Ball und der von Mercer interessante Parallelen gezogen werden (1986). Wird das von Ball anhand empirischer Daten in Verbindung mit einem theoretischen Bezugsrahmen definierte Bild oder die Theorie vom mütterlichen Wohlbefinden außerdem mit den in Kapitel 2 beschriebenen Schlüsselbegriffen von Hebammenarbeit verglichen, stellt man fest, dass ihre Theorie jedes der genannten Konzepte abdeckt.

Frauen – Ball stellt die einzelne Frau und ihre erfolgreiche emotionale, soziale und psychologische Entwicklung in der Zeit rund um die Geburt in den Mittelpunkt ihrer Arbeit.

Gesundheit – Gesundheit bildet das Kernstück dieses Modells, was sich in der Definition des Ziels der Betreuung post partum zeigt: «Sie soll die Frau befähigen, eine gute Mutter zu werden». (Ball, 1987, S. 127)

Umwelt – die soziale und organisatorische Umgebung in Form von unterstützenden Netzwerken und Betreuungsangeboten (aber auch die Gesellschaft als Ganzes) sind wichtige Elemente dieses Modells, weil nachgewiesen wurde, dass Unterstützung für das Wohlbefinden der Frau entscheidend ist.

Hebammentätigkeit – Die Forschungsarbeit über die Betreuung post partum wurde teilweise durch den Mangel an Informationen über die Auswirkungen von Hebammendiensten auf das emotionale Wohlbefinden der Wöchnerin ausgelöst. Das Modell bietet für viele Bereiche der Intervention eine Orientierung. Ball nennt z. B. die Betreuungsmuster von Hebammen, Unterstützung bei der Wahl der Ernährungsmethode, Hilfe beim Füttern und individuelle Betreuungsplanung (siehe **Abb. 6-7**).

Das Selbst – Die Theorie geht eindeutig von dem Standpunkt aus, dass die Rolle der Hebamme darin besteht, der Frau zu helfen, sich mit der Mutterrolle vertraut zu machen. Ball (1987) behauptet, dass sich die Betreuungsangebote und -muster den Bedürfnissen der Frauen anzupassen haben, so schmerzlich dies für die jeweiligen Fachleute im Gesundheitswesen auch sein mag. Dieser Betreuungsansatz betont die Bedeutung von Zuhören, Lernen, Veränderung.

Balls Theorie setzt bestimmte Konzepte, wie z. B. Angst, Lebensereignisse und emotionales Wohlbefinden miteinander in Verbindung und kann als faktorzusammenführende Theorie bezeichnet werden (Dickoff et al., 1992, siehe Kapitel 2). Nun müssen die Beziehungen zwischen den Faktoren oder Konzepten getestet und wissenschaftlich untersucht werden. Hebammen haben die Aufgabe zu erforschen, welche Aspekte ihrer Tätigkeit beispielsweise bestimmen, wie die Frau die Atmosphäre auf der Wöchnerinnenstation empfindet oder welches Bild die Frau in den ersten sieben Tagen im Hinblick auf das Stillen von sich selbst hat. Es ist an der Zeit, den Liegestuhl auszuprobieren und Balls Liegestuhl-Theorie vom emotionalen Wohlbefinden der Frau zu testen.

6.7 Zusammenfassung

In diesem Kapitel wurden die Theorie- und Forschungsarbeiten von vier Pflege-kräften mit Hebammenqualifikation und einer Hebamme vorgestellt. Rubin und Mercer haben sich überwiegend mit dem Prozess des mütterlichen Rollenerwerbs befasst. Die Klärung dieses Prozesses liefert Hinweise darauf, wie Hebammen und andere Personen der Frau dabei helfen können. Diese Modelle sehen Schwanger-schaft eindeutig mehr als einen sozialen, denn einen medizinischen Vorgang. Die von Lehrman und Wiedenbach entwickelten Modelle legen größeren Wert auf ein Verstehen des Prozesses von Hebammen-Interventionen. Lehrman ist darüber hinaus wohl die erste Hebamme, die eine große oder allgemeine Theorie der Heb-ammenarbeit entwickelt hat.

Balls Arbeit zielt auf die Identifikation von Faktoren, die zum emotionalen Wohlbefinden der Frau in der Zeit nach der Entbindung beitragen. Das Modell der Unterstützungssysteme, das aus ihren Forschungen hervorging, nennt viele Konzepte. Es muss nun durch Forschung weiter entwickelt und verfeinert werden. Alle vier in diesem Kapitel vorgestellten amerikanischen Theoretikerinnen zeigen, dass über viele Jahre hinweg durchgeführte Forschungsprogramme sehr erfolg-reich sein können. Rubins Arbeit beruht z. B. auf wissenschaftlichen Beobachtun-gen, die Studierende über einen Zeitraum von 25 Jahren hinweg gesammelt haben. Vielleicht ist das Fehlen solcher Forschungsprogramme für die mangel-hafte Theorieentwicklung im britischen Hebammenwesen teilweise verantwort-lich zu machen.

6.8 Übungen

Stellen Sie anhand dieser Übungen fest, inwieweit dieses Kapitel Bedeutung für Ihre Tätigkeit hat.
1. Beschreiben Sie die wichtigsten Konzepte des von Rubin vorgeschlagenen Modells vom mütterlichen Rollenerwerb. Welche Bedeutung haben diese Kon-zepte für Ihre Praxis?
2. Beschreiben Sie die wichtigsten Konzepte des von Mercer vorgeschlagenen Modells vom mütterlichen Rollenerwerb. Welche Bedeutung haben diese Kon-zepte für Ihre Praxis?
3. In welchen Punkten unterscheiden sich die von Rubin und Mercer beschriebe-nen Modelle und worin gleichen sie sich?

4. Welche Folgen haben die acht von Lehrman (1981) genannten Konzepte für die Handlungen von Hebammen und die Betreuungsergebnisse bei der Frau, ihrem Kind und ihrer Familie?

5. Beschreiben Sie die wichtigsten Konzepte des von Wiedenbach vorgeschlagenen Modells. Welche Bedeutung haben diese Konzepte für Ihre Tätigkeit?

6. Erläutern Sie das von Ball vorgeschlagene Modell der Betreuung post partum. In welcher Weise fördert oder verhindert das Setting, in dem Sie arbeiten, im Hinblick auf die von Ball genannten Elemente, das Wohlbefinden der Mutter?

7. In welcher Weise unterscheiden oder gleichen sich die von diesen Autorinnen dargestellten Konzepte von den Konzepten, die für Ihre praktische Tätigkeit maßgebend sind?

8. Wie könnten Sie eines dieser Modell (falls es passt) in der Betreuung von Frauen während Schwangerschaft, Geburt und Wochenbett umsetzen?

7 Hebammenarbeit und Theorie-bildung – verschiedene Ansätze

Will die Hebamme der Frau als «erfahrene Begleiterin» zur Seite stehen, sollte sie praktische Fertigkeiten und fachliches Wissen mit dem Vermögen verbinden, sich in das große Ereignis, dem Beginn eines neuen Lebens, einzufühlen. Bei der Begleitung der Frau und ihres Partners auf der Reise in die Elternschaft, sollen Hebammen den Frauen helfen, über ihre Körper und die Geburt ihrer Kinder selbst zu bestimmen. Neue Arbeitsansätze, die aber auch Traditionen berücksichtigen, lassen für die Zukunft dieses Berufsstands hoffen, dass er sich zum Wohle der Frauen, Familien und Hebammen weiter entwickelt. (Page, 1993, S. 24)

7.1 Einführung

Es wurde bereits viel Arbeit zur Entwicklung einer Hebammentheorie geleistet, und das Angebot an entsprechender Literatur wird immer größer. Amerikanische Hebammen haben zwar beträchtliche Arbeit geleistet, dennoch fand im Bereich der Krankenpflege mehr Theoriearbeit statt als im Hebammenbereich. Die Entwicklung von Modellen für die Hebammentätigkeit hat bislang kaum stattgefunden, obwohl diese, wie bereits erläutert, auf einer Reihe von Theorien gründet und viele Personen versucht haben, herauszufinden, welche Konzepte der Arbeit von Hebammen zu Grunde liegen. In der Pflege ergibt sich ein ganz anderes Bild. Fitzpatrick und Whall (1989) haben sich mit den Arbeiten von 25 Pflegetheoretikerinnen befasst, wovon sich nur eine (Wiedenbach) intensiver mit dem Hebammenbereich befasst hat. Marriner-Tomey (1989) fügt in einer Beschreibung der Arbeiten von 28 Pflegetheoretikerinnen dem Werk Mercers, einer amerikanischen Pflegekraft mit Hebammenqualifikation, das Werk von Wiedenbach hinzu.

Es gibt in Großbritannien kaum Literatur zum Thema Theorieentwicklung für die Hebammenarbeit, was beweist, dass sie bislang nicht stattgefunden hat. Der Midwives Information and Resource Service listet 48 Hinweise auf «Modelle und Prozesse der Hebammenarbeit» (1992) auf. Die Liste enthält zwar Artikel über die Verwendung von Modellen in der Hebammenarbeit (z.B. Morton et al., 1991; Smith, 1991), gibt aber auch Hinweise auf Systeme (Modelle) der Betreuungsorganisation (z. B. Waterhouse, 1989; Currell 1990), auf Ausbildung (z. B. Leong, 1989) und die Anwendung des Hebammen/Pflegeprozesses (z. B. Kesby und Grant, 1985; Bryar, 1987). Die Literaturliste des Royal College of Midwives führt unter dem Stichwort «Pflegemodelle und Modelle der Hebammenarbeit» 41 Titel auf, wovon 13 direkt mit Hebammentätigkeit zu tun haben, mehrere aber mit Modellen ganz allgemein. Die Datenbank des Royal College of Nursing lieferte unter dem Stichwort Hebammenmodelle nur 8 Hinweise.

In den frühen achziger Jahren erwachte bei den Hebammen in Großbritannien das Interesse an Modellen für ihre Arbeit. Ausgelöst wurde es vom Streben nach individualisierter Betreuung und dem Wunsch, den weitergehenden Bedürfnissen der Frauen gerecht zu werden, sowie dem Drang, die Rolle der Hebamme in ihrer ganzen Bandbreite zu erfassen und darzustellen. Die ersten Versuche, eine individualisierte Betreuung zu erreichen, konzentrierten sich auf die Anwendung des Pflegeprozesses im Hebammenbereich (Whitfield, 1983; Adams et al., 1981) und auf Geburtspläne (Cary nd Tier, 1989). Um dem Ziel einer individualisierten Betreuung näher zu kommen, richtete sich im Laufe der späten achziger und frühen neunziger Jahren die Aufmerksamkeit auf die feste Beziehung zu einer bestimmten Hebamme und auf verschiedene Formen der Teamarbeit von Hebammen (Department of Health, 1993a; Flint, 1993). Das Interesse daran, wie Hebammen denken und wie ihre Vorstellungen von der Praxis ihre tatsächlich geleistete Betreuungsarbeit beeinflussen, wurde in den vergangenen zehn Jahren an verschiedenen Punkten deutlich:

1. Bei der Identifikation der Betreuungsphilosophien,
2. der Anpassung von Pflegemodellen an die Tätigkeit von Hebammen,
3. der Entwicklung lokaler Modelle,
4. der Entwicklung von Qualitätssicherungsprogrammen.

Zuerst soll dargestellt werden, wie sich der Pflegeprozess und der Prozess der Hebammenarbeit auf die Entwicklung von Hebammenmodellen in Großbritannien ausgewirkt haben, dann wird erläutert, wie sich die Punkte 3 bis 4 entwickelt haben.

7.2 Pflegeprozess und Prozess der Hebammenarbeit

Hebammen haben sich verschiedentlich besorgt über die Anwendung von Modellen bei ihrer Tätigkeit geäußert. Dies ist, laut Henderson (1990), zumindest teilweise darauf zurückzuführen, dass die Prozesse ohne vorherige Diskussion und ohne die Entwicklung von Modellen eingeführt wurden. Der Pflegeprozess und Prozess der Hebammenarbeit ist ein logischer Ansatz zum Assessment und zur

Identifikation von Bedürfnissen und Problemen, zur Planung der angemessenen Reaktionen, zur Evaluierung der Effektivität der getroffenen Maßnahmen und schließlich zur erneuten Einschätzung und Identifikation neuer Bedürfnisse oder Probleme. Er wird folgendermaßen definiert: «Geplante, individualisierte Betreuung durch Hebammen ist ein logischer, systematischer Ansatz zur umfassenden Betreuung einer Mutter, eines Kindes und der Familieneinheit. Sie besteht aus folgenden Schritten: a) einschätzen, b) planen, c) durchführen und d) auswerten» (Bradshaw und Whitfield, 1986, S. 1).

Pearson und Vaughan (1986) liefern eine grafische Darstellung der Verbindungen zwischen Modellen und dem Pflegeprozess. Sie beschreiben das Modell als eine Reihe von «Zielen», die durch ein Vehikel - den Pflegeprozess – zum Patienten gelangen. Sie fügen hinzu, dass der Pflegeprozess oder problemlösende Betreuungsansatz nicht nur in der Pflege vorkommt, sondern ein Instrument ist, das viele Berufe benutzen und auch im täglichen Leben, etwa bei der Ferienplanung, eingesetzt wird. Was den Prozess für die Pflege spezifisch macht, sind die Werthaltungen und Modelle, die mit Hilfe dieses Vehikels oder Instruments dem Patienten oder der Patientin vermittelt werden, und was die Hebammentätigkeit spezifisch macht, sind die Werthaltungen und Modelle, die der schwangeren oder gebärenden Frau oder Wöchnerin vermittelt werden.

Untersucht man frühe Berichte über die Einführung des Pflegeprozesses und des Prozesses der Hebammenarbeit, wird deutlich, dass die Überzeugungen und Wertvorstellungen von Hebammen durchaus diskutiert wurden, obgleich diese Diskussionen nicht in die Identifikation spezifischer Modelle mündeten. Whitfield (1983) beschreibt die von Frauen vorgetragenen Kritikpunkte, die dazu geführt haben, dass am Mothers' Hospital die Hebammenarbeit dem Pflegeprozess entsprechend strukturiert wurde: Die Frauen sprachen von mangelhafter Betreuungskontinuität, widersprüchlichen Anweisungen, Informationsdefiziten und ungenügender Berücksichtigung ihrer sozialen und emotionalen Bedürfnisse. Sie bemerkt:

> Der Prozess der Hebammenarbeit geht von der Annahme aus, dass jede Mutter Schwangerschaft und Geburt anders erfährt. Keine Frau erlebt diese Ereignisse genau so wie eine andere und die Freuden und Schwierigkeiten, die Schwangerschaft, Entbindung und ein Neugeborenes mit sich bringen, werden bei jeder anders sein. (Whitfield, 1983, S. 186)

Diese Aussagen enthalten ganz klare Konzepte im Hinblick auf die Frau, ihre Gesundheit, die Hebammentätigkeit und Betreuungsziele, obschon sie nicht ausdrücklich als Modell bezeichnet werden. In den Jahren zwischen 1979 und 1982 war auch ich mit einem Projekt befasst, das sich den von Whitfield (1983) benannten Themen widmete (Adams et al., 1981; Bryar und Strong, 1983; Bryar,

1985; Bryar, 1991 a). Ziel dieses Projekts war es, die Betreuung der Frauen individueller zu gestalten; die Einführung des Instruments des Pflegeprozesses bzw. des Prozesses der Hebammenarbeit war ein Teil davon. Es fanden Gespräche mit Hebammen im Krankenhaus und in der Gemeinde darüber statt, welchen Bezugsrahmen sie zur Einschätzung der Betreuungsbedürfnisse brauchen. Sie hatten bereits einen hebammenspezifischen Fragebogen ausgearbeitet, der über die medizinisch/geburtshilfliche Anamnese hinaus Informationen zu folgenden Themen lieferte:

1. Die sozialen Lebensbedingungen der Frau und die ihr zur Verfügung stehende Unterstützung;
2. Anpassung der Frau und ihrer Familie an die Schwangerschaft und deren Pläne für die Zeit der Schwangerschaft;
3. Gesundheitszustand der Frau vor der Schwangerschaft.

Auch diese Bereiche lassen Rückschlüsse auf die Betreuungskonzepte der Hebammen zu. Als das Hebammen-Assessment entwickelt wurde, fanden darin auch Hendersons Aktivitäten des täglichen Lebens (Quillin und Runk, 1989) Aufnahme, sie wurden jedoch von den Hebammen nicht verwendet. Wir kamen damals zu dem Schluss, dass der Wunsch nach individualisierter Betreuung Hebammen mit sehr vielen Veränderungen konfrontierte und sie deshalb nicht im Stande waren, sich dieser Veränderung auch noch zu stellen. Das umfassende Hebammenassessment, worauf wir uns schließlich einigten, enthielt Fragen zu folgenden Themen:

- Geburtshilflich/medizinische Anamnese;
- soziale/familiäre Anamnese;
- Gesundheitsverhalten während der Schwangerschaft;
- Betreuung durch Fachleute während der Schwangerschaft.

Die Aufzählung beweist, dass sich die beteiligten Hebammen durchaus der vielen Faktoren bewusst waren, die die Frau beeinflussen (sie wurden z. B von Ball,1987, genannt). Den Schritt, diese Faktoren als Modell für die Hebammenarbeit zu bezeichnen, taten sie jedoch noch nicht. Für die Mehrzahl der Hebammen war zu dieser Zeit ein Hebammenmodell kein Thema. «Das Projektteam hat in der Literatur keinen Bezugsrahmen für Hebammenarbeit gefunden, auf den ein Assessment hätte aufgebaut werden können, eine Feststellung, die auch Keane (1982) bestätigte, obwohl im Verlauf des Projekts später die von Rubin (1967 a und 1967 b) und Josten entwickelten Bezugsrahmen erwogen wurden» (Bryar, 1985, S. 143).

Henderson (1990) hat zwar Recht, wenn sie sagt, dass der Pflegeprozess und der Prozess der Hebammenarbeit eingeführt wurden, ohne dem Betreuungsmodell der Hebammen große Beachtung zu schenken, dennoch gibt es Hinweise, dass in den ersten Jahren der Anwendung dieser Prozesse das Interesse selbstverständlich auch praktischen Umsetzungsfragen galt.

Ein zweiter Kritikpunkt am Pflegeprozess/Prozess der Hebammenarbeit ist deren Orientierung an Problemlösung. Dies hat, laut Henderson (1990), die Haltung von Hebammen gegenüber Modellen stark beeinflusst. Henderson (1990) bezieht sich dabei auf folgende Äußerung der Nursing Process Evaluation Group des Royal College of Midwives: «Das College war der Meinung, dass es die Rückschläge bei der Adaptation des Pflegeprozesses auf den Bereich der Hebammentätigkeit deshalb gab, weil der problemlösungsorientierte Ansatz des Pflegeprozesses für ein an Krankheit orientiertes Betreuungsmodell geeigneter war» (Hayward, 1986, S. 31).

Hebammen beschäftigen sich überwiegend mit der Unterstützung von Frauen mit normalem Schwangerschaftsverlauf. Diese Unterstützung setzt voraus, dass die Bedürfnisse und Probleme der Frau erkannt werden, mögen sie körperlicher, sozialer, wissensbezogener, psychologischer, ökonomischer oder anderer Natur sein. Sie können entweder von der Hebamme selbst befriedigt oder gelöst werden oder die Hinzuziehung einer weiteren Fachkraft notwendig machen. Es gibt deutliche Hinweise (siehe z. B. Hillan, 1992), dass Frauen den Eindruck haben, ihre Bedürfnisse würden derzeit nicht angemessen berücksichtigt:

> Es gibt reichlich Hinweise, in der Presse und aus der Forschung (z. B. Laryea, 1980), dass die tatsächlichen Probleme von Frauen heute nicht identifiziert werden, ganz zu Schweigen von den möglichen Problemen oder den Problemen der Gesellschaft. (Bryar, 1987, S. 112)

Es mag viele Gründe dafür geben, dass Bedürfnisse ein Problem darstellen und nicht erkannt werden, auch organisatorische Hindernisse und mangelhafte Gesprächstechniken zählen dazu (Methven, 1990). Vermutlich trägt die fehlende Untersuchung von Betreuungswerten, -konzepten und -modellen zur fehlenden Identifikation bei. Wenn eine Hebamme z. B. glaubt (wenn sie das Konzept hat), dass eine Frau partnerschaftlich an ihrer Betreuung beteiligt sein sollte, wird sie in Erfahrung bringen wollen, welche Betreuungssysteme die Frau kennt und ob ein Informationsbedarf besteht. Ist die Hebamme jedoch der Meinung, dass Fachleute die Entscheidungen treffen sollen, wird sie nicht versuchen zu erfahren, was die Frau bereits weiß, sondern sie über das gängige Betreuungssystem informieren und die möglicherweise vorhandenen Bedürfnisse oder Fragen der Frau nicht wahrnehmen. Haben Hebammen einmal ihre Betreuungsmodelle formuliert, kann festgestellt werden, warum bestimmte Bedürfnisse von diesen Hebammen erfasst oder eben nicht erfasst werden. Einschätzung und Betreuungsplanung können dann einfach als Wege der praktischen Umsetzung des Betreuungsmodells gelten.

Das Royal College of Midwives führt in seinem Gutachten ein weiteres Argument gegen den Pflegeprozess/Prozess der Hebammenarbeit an: Es stände im Widerspruch zu Teamarbeit:

> Weil die Betreuung von Mutter und Neugeborenem nicht nur von einer bestimmten Berufsgruppe geleistet wird, war die Anwendung eines Prozesses, der sich nur auf den Beitrag einer Gruppe bezieht, nicht angemessen. Ein für Hebammenarbeit geeigneter Betreuungsprozess muss von einem Gesundheitsmodell ausgehen und alle Fachleute einbeziehen, die einen Betrag zu dieser Betreuung leisten können. (Hayward, 1986, S. 31)

In den neunziger Jahren wird die Hauptbetreuungsperson der schwangeren Frau erneut hervorgehoben, dennoch ist diese Betreuung noch immer in den Kontext eines multidisziplinären Teams eingebettet (Department of Health, 1993a und 1993b). Der Pflegeprozess/Prozess der Hebammenarbeit steht jedoch keineswegs in Konflikt mit Teamarbeit, im Gegenteil, er fördert diese, indem er aufzeigt, wodurch die verschiedenen Berufsgruppen die erkannten Bedürfnisse befriedigen.

Kesby und Grant (1985) bezeichnen dieses Charakteristikum als Hauptgrund für die Einführung des Pflegeprozesses/Prozesses der Hebammenarbeit:

> Dennoch arbeiten viele von uns noch immer nach einem System, das keine Gelegenheit bietet, eine Wahl zu treffen, das sich nicht dazu eignet, Informationen von einer Abteilung zur anderen weiterzuleiten und, da eine reguläre Auswertung der geleisteten Betreuung fehlt, viele Probleme ungelöst lässt.
> Das eigentliche Problem ist zweifellos die Kommunikation zwischen Personal und Patientinnen und dem Personal untereinander. Um dem zu begegnen, müssen sich zwei Dinge ändern: die Art, wie wir arbeiten und die Art unserer Dokumentation. (Kesby und Grant, 1985, S. 28)

Diese Autorinnen sind der Ansicht, dass logisch aufgebaute Aufzeichnungen, die von der Frau geführt und von den Hebammen in der gesamten Zeit der Schwangerschaft benutzt werden, die Kommunikation zwischen der Frau und den mit ihrer Betreuung befassten Fachleuten verbessern.

Das bereits erwähnte Royal College of Midwives vertritt die Auffassung, dass die Frau im Mittelpunkt der Betreuung stehen muss, nicht die Hebamme oder eine andere Berufsgruppe. Currell (1990) beschreibt die Notwendigkeit einer einheitlichen, an der Frau orientierten Betreuung, durch einen klaren Fokus auf deren Bedürfnisse oder Probleme und Koordination der Betreuung durch die verschiedenen Mitglieder des Gesundheitsteams, die an der Befriedigung dieser Bedürfnisse beteiligt sind.

Der Einsatz des Pflegeprozesses/Prozesses der Hebammenarbeit kann aber auch deshalb kritisch gesehen werden, weil sie zu einer neuen Ritualhandlung von

Hebammen geworden ist. Damit steht das Hebammenwesen keineswegs allein, denn rituelle Handlungen können als Mittel gelten, die geeignet sind, Ordnung in eine prinzipiell unsichere Welt zu bringen (Berger und Luckmann, 1967). Rituelle Praktiken im Hebammenwesen sind z. B. routinemäßig durchgeführte Rasuren und Einläufe, die Häufigkeit pränataler Untersuchungen und bestimmte Gebärhaltungen (Romney und White, 1984; Hall et al., 1985). Anstatt einer individualisierten Betreuung den Weg zu ebnen, wurden der Prozess der Hebammenarbeit und Betreuungspläne manchmal zur Routine und zum Ritual, wie folgender Auszug aus den Tagebuchaufzeichnungen einer Lehrhebamme zeigt:

> Donnerstag, 18. April – Mittags
> Ich sprach mit Moira über ihre Fortschritte beim Stillen und wir stellten eine Betreuungsplan für den Tag auf, der ihre früheren Stillerfahrungen berücksichtigte. Sie hatte ihre beiden ersten Kinder gestillt und verfügte daher über große Erfahrung, die wir beide für eine wertvolle Quelle des Lernens hielten.
> Es gefiel Moira, dass jemand ihre Erfahrungen würdigte und sie sich «nützlich» fühlen konnte. Ich bemerkte lachend, dass sie womöglich mehr Erfahrung habe als ich und mir durchaus das Eine oder Andere beibringen könne.
> Ich war mit meiner Arbeit zufrieden und wollte schon zu meiner nächsten Klientin gehen, als mir gesagt wurde, dass es einen standardisierten Betreuungsplan für die häufigsten Bedürfnisse nach der Entbindung gäbe. Ich studierte den Standardplan und stellte fest, dass er für Moira nicht geeignet war, weil er ihre früheren Erfahrungen nicht berücksichtigte und die Anwendung darüber hinaus eine Zeitverschwendung wäre, weil Moira keines der im standardisierten Betreuungsplan aufgeführten Probleme hatte.
> Ich erklärte der leitenden Hebamme den Grund für einen individuellen Handlungsplan und fügte hinzu, er sei für eine verbesserte, individuelle Klientinnenbetreuung entscheidend wichtig. Sie akzeptierte meine Erklärung, informierte mich aber darüber, dass es auf der Station üblich sei, alle Betreuungspläne am vorgegebenen Standard zu orientieren. Die Dokumentation sollte anscheinend bei jeder evtl. später aufkommenden Frage nach der Betreuungsqualität als Beweis vorzulegen sein.
> Am Ende wurde für Moira ein standardisierter Betreuungsplan für den Tag aufgestellt. Ich war wütend und frustriert, weil man nicht versucht hatte, eine individualisierte, klientenzentrierte Betreuung sicherzustellen. (MacCrea, unveröffentlicht)

In diesem Fall, wie auch bei anderen Problemen, die bei der Anwendung des Pflegeprozesses/Prozesses der Hebammenarbeit auftreten, ist der ritualisierte Gebrauch des Instruments nicht diesem selbst anzulasten, er ist vielmehr auf seine Anwendungs- und Betrachtungsweise zurückzuführen.

Um einige der Einwände gegen die Anwendung des Pflegeprozesses/Prozesses der Hebammenarbeit zu entkräften, befassten sich Tiran und Nunnerlay (1986) bei ihrer Einführung in das COMB-Projekt (Care of Mothers and Babies) intensiv mit der individualisierten Betreuungsplanung. Sie wollten dabei die Vorteile erhalten, die darin bestehen, dass Planung der Hebamme hilft, ihre Betreuungsarbeit zu reflektieren und ihr Vorgehen der Frau und ihren Kolleginnen mitzuteilen.

Das COMB-Projekt brachte viele Veränderungen und Neuerungen mit sich: neue Teamformen, Flexibilität und Kontinuität der Betreuung und neue Dokumentationssysteme. Die Philosophie, die hinter diesem Ansatz steckt, wird unmissverständlich so formuliert:

> Die Hauptziele des COMB-Projekts sind: Eltern voll in die Betreuung, die sie erfahren, einzubinden; allen Müttern und Kindern innerhalb der Grenzen der Stationsorganisation, eine individualisierte Betreuung anzubieten; das Personal zu ermutigen, diese Betreuung flexibel zu gestalten; die Dokumentationsarbeit von Hebammen nicht zu vermehren, vielmehr zu verbessern. (Tiran und Nummerley, 1986, S. 208)

Betreuungsplanung wird hier ganz klar als kleiner Beitrag zum Ganzen gesehen; sie soll Hebammen helfen, über ihre Betreuungsarbeit zu nachzudenken.

Hughes (1988) bemerkt im Hinblick auf Tiran und Nunnerley (1986):

> Der Gedanke eines reflektierten, kollaborativen Ansatzes, bei dem Einschätzung, Planung und Auswertung die Art der Intervention (oder Nicht-Intervention) bestimmen und nicht überholte Rituale oder dogmatisches Vorgehen, wurde bereits von vielen Hebammen aufgenommen. (Hughes, 1988, S. 2)

Mayes (1987) liefert eine erhellende Beschreibung des Betreuungsmodells, das von den Hebammen am Whipps Cross Hospital, London, praktiziert wird, wo der Pflegeprozess/Prozess der Hebammenarbeit das Instrument der praktischen Umsetzung des Modells ist. In einer interessanten Antwort auf das leidige Thema, dass sich Hebammen nicht um Probleme kümmern, unterscheidet das erwähnte Modell zwischen einer Komplikation oder einem Problem und Bedürfnissen der Gesundheitsförderung. Liegen Probleme oder Komplikationen vor, «werden a) spezifische Ziele zur Lösung eines jeden Problems formuliert; b) spezifische Betreuung durch die Hebamme für jedes einzelne Problem ‹verschrieben›; c) Prioritäten festgelegt» (Mayes, 1987, S.viii).

Zur Gesundheitsförderung «wird ein Plan formuliert, der der Mutter hilft, ihre Gesundheit zu verbessern oder zu erhalten» (Mayes, 1987, S. viii). Die Unterscheidung der beiden Probleme, die in den Betreuungsbereich von Hebammen fallen, betont den hohen Stellenwert von Gesundheitsförderung im Tätigkeitsbereich von Hebammen.

Planvolle, individualisierte Betreuung oder der Prozess der Hebammenarbeit/Pflegeprozess ist also auch ein Instrument, das geeignet ist, die Vorstellungen, die Hebammen von ihrer Betreuungstätigkeit haben, zu prägen. Es kann in den meisten Situationen, bei denen Medizintechnik eingesetzt wird, angewandt werden. Wird beispielsweise eine hochgefährdete Frau mit Hilfe von Monitoren betreut, wird jede Veränderung des kindlichen Herzschlags von der Hebamme bemerkt und bildet einen Teil der Assessment-Information, die dann zusammengefasst wird, um festzustellen, ob ein Problem auftritt und eine Intervention notwendig ist. Dann werden die dem Betreuungsziel entsprechenden Intervention in die Wege geleitet, die Betreuungsergebnisse ausgewertet und der Zustand von Mutter und Kind neu eingeschätzt. In dieser Situation werden die lokale Identifikation des Bedürfnisses und die zur Behebung des Problems notwendigen Schritte die Kommunikation mit Teammitgliedern, die gegebenenfalls hinzugezogen werden müssen, erleichtern. Der Ansatz eignet sich auch für Situationen, in denen großes Einfühlungsvermögen gefragt ist. So kann z. B. eine Hebamme auf Hausbesuch, die einer Frau hilft, dem Neugeborenen die Brust zu geben, plötzlich feststellen, dass die Frau weint. Indem sie ihr zuhört und sie berührt, wird sie die Ursache dafür (ihr Bedürfnis) erkennen. Dank ihrer Erfahrung, ihres Wissens und ihrer Fertigkeiten wird sie auf die Bedürfnisse entweder sofort eingehen können oder die Hilfe Anderer dafür in Anspruch nehmen. Auch in dieser Situation wird die unmittelbare Auswertung (durch Befragen der Frau) oder eine spätere Auswertung bei den folgenden Hausbesuchen zeigen, ob die Frau ihren Kummer bewältigen konnte. Es wird also deutlich, dass dieser Prozess lediglich hilft, die Schritte zu benennen, die eine Hebamme unternimmt, wenn sie jemanden betreut. Wie mit diesem Prozess umgegangen wird, hängt davon ab, wie Hebammen über Betreuung denken – welche Modelle sie vertreten. Wie Fender (1981), Mayes (1987) und das Royal College of Midwives bestätigen, muss dieses Modell, wie bereits erläutert, auf Gesundheit bauen. Gesundheit wird wohl bei jedem Modell der Hebammenarbeit das zentrale Konzept sein (siehe Kapitel 2). Dieser Gedankengang hilft der Hebamme, der Frau, ihrem Kind und ihrer Familie zur Seite zu stehen und deren Gesundheit zu erhalten oder zu verbessern.

7.3 Die Übertragung von Pflegemodellen auf die Arbeit von Hebammen

Ausgelöst durch das Fehlen von Hebammenmodellen, das sich bei der Erklärung der Philosophien von Hebammen schmerzlich bemerkbar machte, wurden Versuche unternommen, Modelle, die für die Krankenbetreuung entwickelt wurden, auf die Tätigkeit von Hebammen zu übertragen.

Ende 1987 und Anfang 1988 führten Hughes und Goldstone (1989) auf Entbindungs- und Wöchnerinnenstationen in sämtlichen Teilen Großbritanniens eine Umfrage durch. Sie bekamen 186 Antworten; davon 174 auf die Frage, ob ein Betreuungsmodell verwendet wurde oder ein solches geplant sei. Vierundsechzig Stationen (37 %) arbeiteten bereits mit einem Betreuungsmodell, während sechzehn Stationen (9 %) die Einführung planten. Sie stellten ferner fest, dass 138 Stationen (77,5 %) den Prozess der Hebammenarbeit eingeführt hatten oder dabei waren, ihn einzuführen oder planten, die Betreuung zu individualisieren, ein Hinweis darauf, dass sich viele dieses Instruments bedienten, ohne sich zuvor über einen bestimmten gemeinsamen Bezugsrahmen oder das Modell ihrer Betreuungsarbeit klar geworden zu sein. Manche Stationen hatten ein Modell oder mehrere Modelle, **Tabelle 7-1** belegt jedoch, dass Orems Selbstpflege-Theorie am weitesten verbreitet war.

Interessanterweise fanden Hughes und Goldstone (1989) ferner heraus, dass von den 64 Stationen, die nur ein Modell verwendeten, 37 auch den Prozess der Hebammenarbeit einsetzten oder planten, die Betreuung individueller zu gestalten. Da die vier oben genannten Theorien auf ihrer praktischen Umsetzung durch den Pflegeprozess beruhen, ist dies vielleicht schwer zu verstehen, mag aber mit der Verwirrung um den Gebrauch dieser Begriffe zusammenhängen. Murphy-Black (1992) bemerkt dazu:

> Da in der Hebammenliteratur beträchtliche Verwirrung herrscht über die Unterschiede zwischen dem Pflegeprozess, Prozess der Hebammenarbeit und einem Pflegemodell oder einem Modell der Hebammenarbeit und deren Gemeinsamkeiten, wurden die leitenden Hebammen gebeten, den auf ihren Stationen verwendeten Prozess oder das dort vorhandene Modell zu beschreiben. (Murphy-Black, 1992 a, S. 25)

Murphy-Black (1992 a; 1992 b) unternahm 1990/1991 eine zweiphasige Umfrage über Pflegesysteme in geburtshilflichen Abteilungen in Schottland. Die Antworten von 81 Stationen ergaben, dass 53 (64,4 %) mit dem Pflegeprozess/Prozess der Hebammenarbeit oder einem Modell arbeiteten. In der zweiten Phase wurde von 16 Stationen detailliertere Informationen erbeten. Davon benannten sieben das Modell ihrer Betreuungsarbeit, drei orientierten sich am Modell von Orem, drei am Modell von Roper, Logan und Tierney und eine an Roys Modell. So stellte sich

Tabelle 7-1: Betreuungsmodelle von Hebammen

	Zahl der Stationen/ Einrichtungen	Anzahl der Rückmeldungen von 186 Anfragen in %
Orem	36	19
Roper/Logan/Tierney	15	8
Henderson	8	4
Roy	4	2
Eigenes Modell	16	9
Anderes Modell*	13	7

*z. B. Saxton und Hylands ‹Crisis Intervention›; Stenthouse, ›The ENB Model› (Tabelle 7 aus Hughers und Goldstone, 1989, S. 166). (Abdruck mit freundlicher Erlaubnis von Churchill Livingstone)

heraus, dass fast 44 % der 16 Stationen ihre Betreuungsarbeit an einem Pflegemodell ausrichteten. Es wurden keine Hebammenmodelle genannt, obwohl angegeben wurde, dass Pflegemodelle an die Hebammenarbeit angepasst wurden. Die Zahl von 44 % ist eine leichte Steigerung im Vergleich zu den 37 % der Stationen, die laut Hughes und Goldstone (1989) ein Modell verwenden.

Auch Henderson (1990) bestätigt, dass Orems Modell der Selbstpflege und das von Roper, Logan und Tierney (1980) entwickelte Modell, das auf den zwölf Aktivitäten des täglichen Lebens beruht, in der Hebammenarbeit am weitesten verbreitet ist. Sie schreibt:

> Orems Modell, mit seinem Fokus auf «Selbstpflege» und Gesundheit, das auch die Betreuung Abhängiger umfasst, ist für die Hebammenarbeit geeignet. Es betont die individuelle Verantwortung und betrachtet Gesundheitserziehung als einen wichtigen Aspekt der Betreuung. Seine Grundzüge sind mit der Rolle der Hebamme vereinbar, die nur eingreift, wenn es nötig ist (besonders während der Entbindung), jedoch während der Schwangerschaft und in der Zeit nach der Geburt großen Wert auf Unterstützung und Unterweisung legt. (Henderson, 1990, S. 59)

Die Nützlichkeit dieses Modells zur Identifikation von Problembereichen und Bereichen der Hebammenintervention wird in Methvens (1986) Illustration seines praktischen Einsatzes ganz deutlich (siehe an späterer Stelle dieses Kapitels).

Nun sollen verschiedene Pflegemodelle, die auf Hebammentätigkeiten übertragen wurden, vorgestellt werden. In allen Beschreibungen der Entwicklung und Anwendung dieser Modelle informieren die Autorinnen auch über die verschiedenen Arten der Dokumentation des Betreuungsprozesses. Die Dokumentation solcher Informationen ist ein äußerst wichtiger Teil des Betreuungsprozesses, weil sie die Betreuungskontinuität erleichtert. In den folgenden Ausführungen werden die einzelnen Dokumentationssysteme nicht genauer beschrieben, die Leserschaft sei in diesem Punkt vielmehr auf die Originalwerke verwiesen.

7.4 Roper, Logan und Tierney: Das Modell der Aktivitäten des täglichen Lebens

Das von Roper, Logan und Tierney entwickelte Modell der Aktivitäten des Lebens ist wahrscheinlich das einzige in Großbritannien entwickelte, allgemeine Pflegemodell. Es hat hier große Verbreitung gefunden, was wohl teilweise den uns geläufigeren Begriffen und seiner vertrauteren Sprache zuzuschreiben ist. Der Stil amerikanischer Theoretikerinnen wird hierzulande nicht so leicht verstanden. Das Modell basiert auf einem Modell des Lebens und wurde von der Pflegedefinition, die Virginia Henderson (1969) erarbeitet hat (und anschließend erläutert wird) und deren 14 Aktivitäten des täglichen Lebens beeinflusst (Roper et al., 1985).

Die Autorinnen gehen davon aus, dass ein Pflegemodell auf einem Lebensmodell aufbauen soll, weil die Menschen im Laufe ihres Lebens nur hin und wieder einer pflegerischen Betreuung bedürfen. Sie meinen, dass Pflege das Alltagsleben einer Person so wenig wie möglich stören sollte, was erreicht werden kann, wenn Pflegekräfte ihre Arbeit an einem Modell orientieren, das den Menschen in seinen Alltagszusammenhängen sieht (Roper et al., 1985, S. 63). Auch die Dienste einer Hebamme werden nur punktuell im Leben benötigt, auch die Hebamme befasst sich mit der Frau und ihren Lebensumständen. Sie hilft der Frau und ihrer Familie, ihre Bedürfnisse während der Schwangerschaft und in der Zeit nach der Entbindung zu befriedigen, aber auch dabei, die Elternrolle in ihr Leben zu integrieren. Ein Modell, das alle Lebenszusammenhänge der Frau berücksichtigt, ist der Hebammenarbeit wohl am dienlichsten.

Das Modell enthält fünf Elemente:

- die Lebenspanne,
- die Lebensaktivitäten (LAs),
- die Abhängigkeit/Interdependenz der Person in Bezug auf jede Lebensaktivität,
- Faktoren, die die Lebensaktivitäten beeinflussen und
- individualisierte Betreuung.

Der Begriff der Lebenszeit bildet die Grundlage des Modells, das sich am Lebenslauf der Person orientiert. Die Fähigkeit der Menschen, ihre in den verschiedenen Phasen des Lebens auftretenden Bedürfnisse zu befriedigen (ihre Aktivitäten des täglichen Lebens aufrecht zu erhalten), wird immer davon abhängen, an welchem Punkt ihrer Lebenszeit sie sich gerade befinden.

Das Modell nennt 12 Bereiche, die Menschen im Laufe ihres Lebens bewältigen müssen. Sie werden zwar als einzelne Aktivitäten genannt, doch Roper et al. (1985) betonten, dass alle Aktivitäten miteinander in Beziehung stehen. Deren enge Verbindung lässt sich am Beispiel der Schwangerschaft darstellen. In der Schwangerschaft beeinflusst die Aktivität «Sexualität Ausdruck verleihen» die Aktivitäten Essen und Trinken, Bewegen und Ausscheiden. Die Bereiche werden Aktivitäten des Lebens genannt, enthalten aber jeweils eine große Zahl einzelner Aktivitäten (Roper et al., 1981). Die 12 Aktivitäten sind:

- Eine sichere Umgebung erhalten
- Kommunizieren
- Atmen
- Ausscheiden
- Persönliche Hygiene und Ankleiden
- Angemessene Körpertemperatur erhalten

- Bewegen
- Arbeiten und Spielen
- Sexualität Ausdruck verleihen
- Schlafen
- Sterben

Das dritte Element des Modells ist der Grad der Abhängigkeit oder Unabhängigkeit des einzelnen Menschen bei der Durchführung der jeweiligen Lebensaktivitäten. Dabei bilden völlige Unabhängigkeit und völlige Abhängigkeit die beiden Extreme auf einem Kontinuum (Roper et al., 1985). Die Lebenszeit steht in Beziehung zum Grad der Abhängigkeit/Unabhängigkeit, wie Roper et al. (1986) am Beispiel der Entwicklung des Menschen vom Säugling zum Kleinkind, dann zum Jugendlichen und Erwachsenen aufzeigen.

Unabhängigkeit ist ganz klar mit dem Lebensabschnitt verbunden, kann aber auch von anderen Faktoren im Leben des Menschen beeinflusst werden. Weitere Einflussfaktoren sind im vierten Element des Modells enthalten. Es werden fünf Faktoren genannt: körperliche, psychologische, sozio-kulturelle, umweltbedingte und politisch-ökonomische Faktoren. Jeder einzelne Faktor wird im Hinblick auf jede Aktivität des Lebens betrachtet, die, alle zusammengenommen, das Leben des Menschen ausmachen. Dieses Modell kann mit dem in Kapitel 3 vorgestellten Handlungsmodell in Verbindung gebracht werden, bei dem die gesellschaftlichen Faktoren aller fünf von Roper et al. (1985) identifizierten Faktoren enthalten sind. Diese Faktoren beeinflussen die Lebensaktivitäten der Person (des Akteurs) und berühren deren Lebensführung (die Aktion).

Beim Lebensmodell, auf dem das Pflegemodell aufbaut, bildet das individuelle Leben der Person das fünfte Element, während im Pflegemodell die individuelle pflegerische Betreuung das fünfte Element ist, das die individuelle Lebensführung der Person unterstützen soll.

Das Modell orientiert sich an der Fähigkeit des Menschen, seine Bedürfnisse innerhalb der 12 Aktivitäten des Lebens zu befriedigen. Diese Fähigkeit wird vom Alter der Person (Position in der Lebenszeit) und ihrem Ort auf dem Kontinuum Unabhängigkeit/Abhängigkeit bestimmt. Das Modell berücksichtigt auch die Bedürfnisse eines Säuglings, der seine Bedürfnisse noch nicht selbst befriedigen kann und die Bedürfnisse des älteren Menschen, dessen Unabhängigkeit, etwa durch eingeschränktes Sehvermögen, nachgelassen hat. Abhängigkeit und Unabhängigkeit können durch Alter, Krankheit oder die Übernahme neuer Rollen, wie beispielsweise Mutterschaft, beeinflusst werden. Pearson und Vaughan (1986) bemerken dazu:

> Dreißigjährige Erwachsene können tatsächlich in allen Aktivitäten des Lebens unabhängig sein, tritt jedoch eine Krankheit oder ein Trauma auf oder werden sie in eine fremde Umgebung versetzt, etwa in den Dschungel des Amazonas, werden sie abhängig. (Pearson und Vaughan, 1986, S. 55)

Das Modell liefert einen Bezugsrahmen für die Einschätzung der Frau während der ganzen Zeit von Schwangerschaft, Geburt und Wochenbett, einer Zeitspanne, in der sie manchmal und in manchen Bereichen unabhängig ist, dann wieder abhängig von anderen Personen, je nach Grad ihrer Anpassung an die neue Rolle. Ein Vergleich dieses Modells mit den von Rubin (1984) und Mercer (1986) entwickelten Modellen legen den Schluss nahe, dass sich durch eine Kombination der Elemente dieser Modelle, die Bedürfnisse von Frauen in den verschiedenen Stadien von Schwangerschaft und nach der Entbindung richtig einschätzen lassen.

Mit Hilfe des Modells der Lebensaktivitäten wird jede Aktivität im Hinblick auf die Lebenszeit, Unabhängigkeit/Abhängigkeit und die fünf beeinflussenden Faktoren untersucht. In den Beschreibungen des Assessmentprozesses (Roper et al., 1981; Pearson und Vaughan, 1986) werden die fünf beeinflussenden Faktoren in drei Komponenten unterteilt: die körperliche oder physiologische, die sozio-kulturelle und die psychologische Komponente. Eine solche Einschätzung kann ein detailliertes Bild aller mit Schwangerschaft, Geburt und Wochenbett verbundenen Bedürfnisse einer Frau liefern, wie Taylor und Coventry (1983), eine Lehrhebamme und eine angehende Hebamme, nachgewiesen haben. Sie beschreiben exemplarisch die Anwendung des Betreuungsmodells bei einer Frau kurz nach der Entbindung. Dies zeigt, dass das Modell einen Beitrag zur Identifikation einer Reihe von potenziellen und aktuellen Problemen im ganzen Spektrum der Lebensaktivitäten leisten kann. Bei der Erprobung des Modells wurden in einem Fall die sozialen Probleme einer Frau, die ihr Angst machten und bislang vom Personal nicht erkannt worden waren, identifiziert. Dieses Beispiel belegt den Wert eines Bezugsrahmens beim Assessment, denn schließlich kann das Fehlen eines bestimmten Bezugsrahmens dazu führen, dass Probleme nicht erkannt werden.

Die von Roper et al. (1981) erarbeiteten Einschätzungsrichtlinien konzentrieren sich allerdings sehr auf die körperlichen Bedürfnisse. Henderson (1990) sieht darin im Hinblick auf die Bedürfnisse von Frauen rund um die Geburt einen Nachteil des Modells. Sie schreibt: «Das Modell ist im Hinblick auf die körperlichen Betreuungsaspekte ausgezeichnet geeignet. Allerdings werden soziale oder bildungsbezogene Aspekte zwar erwähnt, bleiben aber eher im Hintergrund, obwohl bei Schwangerschaft, Geburt und Wochenbett gerade diese Bereiche, zusammen mit kulturellen Aspekten, äußerst wichtig sind» (Henderson, 1990, S. 59).

Dieser offensichtliche Nachteil des Modells mag auf die Art seiner Anwendung zurückzuführen sein, weniger auf das Wesen des Modells selbst. Die Einschätzung sozio-kultureller Faktoren ist bei Schwangerschaft und Geburt besonders wichtig, selbst in Bereichen, in denen lediglich eine körperliche Einschätzung angemessen erscheint. Wiedenbach (1967) liefert ein Beispiel für die Notwendigkeit, neben den körperlichen, auch sozio-kulturelle Faktoren zu erfassen. Sie berichtet von einer Frau, die am vierten Tag post partum noch keinen spontanen Stuhlgang gehabt hatte, also ihre Ausscheidungsbedürfnisse nicht erfüllen konnte. Die Frau erzählte, dass sie kurz vor der Geburt ihres Kindes, in Anwesenheit ihres Arztes, einen starken Stuhldrang verspürte:

> «Und da – ich musste bereits auf dem Entbindungsbett liegen – fühlte ich heftige Darmkontraktionen. Es war mir entsetzlich peinlich. Mein Arzt und ein fremder Mann standen direkt daneben und sahen mir zu. Die Krankenschwester war auch dabei. Ich war völlig hilflos und ausgeliefert. Was haben sie wohl gedacht über mich?» Sie war in Tränen, als die Geschichte aus ihr heraus brach. Die Pflegekraft hörte einfühlsam zu und zeigte Verständnis für Mrs. T's Beschämung und Kummer. (Wiedenbach, 1967, S. 352)

Darauf hin wurde der Frau erklärt, dass dieser Vorgang, den sie als sozio-kulturellen Tabubruch betrachtete, von den Anwesenden als Zeichen des guten Geburtsfortschritts gesehen wurde und mehr nicht. Ein rein körperliches Assessment hätte zu einem weiteren Einlauf geführt (wie es zu dieser Zeit üblich war) und nicht zu einem normalen Stuhlgang, wie sie ihn nach diesem Gespräch haben konnte.

Die vom Modell der Aktivitäten des Lebens beschriebene Betreuung basiert auf den Stufen des Pflegeprozesses: Einschätzung, Planung, Umsetzung und Auswertung (Roper et al., 1981; Aggleton und Chalmers, 1986). Das Modell beschreibt drei Arten von Aktivitäten, die Menschen zur Befriedigung ihrer Bedürfnisse (oder Pflegekräfte/Hebammen bei der Betreuung) durchführen: vorbeugende Aktivitäten, erleichternde Aktivitäten und suchende Aktivitäten (Roper et al., 1983; Pearson und Vaughan, 1986). Diese Aktivitäten können von der jeweiligen Person selbst oder einer anderen, etwa der Hebamme, stellvertretend durchgeführt werden, je nach Bedürfnis, Grad der Abhängigkeit und Zeitpunkt im Leben. Vorbeugende Aktivitäten zielen auf die Verhinderung von Gesundheitsproblemen – z. B. das Rauchen einstellen in der Schwangerschaft oder Schutzimpfungen vornehmen lassen. Erleichternde Aktivitäten zielen auf die Reduzierung von Unbehagen – z. B. das Tragen bequemer Schwangerschaftsbekleidung. Suchende Aktivitäten zielen auf Information – z. B. Teilnahme an Geburtsvorbereitungskursen oder die Suche nach Betreuung. Das Modell ordnet Pflegeaktivitäten eine vorbeugende, eine erleichternde und eine abhängige Komponente zu. Letztere leitet sich aus den suchenden Aktivitäten der Person ab und meint wohl Aktivitäten einer Pflegekraft, die vom Arzt verordnet wurden, wie die Gabe von Medikamenten (Roper et al., 1983, S. 9). Das heisst, dass die Arbeit von Pflegekräften in bestimmten Bereichen von der Medizin abhängig ist.

Soll dieses Modell Anwendung finden, muss die schwangere oder gebärende Frau oder Wöchnerin im Hinblick auf ihre Lebenszeit, ihre Abhängigkeit und Unabhängigkeit und ihre Bedürfnisse eingeschätzt werden und zwar unter Berücksichtigung körperlicher, sozio-kultureller und psychologischer Aspekte. Die angemessene Betreuung besteht dann aus Aktivitäten, die der Befriedigung des Bedürfnisses dienen. Das Modell konzentriert sich auf den einzelnen Menschen und seine aktuelle Fähigkeit, sich im Kontext seiner körperlichen, sozialen und seelischen Bedürfnisse gesund zu erhalten.

McDonald (1986) schildert anhand eines Beispiels die Anwendung dieses Modells bei einer Frau in Wehen und stellt fest, dass der große Umfang der Einschätzung es erschwert, das Modell bei einer Frau, die zur Entbindung ins Krankenhaus kommt, erstmals anzuwenden. Sie schlägt vor, das Modell bei der Schwangerenbetreuung einzusetzen, weil in dieser Zeit die Bedürfnisse der Frau, z. B. nach Unterstützung und Unterweisung, durch Anwendung dieses Modells befriedigt werden können. McDonald (1986) weist auf ein weiteres Problem hin, das bei der Anwendung dieses (und möglicherweise eines jeden anderen) Modells auftritt: die Tatsache, dass zwei Personen gleichzeitig betreut werden müssen, die Frau und ihr Kind. Mercer (1986) hat diesem Umstand teilweise Rechnung getragen, indem sie untersuchte, welche Auswirkung der Gesundheitszustand des Neugeborenen und andere Variablen auf die Mutter haben. Die Modelle der Schwangerenbetreuung achten auf die Qualität und Art der Dyadenbeziehungen (Mutter-Kind und Mutter-Partner) und auf Faktoren, die diese Beziehungen beeinflussen (Mercer et al., 1988).

Diese Ausführungen belegen, dass das Modell der Lebensaktivitäten für die Betreuung von Frauen rund um die Geburt durchaus geeignet ist. Wie bereits dargelegt, belegen die Untersuchungsergebnisse die große Verbreitung des Modells (Hughes und Goldstone, 1989; Murphy-Black, 1992a und b), obwohl, wie McDonald 1986 bemerkte, nur wenige Publikationen vorliegen, die seine praktische Anwendung belegen oder testen.

7.5 Rosemary Methven: Die Übertragung der Modelle von Orem und Henderson auf den Hebammenbereich

Rosemary Methven ist eine britische Hebamme und Hebammenlehrerin, deren Forschungsarbeiten und Veröffentlichungen seit den achziger Jahren das Ziel haben, dem medizinisch/geburtshilflichen Fokus, der die Tätigkeit von Hebammen in weiten Teilen prägt, etwas entgegen zu setzen und deutlich zu machen, dass Frauen eine spezifische Betreuung durch Hebammen brauchen (Methven,

1982; 1989; 1990). Sie führte Anfang der achziger Jahre eine Studie durch und befragte 40 Frauen, die sich in vier verschiedenen Krankenhäusern zur Entbindung anmeldeten (Methven, 1990b). Die Erstgespräche wurden vom Personal der Schwangerenambulanz, das aus Hebammen und Hebammenschülerinnen bestand, durchgeführt. Sie orientierten sich dabei an den Vorgaben des jeweiligen Krankenhauses. Methven beobachtete die Gespräche, nahm sie auf Tonband auf, befragte das Personal und interviewte jede einzelne Frau, wobei sie sich eines Assessment-Instruments bediente, das der von Orem entwickelten Theorie des Selbstpflege-Defizits entsprach.

Methven stellte fest, dass die Gespräche in ritueller Weise abliefen und sich eng an die Struktur des geburtshilflichen Fragebogens hielten. Meist wurden geschlossene Fragen gestellt, was den Mitteilungen enge Grenzen setze, aber auch zu Ungenauigkeiten bei den Aufzeichnungen führte. In den 40 Erstgesprächen kamen nur drei offene Fragen vor, und Methven nennt dafür folgende möglichen Gründe:

> Vielleicht ist es dem Zeitdruck zuzuschreiben, dass nicht mehr offene Fragen gestellt wurden, vielleicht sah der geburtshilfliche Fragebogen nicht genügend Platz zur Dokumentation solcher Informationen vor. Möglicherweise waren die Hebammen aber auch gar nicht an dergleichen Information interessiert und betrachteten die Frauen nicht ganzheitlich, sondern als geburtshilfliche Objekte. (Methven, 1989, S. 53)

Die Hebammen und Hebammenschülerinnen schränkten durch den Einsatz von geschlossenen Fragen die Interaktion mit den Frauen ein. Die Fragebögen thematisierten nur medizinische Sachverhalte, wie beispielsweise frühere Schwangerschaften und Geburten und die Menstruationsanamnese, während Aspekte der Betreuung, die in den Zuständigkeitsbereich von Hebammen fallen, übergangen wurden oder überhaupt keine Erwähnung fanden:

> Die Erstgespräche ergaben reichlich Datenmaterial zur medizinischen und geburtshilflichen Anamnese, enthielten aber praktisch keine Informationen über die Reaktionen der Frau auf frühere Geburten, ihre Gefühle bezüglich der bestehenden Schwangerschaft und ihre Einschätzung darüber, wie die früheren Geburten verliefen oder sie die bevorstehende Niederkunft bewältigen würde. (Methven, 1989, S. 58)

Methven schloss aus diesen Beobachtungen, dass die Hebammen einem medizinischen Betreuungsmodell folgten, das vom Aufbau des Anamnesefragebogens und der Organisation der Schwangerenambulanz gestützt wurde. Die von Methven befragten Hebammen hatten offensichtlich wenig oder keine Verantwortung für die tatsächlich erfolgte Betreuung oder die Betreuungskontinuität, obwohl mehrere Klinikhebammen die Wichtigkeit des Erstgesprächs für den Aufbau einer Beziehung zur Frau ausdrücklich betonten. Die Betreuung spiegelt auch die Haltung der ärztlichen GeburtshelferInnen Hebammen gegenüber wider, was Methven feststellte, als sie die Mediziner bat, bei der Studie behilflich zu sein:

> Der Chefarzt, ein Frauenarzt, der nur Gynäkologie praktizierte, bemerkte: «Die Hebamme spielt beim ersten Besuch einer Mutter in diesem Krankenhaus eine so unbedeutende Rolle, dass ich mich frage, ob eine Studie über so einen kleinen Teilbereich tatsächlich gerechtfertigt ist.» (Methven, 1989, S. 47)

Aus einer völlig anderen Haltung heraus beschreibt Davis (1987) den ersten Besuch der schwangeren Frau bei ihrer Hebamme: «Diese erste, sehr persönliche und tief gehende Begegnung mit den Eltern bietet die beste Gelegenheit, deren Vorstellungen über Geburt und Elternschaft auszuloten und sie mit der entsprechenden Information auszustatten» (S. 9).

Nach dem Gespräch mit der Hebamme befragte Methven jede einzelne Frau und setzte dabei ein Assessmentschema ein, das sich am Konzept der allgemeinen Selbstpflege-Erfordernisse orientierte und Teil des Pflegemodells von Orem ist. Diese Einschätzungen wurden dann mit den Daten aus den geburtshilflichen Fragebögen verglichen. Sie ergaben ein wesentlich detaillierteres Bild von der Persönlichkeit der Frau, ihren Lebensumständen, Bedürfnissen und Erwartungen. Darüber hinaus lieferte diese Form des Assessments auch mehr Informationen über die sogenannten medizinischen oder geburtshilflichen Betreuungsaspekte, etwa über die Anwendung von Verhütungsmitteln und Ernährungsgewohnheiten (Methven, 1986a, 1989):

> In jedem Fall aber entstand durch das Gespräch das Bild einer eigenständigen Persönlichkeit, die im Hinblick auf das Kind bestimmte Ansichten und Gefühle hat, bestimmte Betreuungswünsche hegt und weiß, wie sie Schwangerschaft und Geburt zu bewältigen gedenkt. Ihre Familie, ihre Alltagsaktivitäten und ihre aktuellen physischen und psychischen Reaktionen auf die Schwangerschaft kamen ebenfalls zur Sprache. (Methven, 1989, S. 63)

Durch diese wissenschaftliche Untersuchung hat Methven den Beweis erbracht, dass das Betreuungsmodell bestimmt, wie die Betreuung ausfällt. Das medizinisch/geburtshilfliche Modell, wie es sich in gedrängter Form im geburtshilflichen Fragebogen darstellt, begrenzt die Aufmerksamkeit der Hebammen, wohingegen Methven durch Einsatz eines Pflegemodells im Stande war, Bereiche zu erkunden, die für die Frau und für eine ganzheitliche Betreuung wichtig sind.

Es ging Methven darum, den gesamten Prozess von Einschätzung, Identifikation von Bedürfnissen und Problemen, Durchführung und Auswertung der Betreuung von Frauen auszuloten, also um die Anwendung eines bedürfnis- und lösungsorientierten Modells, den Prozess der Hebammenarbeit/Pflegeprozesses zu verstehen. Das Erstgespräch steht am Anfang der Einschätzungsphase des Pflegeprozesses und das meint Methven (1989) wenn sie vom «Pflegeprozess-Gespräch» schreibt. Wie bereits dargelegt, ist der Pflegeprozess ein Instrument, das eine systematische Einschätzung, Planung, Durchführung und Auswertung ermöglicht. Es kann innerhalb eines jeden Modells eingesetzt werden, was im medizinischen Bereich in Form von problemorientierter medizinischer Dokumentation auch häufig geschah. Die Anwendung des Pflegeprozesses kann zwar das Bewusstsein dafür schaffen, dass Frauen Bedürfnisse haben (was die von Methven beobachteten Hebammen weitgehend ignorierten), aber erst das Modell, in dessen Rahmen er stattfindet, bestimmt die Richtung der Fragen und die Art der geleisteten Betreuung. Methven hat ihre Untersuchungen Anfang der 80er Jahre durchgeführt und meint 1990, vielleicht ein wenig zu optimistisch, festgestellt zu haben, dass sich die Haltung der Hebammen inzwischen schon verändert hat:

> Es kann wohl davon ausgegangen werden, dass Sie sich folgende Dinge bereits bewusst gemacht haben…
> Wie unter Verwendung des Pflegeprozesses/Prozesses der Hebammenarbeit ein Betreuungsplan erstellt wird oder eine planvolle, individualisierte Betreuung, die auf einem passenden Bezugsrahmen oder Modell beruht, durchgeführt wird. (Methven, 1990, S. 42–43)

Methven hat ein Pflegemodell auf den Tätigkeitsbereich von Hebammen übertragen und zwar aus folgender Überlegung heraus:

> Gut möglich, dass ein eigenes Modell der Hebammenarbeit notwendig ist und künftig entwickelt wird, doch zur Zeit existiert noch keins. Deshalb muss ein Modell verwendet werden, das bereits einer Erprobung stand gehalten hat, obwohl es ursprünglich für die allgemeine Krankenpflege entwickelt wurde. (Methven, 1986a, S. 16)

Orem hat im Jahr 1958 ihr Modell des Selbstpflege-Defizits entwickelt und seither mehrere Überarbeitungen dieser Theorie vorgelegt (Eben et al., 1989). Die Hauptgedanken des Modells kommen aus der theoretischen Psychologie und umfassen sechs Konzepte: Selbstpflege, Selbstpflege-Fähigkeiten (Selbstpflege-Vermögen), therapeutischer Selbstpflegebedarf, Selbstpflegedefizit, Pflegeerfordernisse und Pflegesystem. Die Philosophie dieses Modells beruht auf dem Gedanken, dass Menschen die meiste Zeit ihres Lebens für sich selbst sorgen können, manchmal aber dabei Hilfe benötigen (wenn ein Selbstpflege-Defizit vorliegt) (Johnston, 1989, S. 165).

Selbstpflege umfasst drei Arten von Selbstpflegeerfordernissen:

1. Universelle Selbstpflegeerfordernisse. Sie sind allen Menschen in allen Stadien des Lebenszyklus gemein und richten sich nach dem Alter, Entwicklungsstand, Umfeld und nach anderen Faktoren.

2. Entwicklungsbezogene Selbstpflegeerfordernisse. Sie gehen mit den Entwicklungsprozessen des Menschen, den Zuständen und Ereignissen in den verschiedenen Stadien des Lebenszyklus einher, z.B. mit Frühgeburt und Schwangerschaft.

3. Gesundheitsbezogene Selbstpflegeerfordernisse. Sie gehen mit genetisch bedingten und konstitutionellen Defekten, strukturellen und funktionalen Abweichungen und ihren Auswirkungen, sowie mit medizinischen Diagnosen und ihrer Behandlung einher. (Methven, 1986a, S. 15)

Orem beschreibt acht universelle Selbstpflegeerfordernisse und Methven (1986a; 1989) illustriert deren Assessment im Erstgespräch mit der schwangeren Frau:

1. Sicherstellung ausreichender Zufuhr von Nährstoffen. Mögliche Frage: Hat sich Ihr gewohntes Essverhalten verändert, seit Sie schwanger sind?

2. Sicherstellung ausreichender Zufuhr von Flüssigkeit. Mögliche Frage: Kennen Sie die Empfehlungen im Hinblick auf den Flüssigkeitsbedarf während der Schwangerschaft?

3. Vorkehrungen in Bezug auf Ausscheidungsprozesse und Exkremente. Mögliche Frage: Können Sie normalerweise ohne Probleme Wasser lassen?

4. Sorge für eine ausreichende Zufuhr von Luft. Mögliche Frage: Wissen Sie, wie sich eine Schwangerschaft auf das Atmen auswirken kann?

5. Sicherstellung des Gleichgewichts von Aktivität und Ruhe. Mögliche Frage: Treiben Sie Sport oder trainieren Sie regelmässig?

6. Vorbeugung bei Gefahren für Leben, Funktionalität und Wohlbefinden. Mögliche Fragen: Gibt es Dinge, die Ihnen Angst machen oder Sorgen bereiten?

7. Sicherstellung der Balance zwischen Alleinsein und sozialer Interaktion. Mögliche Frage: Wie reagieren Sie auf Betreuung durch Krankenhauspersonal und Hebammen, die Ihnen vielleicht noch nie zuvor begegnet sind?

8. Unterstützung von Funktionalität und Entwicklung innerhalb sozialer Gruppen in Übereinstimmung mit dem menschlichen Potenzial, den bekannten Beschränkungen und dem Streben nach Normalität. Mögliche Frage: Was wissen Sie oder haben Sie darüber gelesen, wie es ist, ein Kind zu haben und Mutter zu werden? (Methven, 1989, S. 51, 68, 69)

Selbstpflegevermögen ist die Fähigkeit des Individuums, die eigenen Bedürfnisse zu befriedigen oder die Bedürfnisse eines Abhängigen, wie beispielsweise eines Neugeborenen. Der therapeutische Selbstpflegebedarf beschreibt die zum Erhalt oder zur Förderung der Gesundheit benötigte Hilfe, während der Begriff Selbstpflegedefizit die Kluft zwischen therapeutischem Selbstpflegebedarf und der Fähigkeit des Individuums, diese Bedürfnisse durch den Einsatz seiner Selbstpflegefähigkeiten zu erfüllen, bezeichnet. Der Pflegeagent handelt, um das Defizit durch eines von drei Pflegesystemen auszugleichen: mit einem vollständig kompensatorischen Pflegesystem, bei dem die Pflegekraft oder Hebamme für die Person, die ihre Bedürfnisse nicht erfüllen kann, handelt (z. B. für eine bewusstlose oder bettlägerige Person, oder eine Frau, die unter den Nachwirkungen einer Epiduralanästhesie leidet); mit einem partiell kompensatorischen Pflegesystem, bei dem die Pflegekraft oder Hebamme gewisse Handlungen für das Individuum vornimmt (z. B. Betreuungsaktivitäten während der Wehen); oder mit einem unterstützend-edukativen Pflegesystem, bei dem das Individuum Selbstpflege-Aktivitäten durchführen kann, dabei aber einer Unterstützung bedarf (z. B. einer Frau beim Stillen helfen) (Eben et al., 1989, S. 121).

Innerhalb des Pflegesystems werden fünf Methoden der Hilfestellung beschrieben:

a. Für den Patienten oder die Patientin handeln;
b. den Patienten oder die Patientin anleiten;
c. den Patienten oder die Patientin körperlich oder seelisch unterstützen;
d. die Schaffung einer Umgebung, die der persönlichen Entwicklung förderlich ist, damit das Individuum künftig fähig ist, die aktuellen oder künftigen Handlungsanforderungen zu erfüllen;
e. den Patienten oder die Patientin unterweisen. (Methven, 1986 a, S. 14)

Die diesem Praxisansatz zugrunde liegende philosophische Überzeugung ist, dass Menschen meist selbst für sich sorgen können und die Rolle der Pflegekraft oder Hebamme darin besteht, Selbstpflegedefizite zu erkennen, um mit ihrem Handeln die Unfähigkeit des Menschen, seine Bedürfnisse zu erfüllen, zu kompensieren oder ihn dabei zu unterstützen. Das Assessment einer Hebamme würde also die Einschätzung und Planung der Betreuung innerhalb der sechs Konzeptbereiche umfassen. Methven hat den Einsatz dieses Modells bei der Betreuung einer Frau rund um die Geburt anschaulich beschrieben (Methven, 1986a). Sie konzentriert sich dabei auf das Assessment der universellen Selbstpflegeerfordernisse und bemerkt, dass die entwicklungsbezogenen Selbstpflegeerfordernisse durch das Gespräch anhand der geburtshilflichen Aufzeichnungen ermittelt wurden und ein Assessment krankheitsbezogener Selbstpflegeerfordernisse für den Zweck dieser Studie überflüssig sei, «weil sie sich mit einer Frau befasst, die ihren Gesundheitszustand für normal hält» (Methven, 1986a, S. 16).

Die entwicklungsbezogenen Selbstpflegeerfordernisse beziehen sich auf den Reifungsprozess (Eben et al., 1989) und, auf die schwangere Frau bezogen, auf die Rollenveränderung, die ein zentraler Punkt des von Rubin (1984) vorgeschlagenen und getesteten Modells der mütterlichen Rollenentwicklung ist. Die Integration einiger Konzepte aus Rubins Modell könnte dazu beitragen, die Bedeutung entwicklungsbezogener Selbstpflegeerfordernisse in der Schwangerschaft verständlicher zu machen.

In gleicher Weise würde ein besseres Verständnis von potenziellen Gesundheitsproblemen im Schwangerschaftsverlauf, die in einer geburtshilflichen Anamnese eine wichtige Rolle spielen, dem Assessment krankheitsbezogener Selbstpflegeerfordernisse zugute kommen. Methven hat gezeigt, dass mit Hilfe dieses Modells, die sozialen, psychologischen und physischen Bedürfnisse einer Frau erkannt werden können, wobei dieses Assessment allerdings, aufgrund der Gegebenheiten ihrer Forschungsarbeit, erst im Anschluss an das geburtshilfliche Anamnesegespräch erfolgen konnte. Ein Assessmentprozess, der sich an Orems Modell orientiert und Elemente aus der geburtshilflich/medizinischen Anamnese mit dem Assessment krankheitsbezogener Selbstpflegeerfordernissen verbindet, würde zum einen die notwendigen geburtshilflich/medizinischen Informationen liefern, zugleich aber auch die individuellen Sorgen der Frau erkennen lassen und eine Basis für die individuelle Betreuung während des gesamten Schwangerschaftsverlaufs herstellen, die innerhalb eines von Hebammen geleiteten Betreuungssystems stattfindet.

Methven (1986b) hat auch beschrieben, wie Virginia Hendersons Ansatz bei der Betreuung einer Frau während Schwangerschaft, Geburt und Wochenbett angewandt werden kann. Es überrascht nicht, dass Methven der Meinung ist, sowohl Henderson als auch Orem böten einen Bezugsrahmen oder ein Modell, das für die Betreuungsarbeit von Hebammen geeignet ist, weil sich beide Ansätze sehr ähneln.

Henderson (1969) definiert Pflege folgendermaßen:

> Die Pflegekraft hat die einzigartige Aufgabe, dem Menschen, ob krank oder gesund, bei der Durchführung solcher Aktivitäten zu helfen, die seiner Gesundheit oder Genesung zuträglich sind, oder einen friedlichen Tod ermöglichen, die er ohne Hilfe durchführen würde, wenn ihm die notwendige Kraft, der notwendige Wille oder das notwendige Wissen zur Verfügung stünde. Sie tut dies so, dass er seine Unabhängigkeit so schnell wie möglich wiedererlangt. (Henderson, 1969, S. 4)

Die Hilfe der Pflegekraft konzentriert sich auf 14 Grundbedürfnisse oder Aktivitäten des täglichen Lebens (Methven, 1986b; De Neester et al., 1989). Eben et al. (1989) bezeichnen Henderson als eine der Persönlichkeiten, die Orems Theorieentwicklung beeinflusste. Die helfende Rolle der Pflegekraft bei der Wiedergewinnung von Unabhängigkeit in den Aktivitäten des täglichen Lebens hat viel gemeinsam mit dem Fokus auf den Pflegeagenten, der der Person hilft, durch Beachtung der Selbstpflegedefizite zur Selbstpflege zu gelangen. Runk und Quillin (1989) bemerken, dass Henderson ihre Definition nicht als eine Theorie bezeichnete, doch die Konzepte innerhalb der Definition können analysiert werden und als Grundlage eines Modells gelten.

Ein weiteres interessantes Merkmal der Definition Hendersons ist ihre Betonung von Gesundheit und Unterweisung. Obwohl diese Aspekte in der Welt des Krankenhauses nicht sonderlich hervorstechen, muss die Definition nur leicht verändert werden, dann wird deutlich, dass sie auch auf die Arbeit einer Gemeindepflegekraft und einer Hebamme anwendbar ist:

> Die *Hebamme* hat die einzigartige Aufgabe, der Frau, ob *gesund* oder krank, bei der Durchführung solcher Aktivitäten zu helfen, die ihrer *Gesundheit* oder Genesung zuträglich sind, oder einen friedlichen Tod ermöglichen, die sie ohne Hilfe durchführen würde, wenn ihr das notwendige Wissen, der notwendige Wille oder die notwendige Kraft zur Verfügung stünde. Sie tut dies so, dass sie ihre Unabhängigkeit so schnell wie möglich wiedererlangt.

Methven (1986b) würdigt den Beitrag, den Hendersons Modell zur Pflege und Betreuung leistet, nennt aber auch die Anwendungsprobleme des Modells. Durch ihre Arbeit mit den Modellen von Orem und Henderson hat Methven als eine der ersten die praktische Arbeit und die theoretische Diskussion in Gang gebracht, die notwendig ist, wenn wir erfahren wollen, wie Hebammen glauben, dass ihre Vorstellungen von Betreuung die tatsächlich geleistete Betreuungsarbeit beeinflussen. Methven versucht, die Elemente und Konzepte der Hebammenarbeit sichtbar zu machen, damit Hebammen die vielfältigen Bedürfnisse von Frauen erkennen und sagen können, welche Betreuung zur Befriedigung dieser Bedürfnisse geleistet werden muss. Das Fehlen eines Hebammenmodells veranlasste sie zu untersuchen, welche Relevanz Pflegemodelle für die Arbeit von Hebammen haben, wobei sie am Ende ihrer Diskussion über den Einsatz des Modells von Henderson jedoch zu folgendem Schluss gelangt:

> Ihr «Modell» kann zwar als praktische Verbesserung des Assessments durch Hebammen gelten, das ja keinen bestimmten Bezugsrahmen hat und nur auf Tradition gründet. Dennoch steht die Entwicklung eines für die Tätigkeit von Hebammen wirklich geeigneten Modells noch aus, eines Modells, das von Gesundheit ausgeht und nicht von Krankheit, das wissenschaftlich untersucht hat, welche Informationen Hebammen tatsächlich benötigen, um eine effektive Betreuung der Mutter zu gewährleisten und Hebammen ermächtigt, ihre Rolle als unabhängig arbeitende Person im Gesundheitsteam zu spielen. (Methven, 1986 b, S. 53)

7.6 Roys Adaptationsmodell

Das von Sister Callista Roy in den sechziger Jahren entwickelte Adaptationsmodell ist ein weiteres Beispiel für ein umfassendes Pflegemodell, das von der Wissensbasis der theoretischen und experimentellen Psychologie aus entwickelt wurde. Roys Modell hat in der Pflegepraxis, in Ausbildung und Forschung weite Verbreitung gefunden und wurde auch in der Betreuung schwangerer und gebärender Frauen und Wöchnerinnen eingesetzt. Castledine und Jones (1987) haben die Verwendung dieses Modells in der Betreuung von Frauen während der Geburt dargestellt, während Fawcett und Tulman (1990) und Lynam und Miller (1991) erforscht haben, welche Relevanz die im Betreuungsmodell von Frauen während der Schwangerschaft enthaltenen Konzepte haben.

Das Modell gründet auf der Annahme, dass Menschen bio-psycho-soziale Wesen sind, die in konstanter Interaktion mit ihrer Umwelt stehen (Rambo, 1984). Meist ist das Individuum im Stande, diese Interaktion zu meistern und seine Gesundheit zu erhalten, wenn jedoch seine Fähigkeit, den Anforderungen zu entsprechen, vermindert ist oder erlischt, wird Krankenpflege oder Versorgung durch eine Hebamme benötigt. Das Modell nennt drei Arten von Stimuli oder Reizen, die das Individuum, seine Adaptation und damit seine Gesundheit beeinflussen (Rambo, 1984; Aggleton und Chalmers, 1986; Pearson und Vaughan, 1986).

Fokale Reize gehen von der unmittelbaren Umgebung aus; sie sind die wichtigsten Einflussfaktoren der Person – so hat z. B. der Gesundheits- oder Krankheitszustand eines Neugeborenen unmittelbare Auswirkungen auf die Gesundheit der jungen Mutter. Kontextuelle Reize sind alle Umweltfaktoren, denen die Frau ausgesetzt ist. So werden etwa schlechte Wohnsituation und der Grad der familiären Unterstützung maßgeblich bestimmen, ob sie fähig ist, mit der gesundheitlichen Beeinträchtigung ihres Kindes zurechtzukommen (sich zu adaptieren). Residuelle Reize sind interne Faktoren, die speziell dieser Person eigen sind, ihre Überzeugungen, Erfahrungen und Haltungen. Hat z. B. eine Frau in der Vergangenheit schlechte Erfahrungen gemacht, werden ihre Erwartungen an die künftige Betreuung davon geprägt sein.

Diese Reize, so Roy, beeinflussen das Individuum in vier Bereichen oder Modi seines Lebens: dem physiologischen Modus, dem Selbstkonzept-Modus, dem Rollenfunktions-Modus und dem Interdependenz-Modus. Der physiologische Modus betrifft das Funktionieren des Körpers; Bedürfnisse entstehen, wenn einer der folgenden physiologischen Prozesse gestört ist:

- Atmung und Kreislauf
- Flüssigkeit- und Elektrolythaushalt
- Nahrungsaufnahme
- Ausscheidung
- Ruhe und Bewegung
- Regulierung der Temperatur, sensorische und hormonelle Regulierung (Rambo, 1984, S. 11–12)

Der Selbstkonzept-Modus betrifft das Bild, das der Mensch von sich hat. Rambo (1984) nennt zwei Aspekte dieses Konzepts. Der eine bezieht sich auf das körperliche Selbst und fragt: Was bin ich? Der zweite auf das persönliche Selbst und fragt: Wer bin ich? Die Frage nach dem Körper betrifft die Körperfunktionen und das Körperbild, Themen, die während der Schwangerschaft und nach der Entbindung oft besondere Bedeutung haben. Der zweite Aspekt bezieht sich auf die Konsistenz des Selbstbilds: «Das persönliche Selbst hat mit Selbstkonsistenz, dem Selbstideal und der moralisch-ethischen Ebene des Selbst zu tun, Themen, die beim Streben nach Selbsterkenntnis eine Rolle spielen» (Rambo, 1984, S. 12). Auch dieser Aspekt des Selbst verändert und entwickelt sich während der Schwangerschaft.

Der Rollenfunktionsmodus betrifft die Frage, bis zu welchem Grad die Person fähig ist, den eigenen und den Anforderungen und Erwartungen der Gesellschaft an die Rollenerfüllung zu entsprechen. Dieser Modus spielt im Werk von Rubin (1984) und Anderen eine zentrale Rolle (siehe Kapitel 6).

Der Interdependez-Modus beschreibt das Gleichgewicht zwischen Unabhängigkeit und Abhängigkeit von anderen, das die Menschen anstreben. Aggleton und Chalmers (1986) stellen fest, dass Menschen, die Situationen ausgesetzt sind, die jenseits ihrer normalen Erfahrungen liegen (wenn sich die kontextuellen Variablen verändern), oft mit Aggression, oder einem Gefühl der Entfremdung oder Einsamkeit antworten, Reaktionen, die dann ihr Verhalten beeinflussen. In einem solchen Fall wird die Hebamme bestrebt sein, die kontextuellen Variablen zu verbessern, die die Unabhängigkeit der Person bedrohen – z. B. bei der Aufnahme in den Kreißsaal.

Auch das Konzept der begrenzten Energie ist Teil dieses Modells. Roy geht davon aus, dass sich der Mensch auf einem Kontinuum des Lebens und einem Kontinuum zwischen Gesundheit und Krankheit bewegt, dass Menschen unterschiedliche Grade von Energie besitzen und deshalb unterschiedliche Möglichkeiten haben, auf die fokalen, kontextuellen und residuellen Reize zu reagieren und ihre physiologischen Bedürfnisse, sowie die Bedürfnisse des Selbstkonzepts, der Rollenfunktion und der Interdependenz angemessen zu erfüllen (Rambo, 1984; Aggleton und Chalmers, 1986).

Mit Hilfe des Assessments, der Problemidentifikation und der gemeinsamen Zielsetzung werden die Interventions- und Evaluationsbedürfnisse ermittelt und zwar im Hinblick auf diese Modi, sowie die fokalen, kontextuellen und residuellen Reize, die die Fähigkeit des Menschen, sich dem Reiz anzupassen, behindern (Fawcett, 1984). Der erste Schritt beim Assessment beschreibt das Verhalten der Person, der zweite die Reize, die dieses Verhalten ausgelöst oder die Adaptation beeinflusst haben (Pearson and Vaughan, 1986). Hebammen handeln mit dem Ziel, die Bedürfnisse der Frau im Hinblick auf die vier Modi und drei Stimuli zu erkennen und sie bei Interventionen zu unterstützen, die entweder den Reiz modifizieren, durch Stärkung ihrer Energie, sofern dies möglich ist, oder ihr auf andere Weise beim Adaptationsprozess und bei der Gesunderhaltung zu helfen.

Das Adaptationsmodell vertritt einen ganzheitlichen Ansatz von Assessment und Betreuung. Es schenkt den physiologischen Faktoren Beachtung, drei der Modi befassen sich jedoch mit Themen, die gewöhnlich dem psycho-sozialen Bereich zugeordnet werden: Selbstkonzept, Rollenfunktion und Interdependenz. Casteldine und Jones (1987) begründen ihr Interesse am Einsatz des Adaptationsmodells von Roy im Hebammenbereich damit, dass sie feststellen mussten, dass Hebammendokumentationen nur wenig Informationen über pyscho-soziale Fragen enthielten. Sie beschreiben die Anwendung eines Assessmentschemas in der vorgeburtlichen Phase, das die Einschätzung von intrapersonellen Faktoren (Selbstkonzeptmodus), interpersonellen Faktoren (Rollenfunktionsmodus), Faktoren des Interdependenzmodus und die körperliche Untersuchung (physiologischer Modus) umfasst.

Bei der Einschätzung des Selbstkonzept-Modus wurde nach Stimmungen und Gefühlen gefragt, nach dem Körperbild, nach Sexualität, Bewältigungsstrategien und dem Umgang mit Schmerzen. Die Einschätzung des Rollenfunktions-Modus fragte nach den Rollen der Frau, nach möglicherweise vorhandenen Konflikten zwischen den Rollen und der Übernahme neuer Rollen:

> Dieser Bereich deckt die gewohnte Rolle der Patientin ab und die veränderten Rollenfunktionen und Beziehungen zu Anderen, die sie entweder als schwangere Frau oder als Mutter, daheim und am beruflichen Arbeitsplatz hat. Viele sind überrascht, wenn ihre Rolle in zwei Teile getrennt wird, z.B. in die der Ehefrau und die der Mutter. (Casteldine und Jones, 1987, S. 8)

Die mit dem Interdependez-Modus eingeschätzten Faktoren betreffen das Maß der Abhängigkeit der Frau von ihrer Familie und von Fachleuten, wie der Hebamme oder dem Hausarzt. Dieses Beispiel illustriert einen frühen Versuch, das Adaptationsmodell von Roy für die Arbeit von Hebammen nutzbar zu machen. Roys Modell ist, wie bereits festgestellt, in Großbritannien heute recht weit verbreitet (Hughes and Goldstone, 1989; Murphy-Black, 1992a). Castledine und Jones (1987) merken an, dass dieses Modell die Praxis von Hebammen verändert hat, indem es ihnen half, verstärkt auf die psycho-sozialen Bedürfnisse der Frauen zu achten und den Frauen half, sich stärker in ihre Betreuung eingebunden zu fühlen.

Roy hat ihr Modell aus bereits vorhandenen Modellen durch Deduktion entwickelt. Die in diesem Modell angenommenen Beziehungen müssen noch durch wissenschaftliche Untersuchungen verifiziert werden (Tiedeman, 1989). Interessanterweise liegen mehrere Studien amerikanischer Forscherinnen über die Betreuung von Schwangeren, Gebärenden und Wöchnerinnen vor, die sich mit einzelnen Aspekten des Modells befassen. Lynam und Miller (1991) beschreiben eine Studie, die untersucht, bis zu welchem Grad Frauen mit vorzeitigem Wehenbeginn mit ihren Pflegekräften in der Einschätzung ihrer Bedürfnisse in den vier Modi übereinstimmen.

Die Statistik ergab eine signifikant unterschiedliche Rangordnung der Bedürfnisse. Die Frauen räumten folgenden Bedürfnissen eine höhere Priorität ein als die Pflegekraft: «Nach den eigenen Ansichten und Wünschen im Hinblick auf die Art der Entbindung gefragt zu werden» (Selbstkonzept-Modus) und: «Versichert zu bekommen, dass für mein Kind alles gut ausgehen wird» (Interdependenz-Modus) (Lynam und Miller, 1991, S. 133). Im Gegensatz dazu maßen die Pflegekräfte dem Schutz der Privatsphäre der Frau größere Wichtigkeit bei als die Frauen selbst. Beide Gruppen räumten den mit dem Selbstkonzept verbundenen Bedürfnissen den höchsten Rang ein. Die Autorinnen wissen um die begrenzte Aussagekraft ihrer Studie, kommen aber zu dem Schluss, dass die Anwendung des Adapationsmodells von Roy bei diesen Frauen nützlich sein kann. Das Modell schärft den Blick für die psychosozialen Betreuungsbedürfnisse, die den Frauen am dringlichsten sind. Die psychosozialen Bedürfnisse dieser Frauen hätten wohl weniger Beachtung gefunden, so die Autorinnen, wenn bei den Bemühungen um die Verhinderung einer Frühgeburt die körperlichen Bedürfnisse im Mittelpunkt der Betreuung gestanden hätten. Fawcett, eine Pflegetheoretikerin, hat den Rollenfunktions-Modus des Modells wissenschaftlich untersucht. Das Forschungsprogramm begann mit der Suche nach einem Instrument, das auch bei künftigen Studien zur Beurteilung der Rollenfunktion zu verschiedenen Zeitpunkten nach der Entbindung eingesetzt werden konnte. Mit Hilfe dieses Instruments wurde festgestellt, ob es einen Unterschied im Rollenverhalten gibt zwischen Frauen, die eine normale Entbindung hatten, und Frauen nach einer Kaiserschnittgeburt. In diesem Fall ist der fokale Reiz die Art der Entbindung, worüber mit Hilfe eines Formblatts Daten erhoben wurden. Demographische und gesundheitliche Variablen wurden als kontextuelle Reize betrachtet und untersucht. Die Daten über den Rollenfunktions-Modus wurden dann analysiert und mit der gesammelten Information über die Reize in Verbindung gesetzt. Im Verlauf dieses Forschungsprogramms wurden weitere Instrumente entwickelt und weitere Studien durchgeführt.

Zwei Artikel, die Teil des Forschungsprogramms über das Modell von Roy sind, berichten von den Ergebnissen einer Studie zur Vorbereitung werdender Mütter auf eine Kaiserschnittgeburt (Fawcett, 1990; Fawcett et al., 1993). Erste Untersuchungen ergaben, dass Frauen nach einer ungeplanten Kaiserschnittentbindung (dem fokalen Reiz), in allen vier Adaptationsbereichen Schwierigkeiten hatten. Zur Verbesserung dieser Situation wurde daraufhin eine Hebammenintervention geplant. Den Frauen sollte bereits während der Schwangerschaft Informationen über diese Operation zugänglich gemacht werden. Es wurde eine kleine Broschüre erarbeitet, und im Rahmen eines Geburtsvorbereitungskurses fanden Gruppengespräche über die Kaiserschnittentbindung statt. Diese Maßnahmen wurden in mehreren Studien getestet, auf die dann eine Feldstudie folgte. Sie sollte drei Hypothesen testen, die so zusammengefasst wurden: «Die Hypothesen basierten auf der Annahme des Adaptationsmodells von Roy, dass der konstruktive Umgang mit kontextuellen Reizen die Adaptation fördert.» (Fawcett et al., 1993, S. 52).

Sie umfasste auch eine Kontrollgruppe von Frauen mit geplantem Kaiserschnitt, die keine Intervention erhalten hatten, eine experimentelle Gruppe, die sich aus Frauen zusammensetzte, die ungeplante Kaiserschnittentbindungen und normale Geburten und Interventionen erfahren hatten, nämlich die Extrastunde im Rahmen des Geburtsvorbereitungskurses und die in früheren Studien über Kaiserschnittentbindungen entwickelte Broschüre, sowie eine Kontrollgruppe, die zwar am Geburtsvorbereitungskurs teilnahm, der aber keine Zusatzinformationen über Kaiserschnittentbindungen gegeben wurden. Die vier Modi wurden in einer Studie mit Hilfe verschiedener Messinstrumente untersucht, darunter auch mit einem Instrument zur Schmerzmessung für die Aspekte des physiologischen Modus und einem Fragebogen zum Selbstwert, der über die Aspekte des Selbstkonzept-Modus Auskunft gab.

Die Studie ergab keine Korrelationen zwischen der Intervention und den Hypothesen. Dafür gibt es eine Reihe von Erklärungen. So hat sich die geburtshilfliche Betreuung seit Beginn des Forschungsprogramms durch den Einsatz der Lokalanästhesie, mit ihren positiven Folgen für ungeplante Kaiserschnitte, verändert. Auch die Länge der Zeitspanne zwischen der Intervention und der Messung der Ergebnisse mag dabei eine Rolle spielen. Die Studie konnte zwar keine Beziehung zwischen den Variablen des Modells nachweisen (Adaptation an die kontextuellen Variablen), zeigt aber, welches Potenzial das getestete Modell für die Betreuung rund um die Geburt hat. In diesem Fall wirft das Fehlen einer Beziehung aber auch die Frage auf, welche Wirkung Geburtsvorbereitungskurse haben, ob dabei tatsächlich etwas gelernt wird und ob sie das Verhalten post partum beeinflussen. Vielleicht müssen noch andere Wege der Informationsvermittlung gefunden werden. Diese Studie weist Ähnlichkeiten mit der Studie Haywards (1975) auf, die sich mit den vor einem chirurgischen Eingriff vermittelten Informationen befasst und bestärkt möglicherweise deren Einschätzung, dass Informationen über einen Vorgang zeitnah erfolgen müssen, wenn sie die Adaptation verbessern sollen.

7.7 Neumans Systemmodell

Spires (1991) ist der Ansicht, dass das von Betty Neuman entwickelte Systemmodell gut für die Hebammentätigkeit geeignet ist, weil es vom gesunden Individuum oder einer gesunden sozialen Gemeinschaft ausgeht. Die Person oder soziale Gemeinschaft, auch Klientensystem genannt, wird als zentraler, energetischer Kern eines in Kreisen angelegten Systems betrachtet, der von Widerstandslinien und einer normalen Abwehrlinie umgeben ist. Der zentrale Kern beinhaltet die physiologischen, psychologischen, soziokulturellen, entwicklungsbezogenen und spirituellen Variablen. Die Widerstandslinien bezeichnen die Fähigkeit des Klientenssystems, den Zustand des Gleichgewichts zu erhalten. Die normale Abwehrlinie repräsentiert den normalen oder üblichen Gesundheitszustand der Person und kann bei der Messung gesundheitlicher Abweichungen als Vergleichsgröße dienen (Neuman, 1989). Die normale Abwehrlinie wird von Stressoren aus der Umwelt des Individuums bedroht. Neuman unterscheidet drei Arten von Umwelt: die externe Umwelt, mit den interpersonalen Beziehungen; die interne Umwelt, die aus den intrapersonalen Kräften innerhalb des Klientensystems besteht; sowie die geschaffene Umwelt, die das Unbewusste kreiert und «über die interne und externe Umwelt hinausgeht und diese beiden lenkt» (Neuman, 1989, S. 32)

Während diese Beschreibung die absonderlichen Aspekte einiger Pflegemodelle ahnen lässt, werden die drei Arten der Umwelt meist vereinfacht als intrapersonale, interpersonale und extrapersonale Umwelt bezeichnet. Das Assessment hat die Aufgabe, die Auswirkungen von Stressoren auf jede einzelne Umwelt in den fünf Gruppen von Variablen zu erfassen. Die Intervention soll dann die Abwehrlinie stärken und dem System – also dem Individuum – helfen, mit dem Stressor, der auf die systemschützende Abwehrlinie einwirkt, fertig zu werden. Ein weiterer Baustein dieses Modells ist die Prävention, die in primäre, sekundäre und tertiäre Präventionshandlungen unterteilt wird, die das Ziel haben, die Auswirkungen der Stressoren zu mildern. Die Beachtung dieser Konzepte verstärkt den präventiven und gesundheitsfördernden Betreuungsansatz, der typisch ist für Neumans Modell und es, so Spires (1991), für die Arbeit von Hebammen wertvoll macht:

> Dieses Modell betrachtet also die Geburt als einen normalen Vorgang. Die Rolle der Hebamme besteht hauptsächlich in der primären Prävention, um die internen Widerstandslinien und die äußeren Abwehrlinien von Mutter und Kind zu stärken, damit sie den Stressoren wirksam begegnen können und eine medizinische Intervention überflüssig machen. (Spires, 1991, S. 10)

Spires (1991) erläutert dieses Modell auch mit Beispielen intrapersonaler, interpersonaler und extrapersonaler Faktoren, die dann von Dunn und Trépanier (1989) in einer Diskussion des Neuman'schen Systemmodells in der Geburtshilfe eingehender dargestellt werden. Sie betrachten Frau und Fetus oder Kind als eine Einheit und nennen folgende Beispiele für Ursachen von intrapersonalem Stress, der die fünf Gruppen von Variablen beeinträchtigt:

Physiologisch: Mutter – Gewichtszunahme, unreife Zervix
Psychologisch: Angst, Trauerprozess
Sozio-kulturell: Rollenkonflikt, kulturell bedingte Ansichten
Entwicklungsbezogen: Bildungsstand, mit Schwangerschaft verbundene Entwicklungs-aufgaben
Spirituell: Überzeugungen, die mit Schwangerschaft und Geburt zu tun haben
(Dunn und Trépanier, 19989, S. 414)

Diese Beispiele illustrieren die Nützlichkeit des Modells bei der Betreuung schwangerer und gebärender Frauen und Wöchnerinnen, aber auch dessen große Bandbreite von Konzepten und Variablen. Eine Hebamme muss sie, zum Wohle der Frau und des Fetus oder des Kindes, alle beachten.

7.8 Das interaktionistische Pflegemodell von Riehl

Das im vorigen Abschnitt erläuterte Modell von Neuman basiert auf der System-theorie, wobei das Individuum als System gilt, das mit seiner äußeren und inter-nen Umwelt interagiert. Das von Riehl entwickelte Modell dagegen stellt die Bedeutung, die Menschen bestimmten Situationen zuschreiben, in den Mittel-punkt:

Dieser anderen Perspektive zufolge verhalten sich die Menschen so und nicht anders, nicht weil es ein System gibt, das in ihrem Innern wirkt, sondern aufgrund der Bedeu-tungen, die sie ihren Handlungen zuschreiben. (Aggleton und Chalmers, 1986, S. 71)

Riehls Modell basiert auf den Theorien der symbolischen Interaktionisten, wie auch die von Rubin (1984) und Mercer (1986) entwickelten und in Kapitel 6 vor-gestellten Theorien. Riehl beschreibt drei Aspekte oder Parameter des Verhaltens: physiologische, psychologische und sozio-kulturelle Parameter. Der Mensch strebt danach, seine Welt zu begreifen, wenn also eine Störung in einem oder mehreren Parametern vorliegt, z. B. während der Schwangerschaft, unternimmt dieser Mensch Versuche, die Situation neu zu definieren oder zu verstehen (Agg-leton und Chalmers, 1986).

Roach und Brown (1991) beschreiben die Übernahme dieses Modells in einer Gruppe von Krankenhäusern in London. Es wurde unter anderem deshalb ausge-wählt, weil es die psychologischen Bedürfnisse der Frau stärker berücksichtigt als die physiologischen. Darüber hinaus betont das Modell, dass die Hebamme eine Beziehung zu der Frau herstellen, in ihre Welt einzutreten und ihr bei der Ent-wicklung neuer Rollen behilflich sein muss. Die Hebamme soll in die Rolle der Frau schlüpfen, ein Vorgang, den Aggleton und Chalmers (1986) so beschreiben: «Er besteht überwiegend aus Nachdenken über eine Situation von einem anderen

Standpunkt aus» (S. 78). Diese Aktivität können sowohl die Frau als auch die Hebamme durchführen, um die Lage besser zu verstehen, die Situation auf verschiedene Art zu sehen und neue Rollen auszuprobieren (Aggleton und Chalmers, 1986, S. 78).

Aggleton und Chalmers (1986) stellen in ihrer Erläuterung des Modells eine Verbindung zur Betreuungsarbeit von Hebammen her und äußern die Ansicht, dass eine Hebamme, die sich in die Lage der Frau versetzt, besser verstehen kann, welchen Anforderungen sie ausgesetzt ist und ihr besser helfen kann, mit den Anforderungen der Mutterrolle zurecht zu kommen. Sie meinen, dass eine Hebamme, die in die Rolle der Frau schlüpft, wohl eher ihre Erwartungen modifizieren und einen Kompromiss finden kann, zwischen ihren Zielen als Hebamme und der Art, wie die Frau ihr Kind betreut. Dieses Einfühlen in eine Rolle ist ein wesentliches Merkmal des Modells von Riehl und setzt eine enge Beziehung zwischen Frau und Hebamme voraus. Vielleicht kommen Roach und Brown (1991) deshalb zu dem Schluss, dass es wohl am leichtesten dort umgesetzt werden kann, wo Hebammen Arbeitsteams gebildet haben.

7.9 Die Entwicklung lokaler und anderer Modelle

In der Literatur gibt es nur vereinzelt Hinweise auf die Entwicklung von Modellen in der Praxis, doch Telfer (1991) und Carter (1992) weisen nach, dass lokale Modellentwicklungen durchaus stattfinden, in der Literatur jedoch noch nicht erscheinen. Die Urheberinnen der hier vorgestellten Modelle gehen allesamt davon aus, dass Krankenpflegemodelle die Tätigkeit von Hebammen nicht in vollem Umfang abdecken oder den Schwerpunkt auf bestimmte Aspekte legen, wie etwa körperliche Betreuung oder Aktivitäten des Lebens, die zwar wichtig sind, bei der Betreuung von Frauen, die ja eigentlich gesund sind, jedoch ein geringeres Gewicht haben als bei der Betreuung eines kranken Menschen (Mayes, 1987; Henderson, 1990; Smith, 1991).

Henderson (1990) beschreibt, wie das Human Needs Model for Midwifery (Hebammenmodell der menschlichen Bedürfnisse) auf einer Entbindungsstation über einen Zeitraum von vier Jahren schrittweise entwickelt wurde. Am Anfang stand die Einführung von Geburtsplänen, die Identifikation der Stationsphilosophie, die Erkenntnis, dass ein praxisleitendes Modell tatsächlich notwendig ist, eine kritische Betrachtung bestehender Modelle, die Entwicklung eines Modells und seine praktische Erprobung. Man versprach sich vom Einsatz eines Hebammenmodells folgende sieben Vorteile:

■ Es koordiniert die Überzeugungen der Hebammen über die von ihnen geleistete Betreuung.

- Es ermöglicht Pflegekontinuität.
- Es verbessert die Dokumentation.
- Es deckt unzulängliche Praktiken auf.
- Es fördert die Forschung im Hebammenbereich.
- Es unterstützt die Autonomie der praktisch arbeitenden Hebamme. (Henderson, 1990, S. 60)

Dieses Modell berücksichtigt die vier Schlüsselaspekte eines jeden Modells: die Person (oder, in diesem Fall, die Personen, die Frau, ihr Kind und ihre Familie); Gesundheit; die Umwelt oder den Betreuungskontext und die praktische Hebammenarbeit. Das Human Needs Model for Midwifery gründet aber auch auf der Arbeit von Minshull et al. (1986). Diese Lehrerinnen für Krankenpflege entwickelten ein Human Needs Model of Nursing, nachdem dieses Thema in einer staatlichen Gesundheitsbehörde ausführlich diskutiert worden war. Sie wollten ein Modell entwickeln, das auf die Pflegesituation in Großbritannien zugeschnitten und für Pflegepraxis, -ausbildung und -forschung geeignet ist. Ein Motiv dieser Autorinnen war, dass sich viele Pflegemodelle auf die körperlichen Bedürfnisse des Menschen konzentrieren, während die Arbeit von Pflegekräften doch oft gesunden Menschen gilt, ein Gefühl, das auch viele Hebammen gut kennen. Minshull et al. (1986) z. B. haben errechnet, dass 58 % der von Roper et al. (1983) genannten Pflegeaktivitäten der Befriedigung körperlicher Bedürfnisse dienen.

Das Human Needs Modell for Nursing beruht auf der Maslow'schen Hierarchie der menschlichen Bedürfnisse, die von verschiedenen Bedürfnisarten des Menschen ausgeht: den physiologischen Bedürfnissen, dem Bedürfnis nach Sicherheit, dem Bedürfnis nach Liebe und Zugehörigkeit, dem Bedürfnis nach Selbstachtung und Würde und dem Bedürfnis nach Selbstaktualisierung (Selbstverwirklichung). Maslow teilt die Bedürfnisse hierarchisch ein und meint, dass erst die am unteren Ende der Hierarchie angesiedelten Bedürfnisse befriedigt werden müssen, bevor sich ein Mensch den höheren widmen kann. Minshull et al. (1986) dagegen widersprechen dieser Auffassung und behaupten, dass Betreuung und Pflege alle Bedürfnisse der ersten vier Stufen berücksichtigen muss. Sie schreiben, und das ist interessant, dass das Bedürfnis nach Selbstaktualisierung nur von dem betreffenden Menschen selbst befriedigt werden kann, Pflegeaktivitäten, die den Bedürfnissen anderer Bereiche gelten, ihn jedoch befähigen können, seine mit Selbstaktualisierung verbundenen Bedürfnisse zu stillen.

Selbstaktualisierung bedeutet, «dass ein Mensch sein volles Potenzial ausschöpft» (Minshull et al., 1986, S. 646). Wenn Schwangerschaft und Geburt als Zeiten der Rollenveränderung und des Wachstums betrachten werden, heißt das, dass Frauen ihre Bedürfnisse auf dieser Stufe befriedigen möchten und die Betreuungsarbeit von Hebammen darauf abzielen sollte, diesen Prozess zu unterstützen, ihnen aber auch helfen soll, die Bedürfnisse anderer Stufen zu erfüllen.

Hendersons (1990) Human Needs Model for Midwifery nennt die vier Bereiche physiologische, soziale, psychologische Bedürfnisse und das Bedürfnis nach Unterweisung. Wird dieses Modell bei Schwangerschaft, Geburt und Wochenbett die ganze Zeit über eingesetzt, also bei Einschätzung, Planung, Durchführung und Auswertung, dann orientiert sich die Betreuungstätigkeit von Hebammen an der Befriedigung der physischen, sozialen, psycho-sozialen und unterweisungsbezogenen Bedürfnisse der Frau, ihres Kindes und der anderen Familienmitglieder. Dabei werden die Hebamme und die Frau als Partnerinnen gesehen, die bei der Betreuung zusammenarbeiten, um die individuellen Bedürfnisse zu befriedigen, wobei sie den veränderten Gesundheitszustand, der mit einer Schwangerschaft einhergeht, durchaus sehen, Schwangerschaft jedoch nicht als krankhaften Zustand betrachten (Henderson, 1990). Die Bedürfnishierarchie scheint in diesem Modell akzeptiert zu werden:

> Die Bedürfniskategorien basieren auf Maslows Hierarchie der menschlichen Bedürfnisse und vermitteln, dass zum gesundheitlichen Wohl von Mutter und Kind eine bestimmte Abfolge eingehalten werden sollte. Erst auf der Grundlage körperlichen Wohlbefindens kann seelisches, spirituelles, soziales Wohlbefinden hergestellt und der Unterweisungsbedarf befriedigt werden. (Henderson, 1990, S. 62)

Henderson (1986) illustriert an einem praktischen Beispiel, dass die Befriedigung von Bedürfnissen in hierarchischer Reihenfolge nicht zu realisieren ist, weil bei einer Frau in der ersten Zeit post partum mehrere Bedürfnisse auf verschiedenen Stufen gleichzeitig vorhanden sind.

In einem noch nicht publizierten Modell der Hebammenarbeit «A Framework for Midwifery Care Contingent on Need» (ein Bezugsrahmen für die bedürfnisabhängige Betreuung durch Hebammen) werden die physischen, psychologischen, wissensbezogenen und sozialen Bedürfnisse erfasst (Telfer, 1991). Carter (1992) hat eine – bislang unveröffentlichte – Pflegephilosophie vorgelegt, die zum Studium dieses Modells ebenfalls herangezogen werden sollte. Der Fokus des Modells sind die Mutter und das Kind, individualisierte Betreuung wird durch den Einsatz des Zyklus von Einschätzung, Planung, Durchführung und Evaluierung der Betreuung gewährleistet. Dokumentation gilt als eigenständige, wichtige Aktivität, was auch Henderson (1990) betont. Sie bezieht sich auf die von ihr bearbeiteten Dokumentationen einer Entbindungsstation, die sie anlässlich der Einführung des Human Needs Model for Midwifery bearbeitet hat.

Das von Telfer (1991) beschriebene Modell enthält noch andere Elemente, nämlich das Verständnis der Hebamme und ihre persönlichen Eigenschaften, die in die Betreuung der Frau einfließen. Diese, der Arbeit von Roach (1987) entnommenen Eigenschaften sind: Mitgefühl, Kompetenz, Vertrauen, Gewissenhaftigkeit und Engagement (die fünf C von caring, compassion, competence, confidence, conscience, commitment). Das Modell ist aus einer Feldstudie über die Unterweisungsbedürfnisse junger schwangerer Frauen entstanden (Telfer, 1990). Die soziale und finanzielle Notlage einiger der befragten Frauen war beträchtlich, ebenso die Angst bei Frauen, die bereits einmal eine Fehlgeburt erlitten hatten. Telfer behauptet, dass ohne Verständnis für die Auswirkungen dieser Dinge und die Internalisierung der für jede Betreuung notwendigen fünf Eigenschaften, insbesondere des Mitgefühls, die individuellen Bedürfnisse nicht erfasst und befriedigt werden können. Das Betreuungskonzept ist natürlich ein wichtiger Bestandteil für die weitere Entwicklung von Modellen der Hebammenarbeit. Wie bereits in früheren Kapiteln dieses Buchs ausgeführt, prägen die Persönlichkeit der Hebamme, ihre Fertigkeiten und ihr Wissen die von ihr geleistete Betreuung, weshalb die Berücksichtigung dieser, leider allzu selten gewürdigten Konzepte, in allen Modellen der Hebammenarbeit eigentlich selbstverständlich sein sollte.

Hebammen aus Waltham Forest liefern ein weiteres Beispiel für den Prozess der Entwicklung eines praxisleitenden Betreuungsmodells. Es entstand aus den Erfahrungen des Krankenhauses mit einer von Hebammen geführten Kurzzeitpflegestation. Zeitgleich wurde ein neues Curriculum für Hebammen erarbeitet. Die Auswertung des gesammelte Datenmaterials ergab, dass im Vergleich zur Haupt-Entbindungsstation weniger Interventionen durchgeführt wurden. Die Hebammen entwickelten gemeinsam die Prinzipien, oder Konzepte, ihres Betreuungsmodells, das Mayes (1987) folgendermaßen kommentiert: «Die Schlüssigkeit und Klarheit ihrer Überzeugungen war erstaunlich» (S. vii-ix). Mayes (1987) definiert und beschreibt die Grundlagen des Modells so:

1. Die Geburt wird als normales, wenn auch sehr bedeutsames Lebensereignis betrachtet und die Rolle der Hebamme darin gesehen, der Frau zu helfen, sich an die von Schwangerschaft und Geburt ausgelösten Stresslagen anzupassen.

2. Jede Frau wird als einzigartige Person gesehen, mit sozialen, körperlichen, seelischen und kulturellen Bedürfnissen und Erwartungen hinsichtlich Schwangerschaft und Geburt. «Es sind die Erwartungen einer sicheren Niederkunft, eines gesunden Kindes, erfolgreicher sozialer Beziehungen durch die Familie, und, vor allem, das innere Gefühl von Unabhängigkeit und Selbstverwirklichung». Mayes, 1987, S.vi). Diese Ziele haben, wenngleich sie anders formuliert werden, vieles mit den mütterlichen Aufgaben in der Schwangerschaft gemeinsam, wie sie von Rubin (1984) benannt und im Kapitel 6 erläutert wurden. Das Modell beachtet das Recht der Frau auf eine wohlinformierte Wahl, auf professionelle, kompetente Unterstützung und Autonomie bei den Entscheidungen über die Art ihrer Betreuung.

3. Kommunikation: Das Prinzip der Kommunikation gilt als Fundament des Modells, auf dem die oben geschilderte, individualisierte Betreuung aufbaut. Ohne entsprechende Kommunikation können die Rechte der Frau nicht gewahrt werden.

4. Hebammenarbeit wird als ganzheitliche Tätigkeit verstanden. Das heisst, sie umfasst die breite Bedürfnispalette der einzelnen Frau, die Verschiedenheit des kulturellen Hintergrunds und die Aufgabe der Hebamme, sich mit weitergehenden Fragestel-

lungen zu beschäftigen: «Die sozialen und kulturellen Benachteiligungen, sowie die ungleichen gesundheitlichen Ausgangslagen und Betreuungsformen müssen erkannt werden, damit der Frau bei der Ausübung ihres Rechts auf Erfüllung ihrer Bedürfnisse Hilfestellung gegeben werden kann.» (Mayes, 1987, S. vii)

5. Hebammen führen die Betreuung auf planvolle, systematische Weise durch. Die Einschätzung, Planung, Durchführung und Auswertung der Betreuung orientiert sich an den oben genannten Prinzipien, damit die Autonomie der Frau zu jeder Zeit gewahrt und ihre individuellen Bedürfnisse befriedigt werden.

Es wurden zwei weitere Prinzipien ausgemacht: Die Notwendigkeit einer Forschungsgrundlage für die Praxis und die Feststellung, dass die Betreuung durch Hebammen aus zwei Teilen besteht, nämlich aus Gesundheitsförderung und klinischer Betreuung. Diese saubere Unterscheidung hilft, die von Hebammen oft genannte Schwierigkeit zu umgehen, den Begriff «Problem» bei Frauen anwenden zu müssen, die ja eigentlich gesund sind. Der systematische Ansatz wird in Form von zwei Kreisen dargestellt. Der äußere Kreis betrifft die Identifikation von Gesundheitsbedürfnissen, die Bereitstellung von Unterstützung zur Befriedigung dieser Bedürfnisse und die Frage zur Auswertung: «Wurde die Gesundheit erhalten?» (Mayes, 1987, S.vii). Der innere Kreis bedeutet die Identifikation von Problemen und die Betreuung durch Hebammen, zur Behebung dieser Probleme.

Die Identifikation dieser Prinzipien liefert einen klaren Bezugsrahmen für die praktische Arbeit und könnte, vorausgesetzt, sie werden in messbaren Begriffen beschrieben, aufzeigen, bis zu welchem Grad diese Konzepte in die Praxis Eingang gefunden haben.

Das in Newbourne von einer Gruppe von Hebammen in Hertfordshire erarbeitete Modell ist ein weiteres Beispiel für die Entwicklung eines lokalen Modells. Nachdem sie eine Reihe von Pflegemodellen untersucht und verworfen hatten, fanden diese Hebammen eine Anzahl von Konzepten, die sie zu der Aussage veranlassten, der Modellentwicklungsprozess sei die Entdeckung von Ansichten, die bereits Allgemeingut sind: «Es hatte den Anschein, als hätten Hebammen die im Modell ausgedrückten Vorstellungen schon immer im Hinterkopf gehabt.» (Smith, 1991, S. 56). Die Betreuungsarbeit von Hebammen wird als ganzheitliche Tätigkeit beschrieben, deren Fokus die Dyade von Mutter und Fetus oder Mutter und Kind ist.

Die Frau und das Kind werden, so diese Darstellung, von verschiedenen Faktoren beeinflusst: von Genen, physiologischen Prozessen, Gefühlen und Erlebnissen. Sie werden in Zusammenhang mit dem engen und erweiterten Familienkreis gesehen, im Kontext einer Kultur, von Überzeugungen und Wertvorstellung und eingebettet in eine Gesellschaft und Umwelt, Faktoren, die ebenfalls Einfluss haben auf die Frau und den Fetus oder das Kind. In der Schwangerschaft, so Smith (1991) geht die Frau auf eine Reise der Veränderung «in ein neues Leben» (S. 57), wobei die Hebamme ihre Reisebegleiterin ist. Die Rolle der Hebamme besteht darin zu erkennen, ob aktuelle oder potenzielle Probleme im unmittelbaren oder weiteren Umfeld vorliegen, die diese Reise behindern könnten:

> Die Hebamme möchte, dass ihre Klientin den Übergang zur Mutterschaft normal und gesund bewältigt und auch das Kind dabei normal und gesund ist und bleibt. Die Frau soll zuversichtlich sein und glücklich mit ihrer Schwangerschaft, aber auch von liebenden Familienangehörigen und FreundInnen unterstützt werden. Sie hofft, dass alle Konflikte, die sich möglicherweise aus dem kulturellen Hintergrund ihrer Klientin ergeben haben, gelöst und die Erwartungen der Gesellschaft erfüllt werden können. (Smith, 1991, S. 57)

Dieses Modell stellt den Übergang zur Mutterschaft in den Mittelpunkt, wie es auch die in Kapitel 6 vorgestellten Modelle tun. Um die Frau im Assessmentprozess nicht mit zu vielen Fragen zu belasten, bekommt sie einen Fragebogen zum Ausfüllen ausgehändigt. Die Themenbereiche dieses Betreuungsplans berühren Faktoren, die, dem Modell zufolge, Mutter und Fetus oder Kind beeinflussen. So wird z. B. gefragt: «Haben Sie, als werdende Mutter, irgend etwas erlebt, was Ihnen nun hilft oder Sorgen bereitet?» (Smith, 1991, S. 58). Dieses Vorgehen betont das Konzept der Partizipation, das dem ganzen Modell seinen Stempel aufdrückt. Es lässt erkennen, ob der Beistand einer Hebamme benötigt wird und erinnert an Wiedenbachs (1967) Konzept vom Hilfebedarf (siehe Kapitel 6).

All diese Schilderungen sind Beispiele für Modelle, die Gruppen von Hebammen für die praktische Arbeit auf Entbindungsstationen und alle Stadien der klinischen und häuslichen Betreuung entwickelt haben. Das von Littlewood (1989) beschriebene Modell ist im Gegensatz dazu überwiegend von Forschungsergebnissen hergeleitet, weniger aus den persönlichen Auffassungen bestimmter Gruppen von Hebammen. Dennoch hat ihr Modell mit den vorher beschriebenen, den Fokus auf die einzelne Frau und ihre individuellen Bedürfnisse gemeinsam. Littlewood (1989) schreibt, es sei wichtig, die Anzeichen von Krankheit und den Prozess der klinischen Betreuung vom Standpunkt der Frau aus zu betrachten und unter Berücksichtigung des kulturellen Hintergrunds der Frau zu überlegen, welche Bedeutung sie gewissen Aspekten ihrer Gesundheit und Betreuung wohl zuschreibt.

Am Beispiel der Betreuung einer Frau, die wegen einer Präeklampsie ins Krankenhaus eingewiesen wurde, befasst sich Littlewood (1989) mit der gesellschaftlichen Bedeutung des Krankenhauses und der Notwendigkeit, dass sich die Pflegekraft (die Hebamme) des medizinischen Modells und der laienhaften Interpretationen des Gesundheitszustands der Frau bewusst ist. Wenn die betreuende Hebamme beim Prozess von Einschätzung, Planung, Durchführung und Auswertung die anthropologische Perspektive einnimmt, wird sie die zugeschriebene Bedeutung, daneben aber auch erfahren, wie die Frau die aktuellen Zeichen und Symptome empfindet. Littlewood (1989) behauptet, dass die Einnahme einer anthropologischen Perspektive den Schwerpunkt der Betreuung von der Konzentration auf bestimmte Aufgaben verlagert und die individuelle Frau vermehrt ins Blickfeld rückt. Individualisierte Betreuung ist zwar ein Bestandteil der oben geschilderten Modelle, doch Littlewood (1989) trägt dazu bei, eine Facette der individualisierten Betreuung zu klären und legt dar, wie sie tatsächlich ermöglicht wird. In Kapitel 4 wird dieses Modell im Hinblick auf verstärkte Partizipation eingehender erläutert.

7.10 Qualitätssicherung einführen

Der Eindruck ist wohl richtig, dass sich alle Bemühungen um Verständnis und Erforschung von Hebammenmodellen im Grunde um die Qualität der geleisteten Betreuung drehen. In den letzten Jahren wurde mit beträchtlichem Einsatz versucht, die Qualität der Dienstleistungen zu messen, was Ball und Hughes (1993) erläutert haben. Dieses Bestreben wird offensichtlich auch vom Health-for-all-Modell und dessen Konzept von erschwinglichen, effektiven, gut organisierten Dienstleistungsangeboten unterstützt (siehe Kapitel 4). Die Überprüfung der Qualität einer Dienstleistung beginnt mit der Untersuchung der Philosophien und Ziele einer Einrichtung (was selbstverständlich auch die Wahrnehmungen oder Definitionen der Situation durch die Personen, welche die Dienstleistung in Anspruch nehmen, umfassen muss, in diesem Fall also die der schwangeren oder gebärenden Frau oder Wöchnerin und ihrer Familie). Dann werden Messungen durchgeführt, z. B. Informationen gesammelt über das Ausmaß der Beteiligung der Frauen an ihrer Betreuung und die Ergebnisse mit den Zielen verglichen. Nun folgen, wenn nötig, Handlungen, die Veränderungen herbeiführen und einer verbesserten Zielerreichung der jeweiligen Einrichtung dienen.

Die Identifikation der Philosophie einer Station, einer Einrichtung und eines Landes ist der erste Schritt dieses Prozesses (siehe Kapitel 5). Wie bereits erläutert, spiegelt die von Hebammen geleistete Betreuung (die Handlung) die Betreuungsphilosophie des jeweiligen Teams. Der Prozess der Qualitätssicherung setzt demnach die Klärung von Werten, Modellen und Theorien der Betreuung voraus, sowie eine Diskussion zwischen den unterschiedlichen Berufsgruppen über ihre jeweiligen Modelle. Qualitätssicherung und Identifikation der von Hebammen vertretenen Modelle und Theorien bestärken sich also gegenseitig – Aktivitäten in einem Bereich werden die Entwicklung im anderen voranbringen.

7.11 Zusammenfassung

Dieses Kapitel begann mit einer Erläuterung der praktischen Anwendung des Hebammen-/Pflegeprozesses. Es wurde dargelegt, dass es sich dabei um ein Instrument handelt, das in Pflegemodelle integriert ist und der praktischen Umsetzung dieser Modelle dient. Dann wurde aufgezeigt, welche Arbeiten zur Anpassung von Pflegemodellen an die Tätigkeit von Hebammen und Entwicklung lokaler Modelle bereits geleistet wurde (und welche Publikationen darüber zugänglich sind). Es hat sich erwiesen, dass mehrere Modelle das Potenzial haben zu klären, worin die Betreuungsarbeit von Hebammen besteht und den Prozess ihrer Beschreibung zu erleichtern. Dabei wurde deutlich, dass noch ein beträchtliches Stück Arbeit geleistet werden muss, um diese Theorien und Modelle in der Praxis zu erproben. Die Diskussion bezog sich weitgehend auf deduktive Theorien und deren Einsatz in der praktischen Tätigkeit von Hebammen. Interessanterweise wurden induktive Theorien nur begrenzt entwickelt (mit Ausnahme solcher, die aus Forschungsergebnissen entstanden, z. B. die Theorie von Kirkham (1989)). Man mag einwenden, dass diese Modelle den Kern oder die Konzepte der Betreuungsarbeit von Hebammen nicht spiegeln oder offen legen und keine Sprache verwenden, die ihr gerecht wird. Kirkham (1989) fordert zur Identifikation dieser Konzepte auf. Die in diesem Kapitel vorgestellten Modelle mögen als Richtschnur gelten, sollten aber durch weitere Beobachtungen und wissenschaftliche Untersuchungen ergänzt werden, damit die Entwicklung praxisgestützter Theorien der Hebammenarbeit gelingt.

7.12 Übungen

Reflektieren Sie anhand folgender Aktivitäten über dieses Kapitel und denken Sie über Ihre Betreuungsarbeit nach.

1. Untersuchen Sie einige Betreuungspläne, die Sie in letzter Zeit aufgestellt haben. Welche Art von Bedürfnissen und Problemen überwiegen in diesen Plänen?
2. Spiegeln die angeführten Bedürfnisse und Probleme Ihr Modell von oder Ihre Theorien über Hebammenarbeit?
3. Beschreiben Sie, welche Pflegemodelle Sie bei der Betreuung von Frauen verwendet haben und inwiefern sie Ihre Arbeit bestimmt haben. Waren sie hilfreich? Welche Folgen hatte das Modell (oder die Modelle) für die Art der geleisteten Betreuung?
4. Ist an Ihrem Arbeitsplatz ein Modell in Gebrauch? Beschreiben Sie dieses Modell und erläutern Sie, was Sie von der Anwendung eines bestimmten kon-

zeptuellen Modells auf die Betreuung aller schwangeren und gebärenden Frauen und Wöchnerinnen halten.

5. Beschreiben Sie, welche Unterschiede sich in der Betreuung einer Frau ergeben, je nachdem, ob sie sich am Modell der Aktivitäten des Lebens, an Orems Selbstpflege-Modell oder dem Adaptationsmodell von Roy orientiert.

6. Untersuchen Sie die Aufnahmemodalitäten an Ihrem Arbeitsplatz. Welches Modell oder welche Modelle prägen diesen Vorgang? Welche Folgen hat dieses Modell oder haben diese Modelle für die Handlungen (die Betreuungsarbeit der Hebammen) und die Betreuung, die den Frauen geboten wird?

7. Vergleichen Sie die in diesem Kapitel beschriebenen Modelle mit dem Modell, an dem Sie Ihrer Arbeit orientieren.

8. Wenn Sie ein Modell für Ihre Praxis entwickeln wollten, wie würden Sie dabei vorgehen?

8 Eine Hebammentheorie entwickeln

> Dass Betreuung nicht auf unberechenbare und launenhafte Weise erfolgen sollte, steht wohl außer Zweifel. Hebammen müssen sich ihrer Rolle sicher sein, wissen, was sie Frauen bieten können und fähig sein, jeder einzelnen Frau in klarer und durchdachter Weise zu begegnen. (Hughes, 1988, S. 3)

8.1 Einführung

Dieses Buch möchte Informationen liefern und erläutern, die zu einem besseren Verständnis der Konzepte, Theorien und Modelle, die die Arbeit von Hebammen prägen, beitragen. Das bessere Verständnis, erreicht durch Klärung der Konzepte, Theorien und Modelle, mag dann der Weiterentwicklung der Betreuungstätigkeit von Hebammen dienen, in einem Kontext, in dem individuelle und von allen geteilte Ansichten offengelegt wurden. Die Diskussion der Konzepte, Theorien und Modelle von Hebammen ist die Voraussetzung für die Weiterentwicklung oder Erhellung der Konzepte, Theorien und Modelle einer jeden einzelnen Hebamme, jeder ihrer Klientinnen und jeder anderen in einem Heilberuf tätigen Person, die Frauen geburtshilflich betreut. Wie in den vorigen Kapiteln bereits mehrmals betont, ist es zwar wichtig, dass die einzelne Hebamme ihre jeweiligen Betreuungskonzepte kennt und darstellen kann, doch muss man sich stets des Kontexts, in dem die Betreuung stattfindet, bewusst sein (siehe Kapitel 3). Der Kontext hat deutliche Auswirkungen auf die Praxis, weshalb die Konzepte, Theorien und Modelle von Hebammen mit denen der Gesellschaft und der Organisation, in deren Rahmen die Hebamme tätig ist, verglichen werden müssen, aber auch mit denen der Frau und ihrer Familie.

Dieses letzte Kapitel widmet sich der Diskussion verschiedener Ansätze des Prozesses der Identifizierung von Konzepten, der Theoriebildung und -erprobung. Es will die Entwicklung von Modellen für die Betreuungsarbeit von Hebammen einen Schritt voran bringen. Bisher wurde gezeigt, dass es vor allem zwei verschiedene Ansätze zur Identifizierung von Konzepten, Theorien und Modellen gibt: den deduktiven und den induktiven Ansatz. Beide werden im Folgenden erläutert.

Im Kapitel 2 wurden Paradigmen oder unterschiedliche Weltanschauungen des Wissens vorgestellt. Obwohl über die Frage, ob es denn verschiedene Weltanschauungen in der Pflege gibt (Robinson, 1992) noch diskutiert wird, behauptet Vaughan (1992), dass insbesondere drei Weltanschauungen für die Pflegepraxis relevant sind: die positivistischen Ansätze der Naturwissenschaften, die interpretativen Ansätze des Naturalismus (d. h. das Studium der Welt aus der Perspektive derer, die sich in der Welt befinden und die Interpretation ihrer Interaktionen) und die kritische Sozialtheorie, ein Paradigma, das davon ausgeht, dass Wissen aus der Praxis entsteht, die durch Reflexion erforscht wird und das Denken der Praktiker von den Beschränkungen ihres persönlichen sozialen und historischen Kontexts befreien sollen. Der Gebrauch deduktiver Theorien ist vielfach mit dem naturwissenschaftlichen Paradigma verbunden, während sich interpretative Ansätze auf den Einsatz induktiver Methoden und induktives theoretisches Denken stützen. Die kritische Sozialtheorie ist, wie nicht anders zu erwarten, auch ein induktiver Ansatz zur Theorieentwicklung. Im Folgenden werden diese drei Paradigmen, die vermutlich die praktische Tätigkeit von Hebammen leiten, näher erläutert. Der erste Teil befasst sich mit deduktiver Theorie und behandelt die aus naturwissenschaftlicher Perspektive heraus entstandenen Theorien, während sich der zweite Teil über induktive Theorie, mit den aus Naturalismus und der kritischen Sozialtheorie entstandenen Paradigmen beschäftigt.

8.2 Deduktive Ansätze

Die Identifikation von Konzepten und Theorien mit einem deduktiven Ansatz setzt voraus, dass festgestellt wird, welches Wissen und welche Theorien bereits vorhanden sind und die Arbeit von Hebammen geprägt haben. Dieses Wissen kann Teil der Wissensbasis anderer Fachrichtungen sein, wie etwa der Psychologie; es kann in Pflegemodellen oder -theorien gefunden werden oder in der Literatur über und für das Hebammenwesen.

8.2.1 Theorien aus anderen Fachrichtungen

Der Einsatz von Theorien aus anderen Disziplinen ist in mehreren, in früheren Kapiteln erläuterten Theorieentwicklungen ganz offensichtlich. So werden am Anfang des Kapitels 4 eine Reihe von Disziplinen und Theorien genannt, auf die sich die Betreuungsarbeit von Hebammen stützt. Dies sind z. B. physiologische Theorien, etwa über den Stillvorgang und soziologische Theorien über postpartale Depression, soziologische Theorien, wie die Veränderungs- und Systemtheorie, die zum Verständnis von Organisationen beitragen, Theorien der Erwachsenenbildung, die für eine effektive Schwangerenberatung gebraucht werden, und andere mehr.

Tatsache ist, dass Hebammen ohne den Wissensschatz anderer Bereiche und ohne die Theorien anderer Disziplinen nicht arbeiten könnten. Price und Price (1993) bemerken dazu:

> Wir sollten kein Problem damit haben - die Mediziner machen es uns vor – auf die Theorien anderer wissenschaftlicher Domänen zurückzugreifen, wie etwa auf Physiologie, Pharmakologie, Psychologie oder Soziologie. Solche Theorien helfen uns, Veränderungen im Gesundheitsstatus der Frau während der Schwangerschaft und darüber hinaus vorherzusehen, zu interpretieren und entsprechend darauf zu reagieren. (Price und Price, 1993, S. 235)

Eine Möglichkeit, die theoretischen Grundlagen und Konzepte der Hebammentätigkeit zu verstehen, besteht deshalb darin, die Konzepte dieser Disziplinen und ihre Relevanz für die Arbeit von Hebammen zu untersuchen. Dieser Prozess der Klärung von Konzepten anderer Fachrichtungen ist beispielsweise in Hebammenlehrbüchern dargestellt (Bennett und Brown, 1993; Silverton, 1993). Silverton (1993) beschreibt am Beispiel des Geburtsvorgangs die Notwendigkeit, die Anatomie des Pelvis zu kennen, die Mechanismen der Muskelkontraktion, die Physiologie der Uteruskontraktionen und die Mechanismen der Geburt, also die Anatomie des kindlichen Kopfs und den physiologischen Vorgang der Plazentalösung. Wenn diese Konzepte und ihre Beziehungen zueinander verstanden werden (Theorien über die Konzepte), sind der Prozess und die Mechanismen der Geburt besser nachzuvollziehen.

Dieses Wissen und diese Theorie mögen recht unkompliziert und unproblematisch erscheinen, die Art jedoch, wie sie praktisch umgesetzt werden, berührt die persönlichen Konzepte, Theorien und Modelle der Hebamme und hier können Konflikte zwischen ihren Modellen und denen der Institution oder anderen im Gesundheitswesen tätigen Personen entstehen (Field, 1983). Die Planung der Geburtsbetreuung kann bedeuten, mit Hilfe eines Geburtsplans eine Atmosphäre gegenseitigen Vertrauens herzustellen (Silverton, 1993), man darf aber die lokalen Gegebenheiten nicht außer Acht lassen (Silverton, 1993), also die geltenden Richtlinien des Krankenhauses (sie sind die Interpretation einer Theorie) und das von der Institution vertretene Betreuungsmodell. Konzepte und Theorien sind in diesem Sinne nicht als wertfrei zu betrachten. Obwohl die Physiologie des Geburtsvorgangs sehr komplex ist, kann sie sowohl von einer wissenschaftlich forschenden Person, von der betroffenen Frau und einer angehenden Hebamme, jeweils auf verschiedenen Ebenen, verstanden werden, doch die Interpretation dieses physiologischen Prozesses kann sich von Ort zu Ort unterscheiden. Werden

Schwangerschaft und Geburt als normale Lebensereignisse betrachtet, lautet die Interpretation eher Warten und Beobachten, die Physiologie des Geburtsvorgangs kann aber auch von einem aktiveren, interventionistischen Ansatz her interpretiert werden (Rothman, 1983).

Dieses Beispiel beweist, dass die Konzepte, der für den Hebammenbereich relevanten Fachrichtungen geklärt werden müssen. Es beweist ferner, dass die praktische Umsetzung von Konzepten aus anderen Fachrichtungen beobachtet oder untersucht werden muss und zu fragen ist, wie diese Konzepte und Theorien angewandt werden.

Alle im Kapitel 6 vorgestellten Theoretikerinnen legen die theoretische Basis ihrer Theorieentwicklung dar. Alle stützen ihre Arbeit mehr oder weniger stark, auf bereits vorhandene Theorien anderer Disziplinen. Bee und Oettinger (1989) erwähnen in der Diskussion von Mercers Arbeiten, dass sie Theorien aus den Bereichen des sozialen Interaktionismus und der Psychologie verwendet hat:

> Mercer hat sich bei ihren frühen Forschungsarbeiten auf die interaktionistische Theorie vom Selbst und auf die allgemeine Systemtheorie von von Bertalanffy gestützt. Als sie sich dann vermehrt mit dem mütterlichen Rollenerwerb befasste, verband sie auch die Arbeiten von Werner und Erikson mit Burrs Theorie und entwickelte so, von einem interaktionistischen Ansatz aus, einen theoretischen Bezugsrahmen der Rollentheorie. (Bee und Oetting, 1989, S. 293)

Mercer (1986) beschreibt sehr detailliert die theoretischen Quellen aller 14 Variablen, die sie in ihrem Werk über den Erwerb der Mutterrolle untersucht hat (siehe Kapitel 6). Sie nennt eine große Zahl von Fachrichtungen, wie u. a. Psychologie, Soziologie, Anthropologie, Medizin und auch verschiedene Denkschulen innerhalb dieser Disziplinen. Nachdem Mercer diese Konzepte in der Literatur verschiedener Fachrichtungen gefunden hatte, war ihr zweiter Schritt, den Stellenwert jedes einzelnen Konzepts zu untersuchen, insbesondere das des Alters (Mercer, 1986). Auch Ball (1986) bezeichnet die Theorien über Coping und Unterstützungssysteme als die Grundlagen des theoretischen Bezugsrahmens ihrer Forschungsarbeiten über den Einfluss postpartaler Betreuung auf den mütterlichen Rollenerwerb.

Deduktive Theorien kommen auch aus anderen Forschungsbereichen. Diese Arbeiten können Faktoren oder Variablen zu Tage fördern, die für das Verständnis von Hebammenarbeit wichtig sind. So bezieht sich Ball (1989) z. B. auf eine Forschungsarbeit, die Faktoren nennt, die mit Coping und Stress zu tun haben, wie eine ängstliche Persönlichkeit und Eheprobleme. Ball (1989) hat diese Variablen dann in eine Studie integriert, die sich mit der Identifizierung der Beziehungen zwischen mütterlicher Anpassung, einer Reihe von Variablen aus bereits vorhandenen Forschungsergebnissen und mit Theorien und der Betreuungsarbeit von Hebammen befasste (siehe Kapitel 6).

Theorien anderer Disziplinen können auch zur Konstruktion von Modellen oder Theorien für den Hebammenbereich herangezogen werden. Littlewood (1989) liefert ein Beispiel für diese Methode der Theorieentwicklung in Bezug auf die Betreuung von Frauen rund um die Geburt. Diesen Ansatz haben auch andere Theoretikerinnen, wie Roy und Orem zur Entwicklung ihrer Systeme und Pflegemodelle benutzt (Pearson and Vaughan, 1986). Littlewood (1989) wendet die soziologische Theorie auf die Rolle des Kranken an und die anthropologische Theorie auf die Kultur und hat damit einen Bezugsrahmen entwickelt, der als Generalised Nursing Model bezeichnet wird. Der Einsatz dieses Modells wird beispielhaft an der Betreuung einer Frau mit Präeklampsie dargestellt (siehe Kapitel 4 und 7). Die kulturelle Interpretation der Zeichen und Symptome von Präeklampsie wird erst verständlich, wenn klar ist, welche Bedeutung diese Zeichen und Symptome im Kulturkreis dieser Frau haben:

> Soziale und kulturelle Faktoren spielen beim Erleben, der Ätiologie und dem Verlauf einer Krankheit immer eine Rolle (Kleinmann, 1980). Die Krankheitserfahrung ist das Produkt des pathologischen Prozesses, daneben aber auch ein Produkt der Ansichten der Patientin über Gesundheit und Krankheit, die sich aus der Populärmedizin, früheren Krankheitserfahrungen und ihrem schulmedizinischen Wissen speisen. (Littlewood, 1989, S. 223)

Littlewood (1989) hat mit der Identifikation des Stellenwerts, den das Konzept des Kulturkreises für das Verständnis von gesundheitlicher Beeinträchtigung, aber auch von Schwangerschaft und Gesundheit hat, einen wichtigen Ausgangspunkt für die Entwicklung von Theorien über die Interaktion von Kultur, Hebammenarbeit und Schwangerschaftsverlauf geschaffen. Nun kann das von ihr vorgeschlagene Modell verfeinert, entwickelt und getestet werden.

8.2.2 Theorieeinsatz in Form von Pflegemodellen

In Kapitel 7 wurde dargelegt, dass Hebammen aus ihrer praktischen Arbeit heraus, Pflegemodelle adaptiert und angewandt haben. Dabei wurde klar, dass sich die Konzepte dieser Modelle auch für ihre Tätigkeit als Hebammen eigneten und als hilfreich empfunden wurden. Methven (1986 a) z. B. weist die Nützlichkeit der Selbstpflege-Theorie von Orem bei der Schwangerenbetreuung nach. Sie hält die Philosophie dieses Modells, die Philosophie der Selbstpflege und der Achtung des Individuums, als sehr passend für die Hebammentätigkeit. Das Modell beschreibt die Beziehung zwischen Pflegekraft (oder Hebamme) und Patientin (oder schwangerer oder gebärender Frau oder Wöchnerin) als eine partnerschaftliche Beziehung, in der die Pflegekraft die Aktivitäten durchführt, die der Mensch (aus welchen Gründen auch immer) nicht selbst durchführen kann, ein Gedanke, der auch die Hebammenarbeit prägt:

> Die Analyse der Rolle einer Pflegekraft, wie Orem sie skizziert, stimmt völlig überein mit dem Konzept der Hebamme, die «mit der Mutter» ist, um ihr beim normalen Verlauf von Schwangerschaft, Entbindung und Wochenbett zu «helfen». Damit wird der Status der Mutter nicht auf den einer «Patientin» reduziert und das Ideal der «Betreuungspartnerschaft» kann weiter angestrebt werden… (Methven, 1986a, S. 15)

Charakteristisches Merkmal dieses Modells ist außerdem die Gesundheitsförderung, die bei der Betreuungsarbeit von Hebammen eine Schlüsselstellung einnimmt. Andere Hebammen haben andere Modelle verwendet. Es muss jedoch in jedem Fall festgestellt werden, in welchem Umfang die philosophischen und theoretischen Grundlagen des Modells und die vier Konzepte von Person, Gesundheit, Umwelt und Praxis auf das Hebammenwesen übertragen werden können.

Spires (1991) beispielsweise argumentiert, dass das Systemmodell von Neumann für die Arbeit von Hebammen tauglich ist, weil es vom gesunden Menschen und der Fähigkeit des Individuums ausgeht, mit Veränderungen des Gesundheitsstatus zurechtzukommen, wie sie in der Schwangerschaft auftreten, die, obwohl sie ein gesunder Zustand ist, Veränderungen der Körperfunktionen, aber auch Veränderungen der sozialen und psychologischen Funktionen auslöst. Neumans Modell stellt das Individuum fest in seinen sozialen Kontext und verlangt eine detaillierte Einschätzung der Lebensumstände der Person. Ball (1987) hat nachgewiesen, dass der soziale Kontext einer Frau für ihre Adaptation an die Mutterschaft wichtig ist, was die These stärkt, dass dieses Modell für die Betreuung schwangerer und gebärender Frauen und Wöchnerinnen gut geeignet ist.

Casteldine und Jones (1987) hingegen halten das Adaptationsmodell von Roy für passend. Diese Einschätzung wird von der Arbeit Fawcetts und ihrer Mitarbeiterinnen (Fawcett, 1990), die auf der Grundlage von Roys Adaptationsmodell ein Feldforschungsprogramm entwickelt haben, bestätigt. Sie halten es für angemessen, weil es von vier Modi der Adaptation spricht, dem physiologischen Modus, dem Selbstkonzept-Modus, der Rollenfunktion und dem Interdependenz-Modus, die alle während Schwangerschaft, Geburt und Wochenbett eine wichtige Rolle spielen. Die Rolle, die das Modell der Pflegekraft oder Hebamme zuschreibt, nämlich die Aufgabe der Intervention und Modifikation fokaler, kontextueller und residueller Foci (so weit wie möglich), ist mit der Rolle der Hebamme kongruent. Methven (1986 a) dagegen wendet ein, dass Roys Modell die Abweichung vom Normalen und die Identifikation von Problemen betont, was der Sicht von Schwangerschaft als normalem Zustand widerspricht und ferner Konzepte aus der Psychologie und deren Adaptation enthält, was erhebliches Grundlagenwissen voraussetzt. Dies alles zusammengenommen hat sie bewegt, vom Einsatz dieses Modells abzuraten.

Die Verwendung von Pflegemodellen im Hebammenbereich wurde in Kapitel 7 ausführlich diskutiert. Daraus ergab sich, dass viele Modelle, die Hebammen anwenden, durchaus für diese Arbeit geeignet sind. Die große Anzahl von Pflege-modellen ist, nebenbei bemerkt, erstaunlich. Chinn und Jacob (1991) haben 19 Pflegetheorien gefunden, Marriner-Tomey hat (1989) 26 identifiziert. Es gibt also eine erkleckliche Anzahl, die von Hebammen wohl nicht angewandt und getestet wurden (wenngleich die 26 von Marriner-Tomey (1989) vorgestellten Modelle auch die von Wiedenbach und Mercer enthalten). Bevor Modelle übernommen werden, müssen ihre grundlegenden Philosophien und Konzepte sorgfältig geprüft werden. Dann stellt sich die Frage, inwieweit die Philosophie und Konzepte des Modells mit dem Bild oder Betreuungsmodell zu vereinbaren sind, an dem sich die Hebamme oder das Hebammenteam orientiert.

8.2.3 Literatur für oder über das Hebammenwesen

Die dritte Möglichkeit, auf induktivem Weg Konzepte, Theorien und Modelle zu identifizieren, besteht in der Untersuchung der Literatur für und über Hebam-men, um die dort vertretenen Werthaltungen und Konzepte von Hebammen her-auszufiltern, sie dann zu testen und im Prozess der Theoriebildung zusammenzu-führen.

Mehrere der bislang vorgestellten Theoretikerinnen haben mit diesem Ansatz gearbeitet. Lehrman (1981) beschreibt den Prozess, den sie bei der Identifikation der Konzepte durchlief, die sie dann in einer Studie über Schwangerenbetreuung näher untersuchte:

> Manche Kategorien entstanden aus der Durchsicht von Artikeln in Fachzeitschriften, die in den vergangenen 25 Jahren von Hebammen verfasst wurden. In diesen Artikeln tauchten immer wieder Konzepte auf, die wohl als Aspekte der Hebammenarbeit gelten dürfen. Sie wurden herausgezogen und in Gruppen eingeteilt, woraus sich acht Aspekte der Hebammenarbeit ergaben. (Lehrman, 1981, S. 29)

Folgende Konzepte hat Lehrman (1981) auf diese recht mühselige Art herausge-funden: Betreuungskontinuität, familienzentrierte Betreuung, Unterweisung und Beratung als Teil der Betreuung, nicht-interventionistische Betreuung, Betreu-ungsflexibilität, partizipative Versorgung, Fürsprache/Interessenvertretung für das Klientel und Zeit. Diese Liste wäre wohl eine gute Ausgangsbasis für britische Hebammen, um die in der britischen Literatur vorkommenden Konzepte zu untersuchen. Sind in der britischen Literatur über die Arbeit von Hebammen die gleichen Konzepte zu finden und in welchem Ausmaß? Wie unterscheiden sich die in der britischen Literatur als zentral geltenden Konzepte von den amerikani-schen?

Lehrman (1987) belegt die Nützlichkeit dieses Ansatzes zur Identifikation allgemein gültiger Konzepte in einer Studie über Geburtsbetreuung auf der Basis des Hebammen-Praxis-Modells. Sie schreibt die Entwicklung dieses Modells zum Teil der Identifikation der Konzepte zu, die in der Philosophie des American College of Nurse-Midwives enthaltenen sind. Thompson et al. (1989) haben den Prozess der Konzeptidentifikation beschrieben, der ursprünglich ebenfalls von der oben genannten Philosophie ausging. Die Autorinnen haben sieben Konzepte der Hebammenarbeit gefunden:

- Hebammenarbeit ist sicher,
- ist befriedigend,
- achtet die Würde des Menschen,
- achtet die kulturelle und ethnische Vielfalt,
- fördert die Selbstbestimmung,
- ist familienzentriert,
- fördert die Gesundheit.
  (Thompson et al., 1989, S. 122)

Diese Liste lässt sofort die Unterschiede zwischen den in o. g. Philosophie und den von Lehrman (1981) in der Literatur gefundenen Konzepten erkennen. Der Unterschied mag auf die Veränderungen des Denkens zwischen 1981 und 1989 zurückzuführen sein, vielleicht spiegeln sie aber auch die Unterschiede zwischen Personen, die Philosophien entwerfen und der großen Mehrzahl von Hebammen, die Artikel verfassen.

Thompson et al. (1989) gehen weiter und beschreiben den Prozess, den sie durchliefen, als sie die Konzepte verfeinerten, definierten und entwickelten. Sie filmten den Verlauf von Schwangerensprechstunden und legten die Aufzeichnungen einem Gremium vor, das aus Hebammen und einer Wissenschaftlerin, die keine Hebamme war, bestand. Sie hatten die Aufgabe, die Indikatoren für jedes Konzept zu benennen. Mehrere Hebammen füllten dann einen Fragebogen aus. Sie sollten darüber Auskunft geben, was ihrer Meinung nach das Spezielle an ihrer Betreuungstätigkeit ist. Die gefundenen Indikatoren wurden mit den Ergebnissen des Fragebogens und den Ergebnissen einer Literaturrecherche über die Zufriedenheit der Klientinnen mit der Betreuung durch Hebammen kombiniert. Daraufhin wurden die Konzepte und Indikatoren von verschiedenen Hebammenteams geprüft und schließlich «kam die Gruppe überein, dass die Konzepte ausreichen, um den gesamten Betreuungsprozess zu erfassen, die Definitionen im Wesentlichen stimmig und die Konzeptkomponenten angemessen sind» (Thompson et al., 1989, S. 122). Im Verlauf der Diskussion wurde beschlossen, das Konzept «achtet die Würde des Menschen» und das Konzept «fördert die Selbstbestimmung», weil sie sich so ähnlich sind, in ein Konzept zusammenzufassen, nämlich zu «achtet die Würde des Menschen und die Selbstbestimmung». Die Darstellung dieser Konzepte und die Identifikation ihrer Indikatoren (siehe Kapitel 2) in der praktischen Arbeit kann nun herangezogen werden, um festzustellen, ob diese fünf Konzepte die Tätigkeit von Hebammen tatsächlich beschreiben oder nicht.

Schriftliches Material über das Hebammenwesen informiert über dessen theoretische Grundlagen und das vorhandene und praktisch angewandte Wissen, aber auch über die Werte, Überzeugungen und Haltungen von Hebammen im Hinblick auf Gesellschaft, Hebammenwesen und die Betreuung von Frauen während Schwangerschaft, Geburt und Wochenbett. In Kapitel 5 wurde Material vorgestellt, das den Wertekanon von Hebammen aufzeigt. Die Informationen stammen aus Lehrbüchern und anderen Werken. Dieser kurze Überblick beweist die große Bandbreite an Konzepten, die von Hebammen vertreten werden und an denen sie ihre praktische Tätigkeit orientieren. Obwohl es, wie Thompson et al. (1989) feststellen, ein recht zeitaufwändiger Ansatz der Konzeptidentifizierung und -validierung sein mag, hat er doch das Potenzial und ist er doch ein Instrument zur Identifizierung der Werte und Konzepte, die allen Hebammen gemeinsam sind.

8.3 Induktive Ansätze

Die Identifizierung von Konzepten, Theorien und Modellen mit Hilfe eines induktiven Ansatzes setzt bei der praktischen Tätigkeit von Hebammen an, nicht an den einzelnen Fachgebieten oder der Literatur, die bei dieser Betreuungsarbeit eingesetzt werden. Man unterscheidet dreierlei induktive Ansätze: die mit qualitativer Forschung verbundenen Ansätze, solche, die sich um die Offenlegung der von allen geteilten Bedeutungen bemühen und Ansätze, die der Darstellung von Praxistheorie den Vorrang einräumen.

8.3.1 Qualitative Forschung

Das Hauptziel qualitativer Forschung besteht darin, die Welt aus der Perspektive der Betroffenen zu schildern. Die Person, die Informationen sammelt, forscht oder Daten erhebt, bedient sich deshalb Methoden, die es den auf unterschiedliche Weise beobachteten Menschen erlauben, ihre Gefühle, Haltungen, Überzeugungen und Interpretationen ihrer Welt zu zeigen oder darzulegen (Field und Morse, 1985). Dieser Ansatz unterscheidet sich von der deduktiven Methode, bei der die forschende Person bestimmt, welche Konzepte, die aus der Literatur oder einer vorhandenen Theorie entnommen wurden, für diesen bestimmten Betreuungsaspekt wichtig sind. In der deduktiven Forschung würde man einen Fragebogen oder ein anderes Messinstrument entwickeln, um damit festzustellen, ob und wie diese Konzepte in der Praxis vorkommen. Lehrman (1981) machte Tonbandaufzeichnungen von Hebammensprechstunden für schwangere Frauen, die dann anhand der Konzepte, die sie der Literatur entnommen hatte, quantitativ untersucht wurden.

Im Gegensatz dazu werden bei induktiver Forschung durch unstrukturierte Beobachtung, offene oder halboffene Interviews und andere Methoden, Daten über einen bestimmten Bereich gesammelt. Ziel ist, den Menschen Gelegenheit zu geben, ihre eigenen Ansichten zu äußern und nicht – etwa von einem Fragebogen – auf Themen beschränkt zu werden, die die forschende Person für wichtig erachtetet. Dieses Vorgehen bietet den InformantInnen Gelegenheit, Themen und Aspekte ihres Lebens oder ihrer Betreuung anzusprechen, die ihnen wichtig sind. Forschende, die von einem deduktiven Ansatz ausgehen, lernen diese Aspekte nie kennen, wenn sie nicht Teil der deduktiven Theorie ihrer Studie sind. Qualitative Forschung hat jedoch das Potenzial, aufzudecken, wie die Leute ihr Leben tatsächlich empfinden, was sie von ihrer Betreuung halten und, wenn es um Hebammen geht, zu beschreiben, was es bedeutet, eine Hebamme zu sein.

Durch systematisches Sammeln und Analysieren von Daten, ergeben sich Kategorien, die dann verfeinert werden und als Konzepte gelten können, die Teil der Weltanschauung dieser Gruppe von Menschen sind. Sind die Konzepte einmal beschrieben, kann durch deduktive Forschung (die aus Konzepten entwickelt oder abgeleitet wird, die in der qualitativen Untersuchung gefunden wurden) ihre Validität und Bedeutung für andere Gruppen getestet werden. Diese Darstellung beweist, dass qualitative Forschung als faktor-isolierende Theorie gelten kann, wenn man sich der Klassifikation von Dickoff und James (1992) bedient (siehe Kapitel 2), weil sie darauf abzielt, die Faktoren oder Konzepte aufzudecken, aus denen sich die Person ihre Theorien über und Bilder von der Welt zusammensetzt.

Im Hebammenwesen gibt es zahlreiche Studien, die diesen Ansatz zur Konzeptidentifikation gewählt haben. Kirkham (1989) hat den Informationsfluss zwischen Hebammen und gebärender Frau untersucht, dafür 113 Geburten beobachtet und dabei Notizen gemacht. Sie schreibt: «Ich wollte wissen, was sich bei einer Geburt tatsächlich abspielt und wählte deswegen die Beobachtung als Hauptinstrument meiner Forschung. Ich habe ganze Geburtsverläufe beobachtet und dabei schriftliche Auszeichnungen gemacht» (Kirkham, 1989, S. 117). Zusätzlich führte Kirkham (1989) zahlreiche Gespräche mit schwangeren Frauen, mit den Frauen, deren Entbindung sie beobachtet hatte, und mit Hebammen. Dann teilte sie die Informationen in Kategorien ein. Die von ihr entwickelten Kategorien orientieren sich an der Ausgangsfrage nach dem Informationsfluss während des Geburtsvorgangs. Sie fand folgende Kategorien: soziale Schicht, schematische Einordnung von Patientinnen, die Stationsregeln, den hemmenden Einfluss (auf das Informationsverhalten) altgedienten Personals und verbale Asepsis. Kirkham (1989) hält verbale Asepsis für ein Mittel, dessen sich Hebammen bedienen, um sich nicht mit den Sorgen und Nöten, die Frauen äußern, beschäftigen zu müssen. Folgender Dialog ist ein Beispiel dafür:

> Frau: «Gibt es noch andere Arten von Spritzen?»
> Hebamme: «Sie sollten nicht jetzt schon daran denken, was in sechs Stunden oder in vier Stunden passiert. Lassen Sie der Sache ihren Lauf, mehr ist im Moment nicht gefragt.» Wechselt das Thema. (Kirkham, 1989, S. 125)

Die Identifikation des Konzepts der verbalen Asepsis durch Kirkham (1989) wäre möglicherweise nicht erfolgt, wenn sie von einer bestimmten, vorgegebenen Theorie ausgegangen wäre (obgleich es im Werk von Menzies (1960), das in Kapitel 2 erläutert wurde, Hinweise auf die Existenz eines solchen Konzepts gibt). Prüft man die Literatur für und über Hebammen, (z. B. die von Lehrman (1981) und Thompson et al. (1989) bearbeiteten Werke) käme man nicht auf den Gedanken, dass dieses Konzept bei Hebammen, die zumindest verbal so großen Wert auf Partizipation und gute Information legen, eine Rolle spielt. Das Bekanntwerden dieses Konzepts eröffnet die Möglichkeit, weiterführende Daten über die Betreuung während der Entbindung zu sammeln und dann festzustellen, ob es noch in anderen als den von Kirkham (1989) untersuchten Settings vorkommt. Die Daten können in formalen Feldstudien, aber auch von allen Hebammen, die Frauen während der Entbindung betreuen, erhoben werden. So kann beispielsweise gefragt werden, welcher Umgangston im jeweiligen Kreißsaal herrscht und ob dieser geeignet ist, Frauen zu ermutigen, partnerschaftlich an ihrer Betreuung mitzuwirken. Diese Arbeit beweist den Wert qualitativer Studien für die Identifikation von Konzepten, die dann auf Faktoren untersucht werden sollten, die deren Wirkung verstärken oder verringern, um schließlich zu einer praxiserprobten und aus der Praxis entstandenen Theorie zu führen.

In einer anderen qualitativen Studie, die sich mit dem Erleben postpartaler Depression befasst, fungierte Beck (1993) als Anleiterin einer Selbsthilfegruppe junger Mütter und befragte die Teilnehmerinnen nach ihren Erfahrungen mit Traurigkeit nach der Geburt. Beck (1993) schildert sehr detailliert, wie sie bei der Analyse der Interviews vorging und aus den vorhandenen Daten theoretische Konstrukte (Konzepte) entwickelte. Dann entwirft sie eine Theorie postnataler Depression und nennt dabei vier Stadien, die Frauen durchlaufen, wenn sie auf dem schmalen Grat zwischen seelischer Gesundheit und Krankheit balancieren. Diese vier Stadien oder Konzepte sind: das Erleben schrecklicher Angst, Ich-Verlust, Überlebenskampf und Wiedergewinnung der Kontrolle. Auch diese Konzepte beschreiben, wie es in Kirkhams (1989) Untersuchung der Fall war, den Prozess postnataler Depression aus dem Blickwinkel der betroffenen Frau.

Oakley (1979; 1980) erläutert in einer umfangreichen Studie über Erstgebärende sowohl den Forschungsprozess, den Prozess der Theoriekonstruktion als auch die in qualitativer Forschung gesammelten Daten. In ihrem Buch Becoming a Mother verwendet Oakley (1979) Auszüge aus Gesprächen, die sie und andere Forscherinnen mit Frauen während der Schwangerschaft und kurz nach der Entbindung geführt haben. Diese Interviews waren zum Teil strukturiert, die unstrukturierten Passagen erhellen jedoch sehr genau die Einstellungen, Erwartungen und Erfahrungen dieser Frauen beim Prozess des Mutterwerdens. Andere qualitative Studien, die mit offenen oder semi-strukturierten Interviews und Tonbandaufzeichnungen arbeiteten, wurden bereits in früheren Kapiteln erwähnt. Weitz und Sullivan (1985) sammelten Informationen über die Betreuungsmodelle von Laien-Hebammen durch Interviews mit diesen Frauen, Benoit (1989) bediente sich in ihrer Studie über die Tätigkeit von Hebammen in verschiedenen Settings in Neufundland und Labrador der gleichen Methode. McCrea (1993) befragte Hebammen mit dieser Methode, um herauszufinden, wie es zu mangelhaften Beziehungen zwischen Hebammen und Müttern kommt, während Bowler (1993) einen Aspekt der Kommunikation, nämlich die Verwendung von Stereotypen, untersuchte. McCrea (1993) hat herausgefunden, dass das Konzept des Selbstvertrauens, also die Rollensicherheit der Hebamme, im Hinblick auf ihre Beziehungen mit Frauen eine Schlüsselstellung einnimmt. Ihr Selbstvertrauen stand mit ihrer Fähigkeit, Beziehungen mit den Frauen und ihren Partnern herzustellen, in enger Verbindung. Bowler (1993) trug zum Verständnis dieses Prozesses bei, indem sie untersuchte, wie Hebammen Frauen anderer Kulturkreise stereotyp beurteilen. Bei allen angeführten Beispielen ermöglicht die Kenntnis dieser Konzepte, dass sie in der Praxis und durch Forschung weiter untersucht werden.

8.3.2 Gemeinsamkeiten erkennen

In diesem Buch ging es implizit oft darum, dass sich alle Hebammen über die Konzepte klar werden müssen, die ihre Bilder von Betreuungsarbeit prägen, um sie auch Anderen darlegen zu können. Dieser Prozess, so die Annahme, wird dann eine Diskussion darüber auslösen, welche Konzepte von allen geteilt werden und welche nicht. Hebammen sind meist in Institutionen, Krankenhäusern oder Teams tätig. Es gibt in Großbritannien nur noch wenige Hebammen, die ganz allein arbeiten (obwohl viele freie Hebammen, die in Teams arbeiten, auch nicht viel direkten Kontakt mit ihren Kolleginnen haben, was auch bei zahlreichen anderen Heilberufen der Fall ist). Die Tätigkeit von Hebammen ist immer mehr oder weniger mit Teamarbeit verbunden, die hier und auch bei anderen Arbeitsgruppen effektiver verläuft, wenn der jeweilige Betreuungsansatz bekannt und eine Verständigung darüber erfolgt ist, welche Standpunkte allen gemeinsam sind und worin sich die Ansätze unterscheiden.

Eine Reihe von Autorinnen zeigen Wege auf, wie gemeinsame Ziele erkannt und entwickelt werden können. Henderson (1990) beschreibt einen Prozess, der über einen Zeitraum von vier Jahren auf einer Entbindungsstation statt fand. Am Anfang stand die Entwicklung von Geburtsplänen und individualisierter Betreuung. Dann folgten Gespräche über die Betreuungsphilosophie «wobei Diskussionen über Anschauungen und Wertvorstellungen von Müttern und Hebammen eine wichtige Rolle spielten» (Henderson, 1990, S. 64). Nachdem bekannte Modelle untersucht und verworfen wurden, einigte man sich dahingehend, dass die Hebammen anhand ihrer Betreuungspraktiken ein eigenes Modell entwickeln sollten. Es wurden Arbeitsgruppen gebildet, in denen nach «Betreuungselementen» (Henderson, 1990, S. 66) gesucht und entschieden wurde, dass sich das Modell auf die Maslow'sche Hierarchie der Bedürfnisse gründen sollte. Durch Literaturstudium (siehe Kapitel 7) entstand das Human Needs Model of Midwifery, das dann praktisch erprobt wurde. Zugleich «betonten die Hebammen die Notwendigkeit, den vorhandenen Bestand an Dokumentationen zu bearbeiten» (Henderson, 1990, S. 65) und entwickelten neue Dokumentationsformen, die der Anwendung des Modells dienlicher sein sollten. Methven (1989) hat aufgezeigt, welche negativen Auswirkungen unangemessene Formen der Dokumentation auf den Einsatz des jeweiligen Modells haben. Nur klare, genaue und aktuelle Dokumentationen fördern die praktische Umsetzung eines Modells, auf das sich alle geeinigt haben. Henderson kommt zu dem Schluss, dass das Modell «Hebammen die Gelegenheit bietet, ihre Werte und Überzeugungen zu diskutieren und somit ihre erbrachte Betreuungsarbeit zu überprüfen. Das hier vorgestellte Modell spiegelt die Ansichten, Philosophien und Annahmen einer bestimmten Gruppe von Hebammen. Es ist ein praxisleitender Bezugsrahmen, ein strukturierter Weg, Betreuung zu planen, durchzuführen und auszuwerten» (Henderson, 1990, S. 66–67).

Von den Zielen der einzelnen Hebamme ausgehend, wurden gemeinsame Ziele entwickelt, ein Prozess, der vier Jahre in Anspruch nahm und beweist, dass jede Veränderung Zeit zur Verarbeitung braucht. Mayes (1987) und Smith (1991) liefern zwei weitere Beschreibungen des Prozesses der gemeinsamen Zielfindung, die mehr Informationen darüber liefern, welchen Sinn Hebammen den verschiedenen Konzepten zuschreiben (siehe Kapitel 7).

Aus dem Bereich der Altenpflege bringt Wright (1986; 1990) viele vernünftige Ratschläge dazu ein, wie sich feststellen lässt, welche Betreuungsmodelle Pflegekräfte haben. Sie lassen sich auch gut auf das Hebammenwesen übertragen. Wright (1990) beschreibt den Prozess der Entwicklung eines praxisleitenden Modells in einer Abteilung, die sie als ganz gewöhnliche Abteilung bezeichnet und mit Personal besetzt war, das nur geringe Bildungschancen gehabt hatte. Es fanden viele Sitzungen statt, die von Leuten geleitet wurden, die in der Abteilung und in der Ausbildung zusammenarbeiten. Nachdem das Team seine Philosophie durch Diskussionen und das Lesen einschlägiger Artikel und Bücher herausgearbeitet hatte, wurde das Modell eingesetzt, um die Praxis zu lenken, Personal und den Nachwuchs zu unterweisen und Forschungsaktivitäten in der Abteilung durchzuführen. Wright (1986) bemerkt, dass praxisbezogene Modelle auf das Personal einer Abteilung und die betreuten Menschen zugeschnitten sein müssen und schreibt:

1. Modelle müssen in einer Sprache verfasst, erläutert und umgesetzt werden, die dem gesamten Personal geläufig ist.
2. Ein Pflegemodell, das sich nur auf den Patienten oder die Patientin konzentriert und die Pflegenden selbst, den sozialen Hintergrund des Krankenhauses und der betreffenden Kommune vernachlässigt oder gering schätzt, ist wenig hilfreich. (Wright, 1986, S. 40)

Smith (1991) illustriert die Wichtigkeit dieses Themas anhand der Entwicklung des Newborne Modells, das die Frau und den Fetus oder das Kind im Kontext ihrer erweiterten Familien sieht, in ihrem gesellschaftlichen Umfeld und ihre kulturellen Wertvorstellungen beachtet. Ein von der Frau auszufüllender Betreuungsplan, der in benutzerfreundlicher Sprache abgefasst wurde, sollte die Partizipation erleichtern und Sprachbarrieren zwischen Hebammen und Frauen verhindern.

Wright (1986) bemerkt, dass Modelle fortlaufend weiterentwickelt werden müssen und Veränderung auf die eine oder andere Weise im Prozess der Modellentwicklung enthalten sein muss. Das Nachdenken über die praktische Arbeit, das mit der Entwicklung eines Modells verbunden ist, führt dazu, dass viele Bereiche der Praxis hinterfragt werden. Dieser Vorgang kann Forschungsinteresse auslösen und das Modell modifizieren oder weiterentwickeln. Der von Wright (1990) beschriebene Ansatz der Modellentwicklung, der von den praktischen Gegebenheiten ausgeht und weitgehend unberechenbar ist, will schwerpunktmäßig die Praxis durchleuchten und ergründen, warum es verschiedene Praktiken gibt. Dieser Ansatz ist eine Form des Veränderungsmanagements, das vom Personal einer Abteilung ausgeht, nicht von einer bereits existierenden Theorie oder einem bekannten Modell. Er ist ein Beispiel für die Verwendung eines induktiven Ansatzes zur Theorieentwicklung, das viele Menschen, die in einem bestimmten Setting arbeiten, einbindet.

8.3.3 Praxistheorie

Qualitative Forschungsmethoden und der Prozess der Identifizierung gemeinsam angestrebter Ziele können als Ansätze der Theorieentwicklung gelten, die innerhalb des naturalistischen Paradigmas angesiedelt sind (Vaughan, 1992). Der Prozess der Praxisexploration durch Beschreibung und Benennung der dort vorhandenen Elemente kann dem Paradigma der kritischen Sozialtheorie zugeordnet werden, oder einfach als bester Ausgangpunkt zur Identifikation der Konzepte gelten, die Hebammen in ihrer praktischen Tätigkeit vertreten.

Dabei ist das Aufzeigen oder die Beschreibung der Konzepte in der Praxis die wichtigste Aufgabe. Das Augenmerk richtet sich weniger auf das, was Hebammen glauben tun zu müssen als vielmehr auf das, was sie tatsächlich tun. Es sollen die praktisch genutzten Theorien (theories-in-use) erkannt und beschrieben werden, weniger die theoretisch vertretenen Theorien (theories-in-action) (Aygris und Schön, 1974). Übernommene Theorien entstehen aus früher durchgemachten Lernprozessen des Individuums; sie werden genannt, wenn jemanden gefragt wird, wie sich er oder sie in einer bestimmten Situation verhalten würde. Man könnte sagen, dass philosophische und andere Schriften, übernommene Theorien vertreten. Wichtiger ist allerdings, wie Hebammen und Andere tatsächlich handeln, denn ihr Tun, so Argyris und Schön (1974), lässt ihre umgesetzte Theorie erkennen. Wie im Kapitel 3 erläutert, können für die Diskrepanz zwischen übernommenen und umgesetzten Theorien, neben ausbildungsbedingten und anderen, oft organisatorische Gründe verantwortlich gemacht werden. So waren beispielsweise die Hebammen des oben beschriebenen Projekts der Meinung (übernommene Theorie), individualisierte Betreuung der Frauen sei sehr wichtig. In der Praxis dagegen gab es eine Kluft zwischen der übernommenen Theorie dieser Hebammen und ihrer praxisprägenden, genutztenTheorie (theorie-in-use) (Bryar, 1985). Solche Beobachtungen beweisen, dass, sofern eine Veränderung tatsächlich ernsthaft angestrebt wird, Veränderung auf allen Ebenen des handlungsorientierten Bezugsrahmens notwendig sind.

Argyris und Schön (1974) beschreiben, wie einzelne Personen vorgehen müssen, wenn sie ihre genutzten Theorien (oder Praxistheorien) erkennen wollen. Sie fordern die Person auf, eine schwierige Intervention oder Interaktion zu beschreiben, an der eine oder mehrere Personen beteiligt sind, die sie (1) bereits gemeistert haben, oder (2) in naher Zukunft erwarten (Argyris und Schön, 1974, S. 41). Die Beschreibung auf der einen Hälfte des Blatts lässt erkennen, was im Kopf des Verfassers oder der Verfasserin während des Ereignisses vorging, auf der anderen Hälfte wird so genau wie irgend möglich beschrieben, wie die Intervention tatsächlich ablief. Die Beschreibung wird dann in der Gruppe diskutiert. Individuelles Nachdenken und Diskussionen in der Gruppe ermöglichen es, die verborgenen Haltungen und Konzepte des Autors oder der Autorin zu erkennen. Das

Wissen um diese Werthaltungen, Konzepte und Verhaltensweisen ist die Voraussetzung für Veränderung, Modifikation oder bewusstes, praktisches Testen der Konzepte und Theorien. Argyris und Schön (1974) wollen Veränderungen bewirken und haben weniger die Theoriebildung im Blick, doch viele Hebammen, die nach neuen Formen der Betreuung suchen, würden mit den beiden übereinstimmten, wenn sie das Ziel dieses Prozesses folgendermaßen beschreiben:

> Nur wenn wir verstehen, wie wir eine Diagnose stellen und unsere Erfahrung konstruieren, wie wir handeln und unser Verhalten kontrollieren, während wir zugleich unsere Ziele verfolgen, können wir unsere Effektivität beurteilen und steigern. Wenn wir lernen, uns anders zu verhalten und uns diese neuen Verhaltensweisen einprägen, erschaffen wir eine neue Welt. (Argyris und Schön, 1974, S. xi)

Benner (1984) hat in ihren Arbeiten nachgewiesen, wie wichtig es ist, bei der Entwicklung einer neuen Theorie von der Alltagspraxis auszugehen. Sie setzt bei der Beschreibungen der Praxis an, um zu erfahren, was es heißt, eine Pflegekraft zu sein und festzusetzen welche Kompetenzen dabei gefragt sind (Benner, 1984; Benner und Wrubel, 1989). Durch Sammlung und Untersuchung von Praxisbeschreibungen will Benner herausfinden, welche Elemente in der Praxis auf den verschiedenen Ebenen der Kompetenz ineinander wirken. Dieser Ansatz, das wird damit deutlich, beruht zum einen auf der detaillierten Untersuchungen von Praxisbeschreibungen, zum anderen geht dieser umfassende Analyseansatz von deduktiver Theorie aus und ist davon geprägt.

Das von Agryis und Schön (1974) geschilderte Vorgehen kann am besten als Prozess des Geschichtenerzählens bezeichnet werden. Diesen erzählenden Ansatz haben auch Fairbairn und Mead (1993a und 1993b) verwendet, als sie ethische Dilemmata oder die Umsetzung ethischer Konzepte im Bereich der Pflege untersuchten. Sie beschreiben sehr ausführlich, wie sie diese Konfliktsituationen explorierten. Anhand vorgegebener Fallgeschichten, in denen ein moralisches Dilemma vorkommt, werden die GruppenteilnehmerInnen aufgefordert, sich in einen Konflikt hineinzudenken. Nachdem sie sich in die Geschichte vertieft haben, werden sie gebeten, so offen wie möglich über die Geschichte zu schreiben. Dann findet eine Diskussion statt, bei der die Teilnehmenden aus der eigenen Geschichte und der Orginalversion die dort enthaltenen ethischen Themen herausziehen, d.h. sie identifizieren die ethischen Konzepte und die daraus resultierenden Handlungen. In gleicher Weise könnten Hebammen Geschichten über ihre Arbeit schreiben und anhand dieser Geschichten herausfinden, welche Hebammenkonzepte dahinter stecken.

Fairbairn und Mead (1993b) weisen auf das Aufbrechen von Trauer hin, das dieser Prozess des gemeinsamen Geschichtenerzählens verursachen kann, wenn bei einzelnen GruppenteilnehmerInnen die Erinnerung an eine eigene, ähnliche gelagerte ethische Konfliktsituation heraufbeschworen wird. Das muss bedacht werden, wenn das Geschichtenerzählen im Hebammenbereich eingesetzt wird, wobei die Geschichten nicht notwendigerweise belastende Situationen schildern müssen. Es ist genau so wichtig, die einem unterstützenden Gespräch zwischen Hebamme und schwangerer Frau zu Grunde liegenden Konzepte zu kennen, wie die Konzepte hinter schwierigeren Situationen. Das Offenlegen von Praxiskonzepten geht mit Nachdenken und Reflektionen einher, was manche Menschen vielleicht nicht gewohnt sind und deshalb vermeiden. Dieser Prozess braucht die Unterstützung einer Gruppe, die «eine Gruppe sein muss, die den Teilnehmenden das Lernen ermöglicht» (Argyris und Schön, 1974), oder individuelle Formen der Unterstützung, etwa einen Mentor oder eine Mentorin (Morton-Cooper und Palmer, 1993).

Es fällt Hebammen offenbar leichter, über ihre Arbeit zu sprechen, wenn ihre Praxistheorie durch Herauskitzeln ihrer handlungsleitenden Konzepte offengelegt wird. Das gemeinsame Besprechen in der Gruppe hilft, festzustellen, welche Konzepte von allen geteilt werden und welche Unterschiede bestehen. Diese Konzepte können dann durch Geschichtenerzählen, Beobachtung der Praxis und Forschung näher untersucht werden.

8.4 Zusammenfassung

In diesem Kapitel wurde versucht, die Diskussionen und Themen früherer Kapitel zusammenzuführen und verschiedene Ansätze der Konzeptidentifizierung und Theoriebildung für die Tätigkeit von Hebammen zu erläutern. Die zwei wichtigsten sind die deduktiven und die induktiven Ansätze. Deduktive Ansätze verwenden Theorien anderer Disziplinen und Literatur für und über das Hebammenwesen. Induktive Ansätze umfassen qualitative Forschung, die Identifikation gemeinsamer Ziele und Praxistheorie. Die verschiedenen Ansätze eigenen sich für verschiedene Situationen und verschiedene Personen. Deduktive und induktive Ansätze und deren Kombination bieten enorme Chancen für die Entwicklung von Theorie und die praktische Arbeit von Hebammen. Künftige Theorieentwicklung wird aber auch helfen die Frage zu beantworten, die am Anfang des Buches stand: Wie betreue ich? Wie betreuen Andere?

Literatur

Aaronson, L. S. 1987. Nurse-Midwives and Obstetricians: Alternative models of care and client ‹fit›. *Research in Nursing and Health* 10, 217–226.

Abel, S. and Kearns, R. A. 1991. Birth Places: A geographical perspective on planned home birth in New Zealand. *Social Science and Medicine* 33 (7), 825–834.

Ackerman, B. 1986. Midwives – past, present and future. In Claxton, R. (Ed.), *Birth Matters, Issues and alternatives in childbirth*. Ch. 4, 62–74. Unwin Paperpacks, London.

Adair, J. 1986. *Effective Teambuilding*. Pan Books London.

Adams, M., Armstrong-Esther, C., Bryar, R., Duberley, J., Strong, G. and Ward, E. 1981. The Nursing Process in Midwifery, Trial run. *Nursing Mirror* 151 (9), 26–27.

Aggleton, S. and Chalmers, H. 1986. *Nursing Models and the Nursing process*. Macmillan, London.

Aggleton, S. and Chalmers, H. 1987. Models of Nursing, Nursing Practice and Nurse Education. *Journal of Advanced Nursing* 12 (5), 573–581.

Argyris, C. and Schön, D. A. 1974. *Theory in Practice. Increasing Professional Effectiveness.* Jossey-Bass Publishers, San Francisco.

Alexander, J.E. 1989. From Novice to Expert: Excellence and power in clinical nursing practice. In Marriner-Tomey, A. (Ed.), *Nursing Theorists and Their Work*. (2 nd ed.) Ch. 16; 187–199. The C. V. Mosby Co., St. Louis.

Ament, L. A. 1989. Maternal Task of the Puerperium Reidentified. JOGNN, *Journal of Obstetric, Gynaecologic and Neonatal Nursing* 19 (4), 330–335.

Adreano, R. 1993. Reflections on the Economist and Health Economics in an International Setting. *Social Science and Medicine* 36 (2), 137–141.

Arms, S. 1981. *Immaculate Deception*. Bantam Books, New York.

Arney, W.R. 1982. *Power and the Profession of Obstetrics*. The University of Chicago Press, Chicago.

Association for Improvements in the Maternity Services. 1992. Childbirth Care – Users' View. Submission to the House of Commons Health Committee 1991. AIMS, Iver, Buckinghamshire.

Association of Radical Midwives, 1986. *The Vision: Proposals or the future of the maternity services*. The Association of Radical Midwives. Ormskirk, Lancashire.

Auvenshine, M. A. and Enriquez, M. G. 1990. *Comprehensive Maternity Nursing* (2 nd ed.). Jones and Bartlett Publishers, Boston.

Ball, J. A. 1981. The Effects of the Present Patterns of Maternity Care upon the Emotional Needs of Mothers, I, II and III. *Midwives Chronicle* 95 (1120), 150–154; (1121), 198–202; (1122); 231–233.

Ball, J. A. 1987. *Reactions to Motherhood. The role of postnatal care,* Cambridge University Press, Cambridge.

Ball, J. A. 1989, Postnatal Care and Adjustment to Motherhood. In Robinson, S. and Thomson, A. (Eds.), *Midwives, Research and Childbirth.* Volume I. Ch. 8, 154–175. Chapman and Hall, London.

Ball, J. A., Flint, C., Garvey, M., Jackson-Baker, A., Page, L. and Bryans, B. 1992. *Who's Left Holding the Baby? An organisational framework for making the most of midwifery services.* The Nuffield Institute for Health Services Studies, University of Leeds, Leeds.

Ball, J. A. and Hughes, D. 1993. Quality Assurance in Maternity care. In Bennett, V. R. and Brown, L. K. (Eds.), 1993. *Myles textbook for Midwives* (12th ed.) Ch. 52, 793–808. Churchill Livingston, Edinburgh.

Barclay, L., Andre, C. A. and Glover, S. A. 1989. Women's Business: The challenge of childbirth. *Midwifery* 5 (3), 122–133.

Beck, C. T. 1993. Teetering on the Edge: A substantive theory of postpartum depression. *Nursing Research* 42 (1), 42–48.

Bee, A. M. and Oetting, S. 1989. Ramona T. Mercer: Maternal role attainment. In Marriner-Tomey, A. (Ed.), *Nursing Theorists and Their Work.* (2nd ed.) Ch. 24, 292–306. The C. V. Mosby Co., St. Louis.

Belbin, R. M. 1981. *Management Teams: Why they succeed or fail.* Heinemann, London.

Benner, S. 1984. *From Novice to Expert. Excellence and power in clinical nursing practice.* Addison-Wesley Publishing Co, Menlo Park, California.

Bennett, V. R. and Brown, L. K. (Eds.), 1993. *Myles Textbook for Midwives* (12th ed.) Churchill Livingstone, Edinburgh.

Benoit, C. M. 1987. Midwives in Passage: A case study of occupational change. PhD thesis. Unveröffentlicht. University of Toronto, Toronto.

Benoit, C. 1989. The Professional Socialisation of Midwives: Balancing art and science. *Sociology of Health and Illness* 11 (2), 160–80.

Benoit, C. 1992. Midwives in Comparative Perspective: Professionalism in small organizations. *Current Research on Occupations and Professions* 7, 203–220.

Berger, S. and Luckman, T. 1967. *The Social Construction of Reality.* Penguin Books, Harmondsworth, Middlesex.

Boud, D., Keogh, R. and Walker, D. 1985. *Reflection: Turning experience into learning.* Kogan Page, London.

Bowler, I. 1993. ‹They're Not the Same as us›: Midwives' stereotypes of South Asian descent maternity patients. *Sociology of health and illness* 15 (2), 157–178.

Brackbill, Y., Rice, J. and Young, D. 1984. Birth TraS. *The legal low-down on high-tech obstetrics.* The C. V. Mosby Company, St. Louis.

Bradshaw, J. and Whitfield, S. 1986. *Planned Individualised Care of Mother, Baby and Family Unit.* ENB Learning Resources Unit, Sheffield.

Brearley, S. 1990. *Patient Participation: The literature.* Scutari Press, Harrow.

Breen, D. 1975. *The Birth of a First Child: Towards an understanding of feminity.* Tavistock Publications, London.

Bryar, R. and Strong, G. 1983. Tiral run – continued. *Nursing Mirror* 157 (15), 45–48.

Bryar, R. 1985. A Study of the Introduction of the Nursing Process in a Maternity Unit. MPhil thesis. Unveröffentlicht. Southband Polytechnic, London.

Bryar, R. 1987, The Nursing Process: A literature review. Midwifery 3 (3), 109–116.

Bryar, R. 1988. Midwifery and Models of Care. *Midwifery* 4 (3), 111–117.

Bryar, R. 1991a. Research and Individualised Care in Midwifery. In Robinson, S. and Thomson, A. M. (Eds.), *Midwives, Research and Childbirth*. Volume 2. Ch. 3, 48–71. Chapman and Hall, London.

Bryar, R. 1991b. ‹Since the Centre Started I am a Different Woman›: Report of a WHO Fellowship visit to the Netherlands. Teamcare Valleys, Welsh Office, Cardiff.

Buckenham, J. E. and McGrath, G. 1983. *The Social Reality of Nursing*. ADIS Health Service Press, Sydney.

Carper, B. A. 1992. Fundamental Patterns of Knowing in Nursing. In Nicholl, L. H. (Ed.). *Perspectives on Nursing Theory* (2nd ed.). Ch. 19, 216–224. J. B. Lippincott Co., Philadelphia.

Carter, D. 1992. A Philosophy of Care. Unveröffentlicht. Mid Trent College of Nursing and Midwifery, Faculty of Midwifery.

Carty E. M. and Tier, D. T. 1989. Birth Planning. A reality-based script for buliding confidence. *Journal of Nurse-Midwifery* 34 (3), 111–114.

Carveth, J. A. 1987. Conceptual Models in Nurse-Midwifery. *Journal of Nurse-Midwifery* 32 (1), 20–25.

Casteldine, G. and Jones, K. 1987. Model Pregnancies. *Senior Nurse* 7 (1), 7–8.

Chalmers, I., Oakley, A. and MacFarlane, A. 1980. Perinatal Health Services: An immodest proposal. *British Medical Journal* 280 (6, 217), 842–845.

Chapman, C. M. 1985. *Theory of Nursing: Practical application*. Harper and Row, London.

Chin, R. and Benne, K. D. 1976. General Strategies for Effecting Changes in Human Systems. In Bennis, W. G., Benne, K. D., Chin, R. and Corey. K. E. *The Planning of Change* (3rd ed.) Holt, Rinehart and Winston, New York, Cited by Hegyvary, S. T. 1982. *The Change to Primary Nursing: A cross-cultural view of nursing practice*. The C. V. Mosby Company, St Louis.

Chinn, S. L. and Kramer, M. K. 1991. Theory and Nursing: A systematic approach. Mosby Year Book, St Louis.

Clark, M. 1986. Action and Reflection: Practice and theory in nursing. *Journal of Advanced Nursing* 11 (1), 3–11.

Comaroff, J. 1977. Conflicting Paradigmas of Pregnancy: Managing ambiguity in antenatal encounters. In Davis, A. and Horobin, G. (Eds.), *Medical Encounters: The Experience of Illness and Treatment*. Ch. 8, 115–134. Croom Helm, London.

Combes, G. and Schonveld, A. 1992. *Life will Never be the Same Again. Learning to be a first time parent*. Health Education Authority, London.

Cornford, F. M. 1946. Plato's *Theorie of Knowledge*. Kegan Paul, Trench, Trubner and Co. London.

Cranley, M. S. 1981. Development of a Tool for the Measurement of Maternal Attachment during Pregnancy. Nursing Research 30 (5), 218–284.

Cronenwett, L. and Brickman, S. 1983. Models of Helping and Coping in Childbirth. *Nursing Research* 32 (2), 84–88.

Currell, R. 1990. The Organisation of Midwifery Care. In Alexander, J., Levy, V. and Roch. S. (Eds.), *Midwifery Care, Antenatal Care. A research-based approach*. Ch. 2, 20–41. Macmillan, London.

Danko, M., Hunt, N. E., Marich, J. E., Marriner-Tomey, A., McCreary, C. A. and Stuart, M. 1989. Ernestine Wiedenbach: the helping art of clinical nursing. In Marriner-Tomey. A. (Ed.). Nursing Theorists and their Work (2nd ed.). Ch. 20, 240– 252. The C. V. Mosby Co., St. Louis.

Davies, C. and Francis. A. 1976. Perceptions of Structure in National Health Service Hospitals. In Stacy, M. (Ed.), *Nursing Theorists and their Work* (2nd ed) *The Sociology ot the NHS*, 120–139. Sociological Review Monograph 22. University of Keele, Keele.

Davies, J. and Evans, F. 1991. Newcastle Community Midwifery Care Project. In Robinson, S. and Thomson, A. M. (Eds.). *Midwives, Research and Childbirth*. Volume II. Ch. 5, 104–139. Chapman and Hall, London.

Davis, E. 1987. *Heart and Hands. A Midwife's guide to pregnancy and birth* (2nd ed) Celestial Arts, Berkeley, California.

DeMeester, D., Lauer, T., Neal, S. E. and Williams, S. 1989. Virginia Henderson, Definition of Nursing. In Marriner-Tomey, A. (Ed.), *Nursing Theorists and Their Work* (2nd ed). Ch. 8, 80–92. The C. V. Mosby Co., St. Louis.

Department of Health. 1991. *The Health of the Nation. A consultative document for health in England*. HMSO, London.

Department of Health. 1991. *Changing Childbirth*. Part I, Report of the Expert Maternity GrouS. HMSO, London.

Department of Health. 1993b. *Changing Childbirth*. Part II: Survey of good Communications Practice in Maternity Services. HMSO, London.

DeVries, R. G. 1993. A Cross-national View of the Status of Midwives. In Riska, E. and Wegar, K. (Eds.) *Gender, Work and Medicine: Women and the medical division of labour*. SAGE Publications, London.

Dickoff, J. and James, S. 1992. A Theory of Theories: A position paper. In Nicholl, L. H. (Ed.), *Perspectives on Nursing Theory* (2nd ed.) Ch. 8, 99–111. J. B. Lippincott Co., Philadelphia.

Dickoff, J., James, S. and Wiedenbach, E. 1992a. Theory in a Practice Discipline, Part I: Practice orientated theory. In Nicholl, L. H. (Ed.), *Perspectives on Nursing Theory* (2nd ed.) Ch. 46, 468–500. J. B. Lippincott Co., Philadelphia.

Dick-Read, G. 1987. *Childbirth without Fear: The original approach to natural childbirth* (5th ed.). Harper and Row, New York.

Dines, A. and Cripp, A. (Eds.), 1993. *Health Promotion. concepts and practice*. Blackwell Scientific Publications, Oxford.

Distance Learning Centre. 1992. *Midwifery Update Modules* 1–9. Distance Learning Centre, South Bank University, London.

Donnison, J. 1988. Midwives and Medical Men. (2nd ed.). Historical Publications, London.

Downe, S. 1991. The Midwife as Practitioner: Midwifery Standards – Uniformity or Quality? *Midwifes Chronicle and Nursing Notes* 104 (1,236): 3–4.

Dubos, R. 1960. Mirage of Health. Georges Allen and Unwin, London. Zitiert von McKeown, T. 1979, *The Role of Medicine: Dream, mirage or nemesis?* Basil Blackwell, Oxford.

Dunkerley, D. 1972. *The Study of Organizations*. Routledge and Kegan Paul, London.

Dunn, S. I. and Trépanier, M. J. 1989. Application of the Neuman Systems Model to Perinatal Nursing. In Neuman B., *The Neuman Systems Model* (2nd ed.) Ch. 24, 407–421. Appleton and Lange, Norwalk, Connecticut.

Dunnington, R. M. and Glazer, G. 1991. Maternal Identity and Early Mothering Behaviour in Previously Infertile and Never Infertile Women. *JOGNN, Journal of Obstetric, Gynaecologic and Neonatal Nursing* 20 (4), 309–318.

Eben, J. D., Gashti, N. N., Nation, M. J., Marriner-Tomey, A. and Nordmeyer, S. B. 1989. Dorothea E. Orem. Self-Care Deficit Theory of Nursing. In Marriner-Tomey, A. (Ed.). *Nursing Theorists and Their Work* (2nd ed.). Ch. 11, 118–132. The C. V. Mosby Co., St. Louis.

Ehrenreich, B. and English, D. 1973. *Witches, Midwives and Nurses: A history of women healers.* Writers and Readers Publishing Cooperative, London.

Enkin, M., Keirse, M. J. N. C. and Chalmers, I. 1991. *A Guide to Effective Care in Pregnancy and Childbirth.* Oxford University Press, Oxford.

Ewles, L. and Simnett, I. 1992. *Promoting Health: A practical guide* (2nd ed.) Scutary Press, London.

Eyer, D. E. 1993. *Mother-Infant Bonding: A scientific fiction.* Yale University Press, New Haven.

Fairbairn, G. and Mead, M. 1993a. How Nurses can use a Story-telling Approach. *Nursing Standard* 7 (32), 32–36.

Fairbairn, G. and Mead, D. 1993b. Working with the Stories Nurses Tell. *Nursing Standard* 7 (31), 37–40.

Fauvel, J., Flood, R., Shortland, M. and Wilson, R. 1989. *Let Newton Be!* Oxford University Press, Oxford.

Fawcett, J. 1984. *Analysis and Evaluation of Conceptual Models of Nursing.* F. A. Davis Company, Philadelphia.

Fawcett, J. and Tulman, L. 1990. Building a Programme of research from the Roy Adaptation Model of Nursing. *Journal of Advanced Nursing* 15 (6), 720–725.

Fawcett, J. 1990. Preparation for Caesarian Childbirth: Derivation of a nursing intervention from the Roy Adaptation Model. *Journal of Advanced Nursing* 15 (12), 1418–1425.

Fawcett, J. 1992. A Framework for Analysis and Evaluation of Conceptual Models of Nursing. In Nicholl, L. H. (Ed.), *Perspectives on Nursing Theory* (2nd ed.) Ch. 41, 424–441. J. B. Lippincott Company, Philadelphia.

Fawcett, J., Pollio, N., Tully, A., Baron, M., Henklein, J. C. and Jones, R. C. 1993. Effects of Information on Adaption to Caesarean Birth. *Nursing Research* 42 (1), 49–53.

Fender, H. 1981. Midwifery Care Plan. *The Association of Radical Midwives Newsletter.* No. 11. Sept. 10–11.

Field, S. A. 1983. An Ethnography: Four public health nurses' perspectives of nursing. *Journal of Advanced Nursing* 8 (1), 3–12.

Field, S. A. and Morse, J. M. 1985. *Nursing Research: The application of qualitative approaches.* Croom Helm, London.

Field, S. A. 1990. Effectiveness and Efficacy of Antenatal Care. *Midwifery* 6 (4), 215–223.

Fitzpatrick, J. J. and Whall, A. L. 1989. *Conceptual Models of Nursing; Analysis and application* (2nd ed.) Appleton and Lange, Norwalk, Connecticut.

Flint, C. 1989. *Sensitive Midwifery.* Heinemann Nursing, Oxford.

Flint, C. 1993. *Midwifery Teams and Caseloads.* Butterworth/Heinemann Ltd. Oxford.

Freidson, E. 1970. *Professional Dominance: The social structure of medical care.* Atherton, New York.

Freidson, E. 1975. *Profession of Medicine: A study of the sociology of applied knowledge.* Dodd, Mead and Company, New York.

Garcia, J., Kilpatrick, R. and Richards, M. (Eds.) 1990. *The Politics of Maternity Care. Services for childbearing women in twentieth-century Britain.* Clarendon Press, London.

Garcia, J., Garforth, S. and Ayers, S. 1987. The Policy and Practice in Midwifery Study: Introduction and methods. *Midwifery* 3 (1), 2–9.

Garforth, S. and Garcia, j. 1987. Admitting – a Weakness or a Strength? Routine admission of a woman in labour. *Midwifery* 3 (1), 10–24.

Gaskin, I. M. 1977. Spiritual Midwifery. The Book Publishing Company, Summertown.

Glaser, B. G. and Strauss, A. L. 1967. *The Discovery of Grounded Theory: Strategies for qualitative research.* Aldine Publishing Co, New York.

Gonot, S. J. 1989, Imogene M. King's Conceptual Framework for Nursing. In Fitzpatrick, J. J. and Whall, A. L. (Eds.), *Conceptual Models of Nursing. Analysis and application* (2nd ed.) Ch. 18, 271–283. Appleton and Lange, Norwalk, Connecticut.

Goss, M. E. W. 1963. Patterns of Bureaucracy among Hospital Staff Physicians. In Freidson, E. (Ed.), *The Hospital in Modern Society.* Ch. 6: 170–194, Macmillan, New York.

Hakim, C. 1987. Research Design. Strategies and choices in the design of social research. Unwin Hyman, London.

Hall, M., MacIntyre, S. and Porter, M. 1985. *Antenatal Care Assessed. A case study of an innovation in Aberdeen.* Aberdeen University Press. Aberdeen University Press, Aberdeen.

Handy, C. B. 1976. *Understanding Organisations.* Penguin Books, Harmondsworth.

Hayward, J. 1975. *Information – A prescription against pain.* Royal College of Nursing, London.

Hayward, J. 1986. Report of the Nursing Process Evaluation Working GrouS. NERU Report No 5. Nursing Education Research Unit, Department of Nursing Studies, King's Collge, London.

Hegyvary, S. T. 1982. *The Change to Primary Nursing: A Cross-Cultural View of Nursing Practice.* The C. V. Mosby Company, St. Louis.

Henderson, V. 1990. Models and Midwifery. In Kershaw, B. and Salvage, J. (Eds.), *Models for Nursing* 2. Ch. 7: 57–67. Scutary Press, London.

Henderson, V. 1969. *Basic Principles of Nursing Care.* International Council of Nurses, Geneva.

Hillan, E. M. 1992. Issues in the Delivery of Midwifery Care. *Journal of Advanced Nursing* 17 (3): 274–278.

HMSO. 1992. *The Patients' Charter: A charter for health.* HMSO, London.

House of Commons Health Committee. 1992. *Maternity Services,* Volume I. (Chairman Mr N. Winterton.) HMSO, London.

Hughes, D. 1988. *Midwifery and Models: A High Road to Nowhere? An evaluation of the place of theory in midwifery practice.* MIDRIS Information Pack, Number 8. August: 1–4.

Hughes, D. J. F. and Goldstone, L. A. 1989. Frameworks for Midwifery Care in Great Britain: An exploration of quality assurance. *Midwifery* 5 (4): 163–171.

Hugman, R. 1991. *Power in Caring Professions.* Macmillan, London.

Hunt. S. and Symonds, A. (im Druck). *The Social Meaning of Midwifery.* Macmillan, London.

Inch, S. 1989. *Approaching Birth. Meeting the challenge of labour.* Green Print, London.

Independent Midwives Association, 1993. Register of Independent Midwives. Independent Midwives Association, Southampton.

International Confederation of Midwives, 1993. Position/policy statements adopted by ICN council at meeting in Vancouver – May 1993. Midwifery 9 (3): 169–172.

Jensen, M. D., Benson, R. C. and Bobak, I. M. 1977. *Maternity Care. The nurse and the family*. The C. V. Mosby Company, St. Louis.

Jewson, N. 1993. Inequalities and Differences in Health. In Taylos, S. and Field, D. (Eds.), *Sociology of Health and Health Care: An introduction for nurses*. Ch. 4: 57–93. Blackwell Scientific Publications Ltd. Oxford.

Johnston, R. L. 1989. Orem's Self Care Model of Nursing. In Fitzpatrick, J. J. and Whall, A. L. (Eds.), *Conceptual Models of Nursing* (2nd ed.) Ch. 12: 165–184. Appleton and Lange, Norwalk, Connecticut.

Josten, L. 1981. Prenatal Assessment Guide for Illuminating Possible Problems with Parenting. MCN, *The American Journal of Maternal Child Nursing* 6 (2): 113–117. Jourard, S. M. 1971. The Transparent Self (2nd ed.). D. Van Nostrand Company, New York.

Kane, R. 1990. The 'Line-Down-the-Middle' Theory of nursing. *Nursing Forum* 25 (3): 34–35.

Keane, J. 1982. The Nursing Process Applied to Midwifery. Volumes I and II. Diploma in Advanced Studies Dissertation. Unveröffentlicht. University of Manchester, Manchester.

Keck, J. F. 1989. Terminology of Theory Development. In Marriner-Tomey, A. (Ed.) *Nursing Theorists and Their Work* (2nd ed.). Ch. 2: 15–23. The C. V. Mosby Company, St. Louis.

Kershaw, B. and Salvage, J. (Eds.) 1986. *Models for Nursing*. John Wiley and Sons, Chichester.

Kesby, O. and Grant. M. 1985. Changing the System. *Nursing Mirror* 160 (11), 28–31.

Khan, R. L., Wolfe, D. M., Quinn, R. S. and Snoek, J. D. 1964. *Organizational Stress: Studies in role conflict and ambiguity*. John Wiley and Sons, New York.

Kirkham, M. 1983. Labouring in the Dark: Limitations on the giving of information to enable patients to orientate themselves to the likely events and timescale of labour. In Wilson-Barnett, J. (Ed.). *Nursing Research: Ten studies in patient care. Developements in nursing research*. Volume 2. Ch.4, 85–99. John Wiley and Sons, Chichester.

Kirkham, M. 1988. A Feminist Perspective in Midwifery. In Webb, C. (Ed.), *Feminist Practice in Women's Health Care*. Ch.3, 35–49. John Wiley and Sons, Chichester.

Kirkham, M. 1989. Midwives and Information-giving during Labour. In Robinson, S. and Thomson, A. M. (Eds.), *Midwives, Research and Childbirth*. Vol I. Ch. 6, 117–138. Chapman and Hall, London.

Kitson, A. 1993. *Nursing Art and Science*. Chapman and Hall, London.

Kitzinger, S. 1988. *The Midwife Challenge*. Pandora Press, London.

Kleinmann, A. 1980. Patients and their Healers in the Context of Culture. University of California Press, Berkeley, Cited by Littlewood, J. 1989. A Model for Nursing using Anthropological Literature. *International Journal of Nursing Studies* 26 (3), 221–229.

Kloosterman, G. L. 1984. The Dutch Experience of Domiciliary Confinements. In Zander, L. and Chamberlain, G. (Eds.), *Pregnancy Care for the 1980s*. Ch. 13, 115–125. Royal Society of Medicine and Macmillan, London.

Kolb, D. A. 1984. *Experimental Learning. Experience as the source of learning and development*. Prentice Hall, Englewood Cliffs, New Jersey.

Kuhn, T. 1962, 1970. The Structure of Scientific Revolutions. (2nd ed). International Encyclopaedia of United Science, 2:2. The Chicago University Press, Chicago. Zitiert in Robinson, J. 1992. Problems with paradigms in a caring profession, *Journal of Advanced Nursing* 17 (5), 632–838.

Kwast, B. E. 1993. Safe Motherhood – the first decade. Midwifery 9 (3), 105–123. Lancaster, W. and Lancaster, J. 1992. Models and Model Building in Nursing. In Nicholl, L. H. (Ed.). *Perspectives on Nursing Theory* (2ⁿᵈ ed.). 42, 432–441. J. B. Lippincott Company, Philadelphia.

Laryea, M. G. G. 1980. The Midwives' Role in the Postnatal Care of Primiparae and their Infants in the First 28 Days following Childbirth. MPhil thesis. Unveröffentlicht. Newcastle-upon-Tyne Polytechnic, Newcastle-upon-Tyne.

Leap, N. 1992. The Power of Words. *Nursing Times* 88 (21), 60–61.

Leap, N. and Hunter, B. 1993. *The Midwife's Tale.* Scarlet Press, London.

Lehrman, E.-J. 1988. A Theoretical Framework for Nurse-Midwifery Practice. Dissertation Abstracts International 49 (12), 5320-B.

Lehrman, E.-J. 1993. Persönliche Mitteilung.

Leong, W. C. 1989. The Introduction of Computer-assisted Learning in a School of Midwifery using the Wessex Care Plan Programme. *Nurse Education Today* 9 (2), 114–123.

Levene, L. 1993. You Can't Go Wrong. *The Independent,* 9. August, 10.

Lewin, K. 1952. Group Decision and Social Change. In Swanson, G. E., Newcomb, T. M. and Hartley, E. L. (Eds.), *Readings in Social Psychology.* Revised Edition, 459-473. Henry Holt and Company, New York.

Lewis, J. 1980. *The Politics of Motherhood: Child and Maternal Welfare in England,* 1900–1939. Croom Helm, London.

Littlewood, J. 1989. A Model for Nursing using Anthropological Literature. *International Journal of Nursing Studies* 26 (3), 221–229.

Luker, K. 1988. Do Models Work? Nursing Times 84 (5), 27–29. Lynam, L. E. and Miller, M. A. 1991. Mothers' and Nurses' Perceptions of the Need of Women Experiencing Preterm Labor. *JOGNN, Journal of Obstetric, Gynecologic and Neonatal Nursing* 21 (2), 126–136.

MacArthur, C., Lewis, M. and Knox, E. G. 1991. *Health after Childbirth.* HMSO, London.

Macdonald, J. J. 1992. *Primary Health Care: Medicine in its place.* Earthscan, London.

MacFarlane, J. A. 1984. Facts, Beliefs and Misconceptions about the Bonding Process. In Zander, L. and Chamberlain, G. (Eds.), *Pregnancy Care for the 1980s* Ch. 7, 59–62. Royal Society of Medicine, Macmillan, London.

Macintyre, S. 1980. Interaction in Antenatal Clinics. In Robinson, S. (1981). (Ed.), ‹Research and the Midwife› Conference Proceedings 1979 and 1980. 10, 66–86. ‹Research and the Midwife› Conference, London.

Maclean, G. 1993. ‹Partnership in Care› – A Tale of two African cities. *Modern Midwife* 3 (3), 17–20.

Marriner-Tomey, A. (Ed.) 1989. *Nursing Theorists and their Work.* (2ⁿᵈ ed.). The C. V. Mosby Company, St. Louis.

Marris, S. 1986. *Loss and Change.* Routledge and Kegan Paul. London.

Martell, L. K. and Mitchell, S. K. 1984. Rubin's ‹Puerperal Change›Reconsidered. *JOGNN, Journal of Obstetric, Gynaecologic and Neonatal Nursing* 13(3), 145-149.

Marut, J. S. and Mercer, R. T. 1979, Comparison of Primiparas' Perception of Vaginal and Caesarean Births. *Nursing Research* 28 (5): 260–266.

Maternity Services Advisory Committee, 1984. *Maternity Care in Action.* Part II: Care during Childbirth (Intrapartum Care). HMSO, London.

Maternity Services Advisory Committee. 1985. *Maternity Care in Action.* Part III: Care of Mother and Baby (Postnatal Care). HMSO, London.

Mayes, G. E. 1987. Developing a model of midwifery care in Waltham Forest. *Midwives Chronicle* 100 (1, 198) Supplement:v-ix.

McBride, A. B. 1984. The Experience of Being a Parent. Annual Review of Nursing Research 2, 62–81. Zitiert von Bee, A. M. and Oetting, S. 1989. Ramona T. Mercer: Maternal Role Attainment. In Marriner-Tomey, A. (Ed.). *Nursing Theorists and Their Work.* (2nd ed.), 24, 292–306. The C. V. Mosby Company, St. Louis.

McCool, W. F. and McCool, S. J. 1989. Feminism and Nurse Midwifery. Historical Overview and Current Issues. *Journal of Nurse-Midwifery* 34 (6), 323–334.

McCrea, H. and Crute, V. 1991. Midwife/client Relationships: Midwives' Midwifery 7 (4), 183–192.

McCrea, H. Undatierter Tagebucheintrag. Unveröffentlicht.

McDonald, M. 1986. Care Plan for a Woman in Labour and her Baby, based on Roper's Activities of Living model. In Webb, C. (Ed.), *Women's Health: Midwifery and Gynaecological Nursing.* 4, 70–96. Edward Arnold, London.

McKay, S. Models of Midwifery Care: Denmark, Sweden, and the Netherlands, *Journal of Nurse-Midwifery* 38 (2), 114–120.

McKeown, T. 1989. *The Role of Medicine: Dream, Mirage or Nemesis?* Basil Blackwell, Oxford.

Mead, D. and Bryar, R. 1992. An analysis of the changes involved in the introduction of the nursing process and primary nursing using a theoretical framework of loss and attachment. *Journal of Clinical Nursing* 1 (2), 95–99.

Menzies, I. E. S. 1970. *The Functioning of Social Systems as a Defence against Anxiety. A Report on the Nursing Service of a General Hospital.* Tavistock Institute of Human Relations, London.

Mercer, R. T. 1981a. The Nurse and Maternal Tasks of the Early Postpartum. *MCN, The American Journal of Maternal Child Nursing* 6 (5), 341–345.

Mercer, R. T. 1981b. A Theoretical Framework for Studying the Factors that Impact on the Maternal Role. *Nursing Research* 30 (2), 73–77.

Mercer, R. T. 1986. *First-Time Motherhood: Experiences from teens to forties.* Springer Publishing Company, New York.

Mercer, R. T., May, K. A., Ferketich, S. and DeJoseph, J. 1986. Theoretical Models for Studying the Effect of Antepartum Stress an the Family. *Nursing Research* 35 (6), 339–346.

Mercer, R. T., Ferketich, S. L., DeJoseph, J., May, K. A. and Sollid, D. 1988. Effect of Stress on Family Functioning During Pregnancy. *Nursing Research* 37 (5), 268–275.

Methven, R. 1982. An Examination of the Content and Process of the Antenatal Booking Interview (Recording an Obstetric History or Relating with a Mother-to-be?). MSc thesis. Unveröffentlicht. University of Manchester, Manchester.

Methven, R. C. 1986a. Care Plan for a Woman having Ante-natal Care, based on Orem's Self-care Model. In Webb, C. (Ed.), *Women's Health: Midwifery and Gynaecological Nursing,* 2, 13–41. Edward Arnold, London.

Methven, R. C. 1989. Recording an Obstetric History or Relating to a Pregnant Woman? A study of the antenatal booking interview. In Robinson, S. and Thomson, A. M. (Eds.), *Midwives, Research and Childbirth.* Volume I., 3, 42–71. Chapman and Hall, London.

Methven, R. C. 1990. The Antenatal Booking Interview. In Alexander, J., Levy, V. and Roch, S. (Eds.), *Antenatal Care. A research-bases approach,* 3, 42–57. Macmillan, London.

Ministry of Welfare, Health and Cultural Affairs. 1987. *Health as a Focal Point.* An abridged version of the *Memorandum Health 2000: The Netherlands.* Ministry of Welfare, Health and Cultural Affairs, The Hague, The Netherlands.

Minshull, J., Ross, K. and Turner, J. 1986. The Human Needs Model of Nursing. *Journal of Advanced Nursing* 11 (6), 643–649.

Moody, L. E. 1990. *Advanced Nursing Science through Research.* Volume I. SAGE Publications, Newbury Park.

Moore, M. L. 1983. *Realities in Childbearing.* (2ⁿᵈ ed.). W. B. Saunders Company. Philadelphia.

Morley, D., Rohde, J. and Williams, G. 1989. *Practising Health for All.* Oxford University Press, Oxford.

Morse, L. M. 1992. Editorial: If Your Believe in Theories… *Qualitative Health Research* 2 (3), 259–261.

Morton, A., Kohl, M., O'Mahoney, S. and Pelosi, K. 1991. Certified Nurse-Midwifery Care of the Postpartum Client. *Journal of Nurse-Midwifery* 36 (5), 276–288.

Morton-Cooper, A. and Palmer, A. 1993. *Mentoring and PreceptorshiS. A guide to support roles in clinical practice.* Blackwell Scientific Publications, Oxford.

Murphy-Black, T. and Faulkner, A. (Eds.). 1988. *Antenatal Group Skills Training. A Manual of Guidelines.* John Wiley and Sons, Chichester.

Murphy-Black, T. 1992 a. *A Survey of Systems of Midwifery Care in Scotland.* Nursing Research Unit, Department of Nursing Studies. University of Edinburgh, Edinburgh.

Murphy-Black, T. 1992 b. Systems of Midwifery Care in Use in Scotland. Midwifery 8 (3), 113–124.

Myles, M. 1985. *Textbook for Midwives.* (10ᵗʰ ed.) Churchill Livingstone, Edinburgh.

National Childbirth Trust. 1981. *Change in Antenatal Care.* The National Childbirth Trust, London.

National Childbirth Trust. 1993. Winterton Action Pack. The National Childbirth Trust, London.

NHS Management Executive. 1992. *The Health of the Nation. First Steps for the NHS.* Department of Health, London.

Neuman, B. 1989. *The Neuman Systems Model.* (2ⁿᵈ ed.). Appleton and Lange, Norwalk, Connecitcut.

New Zealand College of Midwives (Inc). 1992. *Midwives' Handbook for Practice.* New Zealand College of Midwives, Auckland.

Newburn, M. 1993. Choice, Continuity and Care. *New Generation.* June, 20–21.

Nickel, S., Gesse, T. and MacLaren, A. 1992. Ernestine Wiedenbach: Her professional legacy. *Journal of Nurse-Midwifery* 37 (3), 161–167.

Nicoll, L. H. (Ed.). 1992. *Perspectives on Nursing Theory.* (2ⁿᵈ ed.). J. B. Lippincott Company, Philadelphia.

Oakley, A. 1979. *Becoming a Mother.* Martin Robertson, Oxford.

Oakley. A. 1980. *Women Confined: Towards a sociology of childbirth.* Martin Robertson, Oxford.

Oakley, A. and Chamberlain, G. 1981. Medical and Social Factors in Postpartum Depression. *Journal of Obstetrics and Gynaecology* 1 (3), 182–187.

Oakley, A. and Rajan, L. and Grant, A. 1990. Social Support and Pregnancy Outcome. *British Journal of Obstetrics and Gynaecology* 97, 155–62.

Oakley, S. 1989. *Community Involvement in Health Development. An examination of the critical issues.* WHO, Geneva.

Odent, M. 1984. *Entering the World. The De-medicalisation of Childbirth.* Marion Boyars, London.

Offerman, J. 1985. The Netherlands. *Childbirth Education,* Fall, 26–31, zitiert von Kitzinger, S. (Ed.), The Midwife Challenge. Pandora, London.

O'Meara, c. M. 1993. A Diagnostic Model for the Evaluation of Childbirth and Parenting Education. *Midwifery* 9 (1), 28–34.

Opoku, D. K. 1992. Does Inter-professional Co-operation Matter in the Care of the Birthing Woman? *Journal of Interprofessional Care* 6 (2), 119–125.

Oppenheimer, C 1993. Organising Midwifery-led Care in the Netherlands. *British Medical Journal* 3, 307, 1, 400–1402.

Owen, G. 1983. The Stress of Change. *Nursing Times* 79 (4), 44–46.

Page, L. 1993. Redefining the Midwife's Role: Changes needed in practice. *British Journal of Midwifery* 1 (1), 21–24.

Pallot, S. 1993. Home-birth Doctor Says Sack Half the Obstetricians. *Daily Telegraph* 13 October, 4.

Pearson, A. and Vaughan, B. 1986. *Nursing Models for Practice.* Heinemann Nursing, London.

Pearson, A. 1992. Knowing Nursing: Emerging paradigms in nursing. In Robinson, K. and Vaughan, B. 1992. *Knowledge for Nursing Practice.* 14, 213–226. Butterworth/Heinemann, Oxford.

Powell, J. H. 1989. The Reflective Practicioner in Nursing. *Journal of Advances Nursing.* 14 (10), 824–832.

Price, A. and Price, B. 1993. Midwifery Knowledge: Theory for action, theory for practice. *British Journal of Midwifery* 1 (5), 233–237.

Pridham, K. F. and Chang, A. S. 1992. Transition to Being the Mother of a New Infant in the First 3 Months: Maternal problem solving and self-appraisals. *Journal of Advanced Nursing* 17 (2), 204–216.

Prince, J. and Adams, M. E. 1987. *The Psychology of Childbirth: An introduction for mothers and midwives* (2nd ed.). Churchill Livingstone, Edinburgh.

Quillan, J. A. and Runk, S. I. M. 1989. Martha Rogers' Unitary Person Model. In Fitzpatrick, J. J. and Whall, A. L. (Eds.), *Conceptual Models of Nursing* (2nd ed.). Ch. 19, 285–300. Appleton and Lange, Norwalk, Connecticut.

Rambo, B. J. 1984. *Adaptation Nursing Assessment and Intervention.* W. B. Saunders Company, Philadelphia.

Raleigh, E. D. 1989. Wiedenbach's Model of Nursing Practice. In Fitzpatrick, J. J. and Whall, A. L. (Eds.), *Conceptual Models of Nursing.* Ch. 7, 89–107. Appleton and Lange, Norwalk, Connecticut.

Rees van S., Smulders, B., Limburg, A. and Kloosterman, G. J. 1984. *Giving Birth.* Stichting Lichaamstaal, Leveroy, The Netherlands.

Rhoades, J. M. 1989. Social Support and the Transition to the Maternal Role. In Stern, S. S. (Ed.), *Pregnancy and Parenting.* Ch. 10, 131–141. Hemisphere Publishing Corporation, New York.

Rhodes, J. M. 1989. Integrating Philosophy into the Doctoral Preparation for Nurse-Midwives. *Journal of Nurse-Midwifery* 33 (6), 283–284.

Richards, M. 1984. The Myth of Bonding. In Zander, L. and Chamberlain, G. (Eds.), *Pregnancy Care for the 1980s*. Ch. 6, 51–58. Royal Society of Medicine, Macmillan, London.

Rifkin, S. B. 1990. *Community Participation in Maternal and Child Health/Family Planning Programmes*. WHO, Geneva.

Roach, M. and Brown, N. 1991. Using Riehl's Model in Midwifery. *Nursing Standard* 5 (32), 24–26.

Roberts, E. 1984. *A Woman's Place. An Oral History of Working-Class Women,* 1890-1940. Basil Blackwell, Oxford.

Robinson, J. A. 1992. Problems with Paradigms in a Caring Profession. *Journal of Advanced Nursing* 17 (5), 632–638.

Robinson, K. and Vaughan, B. 1992. *Knowledge for Nursing practice*. Butterworth/Heinemann, Oxford.

Robinson, S., Golden, J. and Bradley. S. 1983. *A Study of the Role and Responsibilities of the Midwife*. Nursing Education Research Unit Report Number 1. Nursing Education Research Unit, King's College, London.

Robinson, S. 1985. Midwives, Obstetricians and General Practitioners: The need for role clarification. *Midwifery* 1 (2), 102–113.

Rogers, C. R. 1961. *On Becoming a Person: A therapist's view of psychotherapy*. Houghton Mifflin, Boston. Zitiert in Morton, A., Kohl, M., O'Mahoney, S. and Pelosi, K. 1991. Certified Nurse-Midwifery Care of the Postpartum Client. *Journal of Nurse-Midwifery* 36 (5), 276–288.

Romney, M. and White, V. J. L. 1984. Current Practices in Labour. In Field, S. A. (Ed.), Recent Advances in Nursing 8. *Perinatal Nursing*. Ch. 4, 63–80. Churchill Livingstone, Edinburgh.

Roper, N., Logan, W. W. and Tierney, Al J. 1983. (Eds.) *Using a Model for Nursing*. Churchill Livingstone, Edinburgh.

Rothman, B. K. 1983, Midwives in Transition: The Structure of a Clinical Revolution. *Social Problems* 30 (3), 262–271.

Royal College of Midwives. 1991. Towards a Healthy Nation. Every day a birth day. Royal College of Midwives, London.

Royal College of Nursing. 1993. *Standards of Care for Midwifery*. RCN Standards of Care Project. RCN. London.

Royal College of Obstetricians and Gynaecologists. 1982. *Report of the RCOG Working Party on Antenatal and Intrapartum Care*. RCOG, London, Zitiert von Opoku, D. 1992. Does Interprofessional Cooperation Matter in the Care of Birthing Women? *Journal of Interprofessional Care*. 6 (2), 119–125.

Rubin, R. 1961. Puerperal Change. *Nursing Outlook* 9 (12), 743–755.

Rubin, R. 1967a. Attainment of the Maternal Role. Part I. Processes. *Nursing Research* 16 (3), 237–245.

Rubin, R. 1967 b. Attainment of the Maternal Role. Part II. Models and Referrants *Nursing Research* 16 (4), 342–346.

Rubin, R. 1984. Maternal Identity and the Maternal Experience. Springer Publishing Co, Inc., New York.

Russell, B. 1930, zitiert von Khan, R. L., Wolfe, D. M., Quinn, R. S. and Snoek, J. D. 1964. *Organisational Stress: Studies in role conflict and ambiguity*. John Wiley and Sons, New York.

Salarya, E. 1990. Parental-infant attachment. In Alexander, J., Levy, V. and Roch, S. (Eds.), *Postnatal Care. A research-based approach.* 4, 62–83. Macmillan, London. Salford Community Health Council. 1992. How Far Does Choice Extend? Choices in Maternity Care for Women in Salford. *Association of Radical Midwives Mitwifery Matters* 55(Winter), 8–9.

Schein, E. H. 1972. *Professional Education: Some new directions.* McGraw-Hill, New York.

Schön, D. A. 1983. *The Reflective Practitioner: How professionals think in action.* Basic Books. HarperCollins, London.

Schön, D. A. 1992. 1992. The Crisis of Professional Knowledge and the Pursuit of an Epistemology of Practice. *Journal of Interprofessional Care* 6 (1), 49–63.

Shorney, J. 1990. Preconception Care – the embryo of health promotion. In Alexander, J., Levy, V. and Roch, S. (Eds.) *Antenatal Care. A research-based approach.* 1, 1–19. Macmillan, London.

Sills, D. L. (Ed.), 1972. *International Encyclopaedia of the Social Sciences.* Volumes 3 and 4. The Macmillan Co. and The Free Press, New York.

Silva, M. 1981. Selection of a Theoretical Framework. In Krampitz, S. D. and Pavlovich, N. (Eds.), Readings for Nursing Research. C. V. Mosby, St. Louis. Zitiert in Moody, L. E. 1990. *Advancing Nursing Science Through Research.* Volume 1. SAGE Publications, Newbury Park.

Silverman, D. 1970. *The Theory of Organisations.* Heinemann, London.

Silverton, L. 1993. *The Art and Science of Midwifery.* Prentice Hall, New York.

Simpson, J. A. and Weiner, E. S. C. (Eds.). 1989. *The Oxford English Dictionary* (2nd Ed.) Clarendon Press, Oxford.

Smith, A. 1991, Newbourne Optimism. *Nursing Times* 87 (16), 56–59.

Smith, A. 1992. *The Emotional Labour of Nursing.* Macmillan, London.

Smulders, B. and Limburg, A. 1988. Obstetrics and Midwifery in the Netherlands. In Kitzinger, S. (Ed.), *The Midwife Challenge.* 12, 235–249. Pandora Press, London. Spires, L. 1991. A Model for Midwifery Practice? *Modern Midwife* 1 (5), 9–11.

Stacey, M. 1988. *The Sociology of Health and Healing. A Textbook.* Routledge, London.

Strauss, A., Schatzman, L., Bucher, R., Ehrlich, D. and Sabshin, A. 1964. *Psychiatric Ideologies and Institutions.* The Free Press of Glencoe, Collier-Macmillan, London.

Sullivan, D. A. and Weitz, R. 1988. *Labor Pains. Modern Midwives and home birth.* Yale University Press, New Haven.

Taylor, E. M. and Coventry, M. 1983. A Midwife's Study of a Mother and Baby using the Model for Nursing. In Roper, N., Logan, W. W. and Tierney, A. J. (Eds.), *Using a Model for Nursing,* 6, 68–78. Churchill Livingstone, Edinburgh.

Teijlingen, van E. R. and McCaffery, S. 1987. The Profession of Midwife in the Netherlands. *Midwifery* 3 (4), 178–186.

Teijlingen, van E. R. 1990. The Profession of Maternity Home Care Assistant and Its Significance for the Dutch Midwifery Profession. *International Journal of Nursing Studies* 27 (4), 355–366.

Teijlingen, van E. R. 1991. Comparing the Dutch and British Organisation of Maternity Care: Long-term Consequences of State Intervention. Unveröffentlichte Arbeit, International Conference of Primary Care Obstetrics and Perinatal Health Quality Assessment in Different Settings, s'Hertogenbosch, The Netherlands, March.

Teijlingen, van E. R. 1992. The Organisation of Maternity Care in the Netherlands. *The Association for Community-based Maternity Care Newsletter* No. 5, 2–4.

Teijlingen, van E. R. 1993. Persönliche Mitteilung.

Telfer, F. M. 1990. Identification and Analysis of the Health Education Needs of Young Pregnant Women. MSc dissertation. Unveröffentlicht. University of Manchester, Manchester.

Telfer, F. M. 1991. A Framework for Midwifery Care Contingent on Need. Unveröffentlicht, Mid Trent College of Nursing and Midwifery, Faculty of Midwifery.

Telfer, F. M. 1993. Persönliche Mitteilung.

Thompson, A. M. 1980. Planned or Unplanned? Are Midwives Ready for the 1980s? *Midwives Chronicle and Nursing Notes* 93 (1, 106), 68–72.

Tiedeman, M. E. 1989. The Roy Adaptation Model. In Fitzpatrick, J. J. and Whall, A. L. (Eds.), *Conceptual Models for Nursing* (2nd ed.). 13, 185–204. Appleton and Lange, Norwalk, Connecticut.

Tiran, D. and Nunnerley, R. 1986. Untangling the Midwifery Process with COMB – Care of Mothers and Babies. *Midwifes Chronicle* 99 (1,184), 208–211.

Titcombe, H. 1991. Empowering Women. In South East Thames Regional Health Authority. *Power to the People in South East Thames*. A conference about Empowering the Patient 11. November 1991, 49–51. South East Thames Regional Health Authority, Bexhill-on-Sea.

Towler, J. and Butler-Manuel, R. 1980. *Modern Obstetrics for Student Midwives* (2nd (Ed.), Lloyd-Luke (Medical Books), London.

Towler, J. and Bramall, J. 1986. *Midwives in History and Society.* Croom Helm, London.

UNICEF 1990a. *Facts for Life. Communication Challenge.* UNICEF, New York.

UNICEF 1990b. *All for Health. A resource book for Facts for Life.* UNICEF, New York.

Vaughan, B. 1992. The Nature of Nursing Knowledge. In Robinson, R. and Vaughan, B. 1992. *Knowledge for Nursing Practice.* 1, 2–19. Butterworth/Heinemann, London.

Vouri, H. and Rimpela, M. 1981. The Development and Impact of the Medical Model. *Perspectives in Biology and Medicine.* Winter, 217–228. Walker, J. F. 1976. Midwife or Obstetric Nurse? Some perceptions of midwives and obstetricians of the role of the midwife. *Journal of Advanced Nursing* 1 (2), 129–138.

Walker, R. 1991. Midwifery. The dream and the reality. *Midwives Chronicle and Nursing Notes* 104 (1, 246), 330–332.

Warrier, S. 1991. Finding our About Consumer Perceptions. In South East Thames Regional Health Authority. *Power to the People in South East Thames*. A Conference about Empowering the Patient, 11. November 1991, 34–36. South East Thames Regional Health Authority, Bexhill-on-Sea.

Waterhouse, I. 1989. Oh to be a Midwife: The Reading model. *Midwife, Health Visitor and Community Nurse* 25 (9), 395–396.

Webb, C. (Ed.) 1986. *Women's Health. Midwifery and gynaecological nursing.* Edward Arnold, London.

Weber, M. 1957. *The Theory of Social and Economic Organizations.* Collier-Macmillan, London.

Weitz, R. and Sullivan, D. 1985. Licensed Lay Midwifery and the Medical Model of Childbirth. *Sociology of Health and Illness* 7 (1), 36–54.

Welford, H. 1993. A Room of One's Own. Modern Midwife 3 (5), 34-35.

Welsh Health Planning Forum. 1991. *Protocol für Investment in Health Gain: Maternal and early child health*. Welsh Office, Cardiff.

Wessel, H. and Ellis, H. F. (Eds.). 1987. Childbirth without Fear: The original approach to natural childbirth. Grantley Dick-Read (5th ed.). Harper and Row, New York.

West Glamorgan Health Authority. 1992. Standards of Midwifery Practice. West Glamorgan Health Authority, Swansea.

Whall, A. L. 1989. Nursing Theory Issues and Debates. In Fitzpatrick, J. J. and Whall, A. L. (Eds.), *Conceptual Models of Nursing. Analysis and Application* (2nd ed.). 2, 15–22. Appleton and Lange, Norwalk, Connecticut.

Whitfield, S. 1983. Sir William Powell Memorial Lecture: The midwifery process in practice. *Midwives Chronicle* 96 (1145), 186–189.

Wiedenbach, E. 1949. Childbirth as Mothers Say They Like It. *Public Health Nursing* 5, 417–421.

Wiedenbach, E. 1960. Nurse-Midwifery: Purpose, Practice and Opportunity. *Nursing Outlook* 8 (5), 256–259.

Wiedenbach, E. 1964. Clinical Nursing: A helping art. Springer, New York.

Wiedenbach, E. 1967. Family-Centred Maternity Nursing. G. S. Putnam's Sons, New York.

World Health Organization 1981. *Global Strategy for Health for All by the Year 2000*. WHO, Geneva.

World Health Organization. 1985 a. *Having a Baby in Europa*. Public Health in Europe 26. WHO, Copenhagen.

World Health Organization 1985 b *Targets for Health for All. Targets in support o the European regional strategy for health for all*. WHO, Copenhagen.

World Health Organization 1988. From Alma-Ata to the Year 2000. Reflections at the midpoint. WHO, Geneva.

World Health Organization 1989. *Nursing in primary Health Care: Ten Years after Alma-Ata and Perspectives for the Future*. Report of the Joint WHO/ICN Consultation. WHO, Geneva.

World Health Organization 1990. *Human Resource Development for Maternal Health and Safe Motherhood*. WHO, Geneva.

World Health Organization 1991. *Community Involvement in Health Development: Challenging health Services: Report of a WHO study grouS*. WHO Technical Report Series No. 809. WHO, Geneva.

World Health Organization 1992. *Training of Traditional Birth Attendants* (TBAs). A Guide for TBA trainers. WHO, Geneva.

Wraight, A., Ball, J., Seccombe, I. and Stock, J. 1993. *Mapping Team Midwifery*. IMS Report Series 242. Institute of Manpower Studies, University of Sussex, Brighton.

Wright, S. 1986. Developing and Using a Nursing Model. In Kershaw, B. and Salvage, J. (Eds.), *Models for Nursing*. 5, 39–46. John Wiley and Sons, Chichester. Wright, S. 1990. *Building and Using a Model for Nursing* (2nd ed.). Edward Arnold, London.

Abbildungsverzeichnis

Tabellenverzeichnis

Sachregister